山东中医药大学
九大名医经验录系列

李克绍

姜建国　李嘉璞　李树沛　编著

中国医药科技出版社

内 容 提 要

　　李克绍先生是驰名中外的伤寒学家、中医临床家，山东中医药大学著名教授。本书首先介绍了先生的从医从教经历；继而重点阐述了其学术思想，包括伤寒学说、医论、医话、医案及医案选评 5 部分，充分挖掘了先生临证经验与技艺，评述了其医学著术与贡献，可供中医临床家、中医药研究者等参考阅读。

图书在版编目（CIP）数据

　　山东中医药大学九大名医经验录系列.李克绍/姜建国，李嘉璞，李树沛编著.—北京：中国医药科技出版社，2018.5
　　ISBN 978-7-5214-0059-5

　　Ⅰ.①山… Ⅱ.①姜…②李…③李… Ⅲ.①中医临床—经验—中国—现代 Ⅳ.① R249.7

　　中国版本图书馆 CIP 数据核字（2018）第 046658 号

美术编辑　　陈君杞
版式设计　　也　在

出版　　中国医药科技出版社
地址　　北京市海淀区文慧园北路甲 22 号
邮编　　100082
电话　　发行：010 - 62227427　　邮购：010 - 62236938
网址　　www.cmstp.com
规格　　710×1000mm $\frac{1}{16}$
印张　　16
字数　　227 千字
版次　　2018 年 5 月第 1 版
印次　　2018 年 5 月第 1 次印刷
印刷　　三河市百盛印装有限公司
经销　　全国各地新华书店
书号　　ISBN 978-7-5214-0059-5
定价　　**48.00 元**

丛书编委会

武序

山东是中华文明的重要发祥地之一，在此诞生和发展起来的齐鲁文化是中国传统文化的主干与核心，对中医药理论体系的形成产生了重要影响，对中医药学术发展发挥了重要推动作用。齐鲁大地名医辈出，从古代的扁鹊、淳于意、王叔和、钱乙、成无己、黄元御，到近现代的罗止园、孔伯华、刘惠民等享誉国内外的名医大家，在我国医学发展史上占有重要地位。

创建于1958年的山东中医药大学是山东省唯一一所综合性中医药大学，1978年被确定为全国重点建设的中医院校，1981年成为山东省重点高校，是教育部本科教学工作水平评估优秀学校、山东省首批五所应用基础型人才培养特色名校之一，山东省首批高等学校协同创新中心。学校在省属高校中拥有国家级重点学科最多，最早获得硕士、博士学位授权，最早设立博士后科研流动站，最早成为国家"973"项目首席承担单位，现已成为集中医药教学、科研、医疗于一体的，学科优势明显、学术特色鲜明、人才队伍雄厚、平台布局合理的中医药高等学校。

20世纪50年代，以首任院长、毛泽东主席保健医生刘惠民先生为代表的一代师长，筚路蓝缕，在齐鲁大地开拓了中医药高等教育事业，奠定了山东中医药大学独特的学术品格。他们长期活跃在教学、医疗与科研一线，或在理论上独树一帜，或在临床上优势特色明显。

他们以高尚的医德、独特的理论、精湛的医术，赢得了中医药学界乃至社会各界的敬重和钦佩，为新中国高等中医药教育事业的发展做出了卓越贡献，为学校建设发展奠定了坚实基础。

六十载栉风沐雨，六十年春华秋实。学校秉承"厚德怀仁，博学笃行"的校训，发挥中医药优势，狠抓内涵建设，逐步形成了"以文化人，厚重基础，注重传承，勇于创新"的办学特色与核心教育理念。

为了更好地继承和发扬前辈的优良传统，2001年学校组织各专家学术继承人编著出版了《山东中医药大学著名专家学术经验辑要丛书》（8册），系统总结了李克绍、周凤梧、张志远、张珍玉、徐国仟、周次清、张灿玾、刘献琳八位先生的学术经验。这种全面总结老一代专家经验的做法，对继承学术、启迪后学起到了十分重要的作用，形成了传承我校著名中医专家学术经验的珍贵资料，在学术界产生了很大反响。

老一代著名中医专家教学及临证经验不仅具有深厚的学术积淀，更具有浓郁的科学精神，是中医药事业的一笔巨大财富，总结他们的经验，弘扬他们的医德，传承他们的学术，学习他们的治学方法，是历史赋予我们的神圣使命。值此我校六十周年华诞之际，我们决定对该系列丛书进行修订再版，并编纂刘惠民先生分册，集结为《山东中医药大学九大名医经验录系列》。相信在中医药事业发展天时地利人和的大好形势下，此套丛书的发行将对传承创新中医理论、有效指导临床和教学实践、推动中医药学术进步、助力健康中国建设产生积极而深远的影响。

付梓之际，我们谨向先贤致以崇高的敬意！

山东中医药大学校长　武继彪

2018年5月

前言

我的父亲李克绍是驰名中外的伤寒学家、中医临床家，是山东中医药大学的著名教授。父亲一生严谨治学，教书育人，桃李满天下；善读书、解惑，为潜心学问、探求中医科学真谛的学子树立了楷模；为人正直豁达，心底无私，敢于直言，为同道人所敬仰。

父亲一生生活简朴，淡泊名利，在既无家传，又无师承的条件下，自学中医，苦苦探索，孜孜以求，终成一代大家。在中医理论方面，尤其在伤寒学说的研究方面，卓有建树，成就斐然，影响深远，创立了独树一帜、特色鲜明的李氏伤寒学术体系。在中医临床方面，父亲以善治疑难杂症著名。他临床辨证思维清晰，善用经方，巧于变通，临床方简效宏。

本书是对父亲伤寒学说、临床辨证用药特色的一次整理总结。1992年由学校立项研究李克绍学术思想，成立了由学兄姜建国、李嘉璞与我组成的科研小组，历时3年完成。该成果曾获山东省教委及学校科研奖，后学校决意出版老一辈专家学者们的学术经验集，故在前研究基础上，又作了进一步的整理，并出版。今年，适值学校六十年校庆，本书得以重新再版，实乃一大幸事。当今中医药发展达到了一个空前的繁荣时期，国家立法重视，传统文化的传承有了坚实的根基。中医药文化得以薪火相传，将造福子孙后代。故父亲学术经验集的再版，将告慰父亲的在天之灵。岁月悠悠，日月更迭，父亲的音貌笑貌犹在，父亲的学术思想永在。

李树沛

戊戌年春

医论 / 086

医案 / 199

医案选评 / 217

医家小传

　　李克绍，字君复，1910年10月出生于山东省牟平县龙泉乡东汤村的一个农民家庭。其父务农兼有蒸茧技术，每年秋收完毕，便赴东北缫丝厂工作，翌年春暖回家，从事田间劳动，勤劳朴实，生活俭约。先生一生，勤勤恳恳，朴实无华，与幼年的家庭熏陶是分不开的。

　　先生7岁入学，读完四年制国民小学，又入高等小学读了3年，毕业后因家中经济条件有限，已无力继续深造，适值东汤村西头的龙泉小学办起了读经补习班，这个班近在咫尺，才使先生得以勉强就读。在补习班攻读了5年，主要课程是四书、五经、左传、古文、古诗等。这些课程，奠定了先生雄厚的古文基础，也为先生以后自学中医创造了极为有利的条件。

　　先生19岁当上了小学教师，接连做了10年的教学工作，因感伤农村缺医少药，贫病交加，因此10年中先生一边教学，一边学医。利用课余、晚间、假日的时间，口不绝吟，手不停抄，终于在无师自学的情况下，粗通了《内经》《难经》《伤寒论》《金匮要略》《神农本草经》等经典著作，也阅读和背诵了很多后世医家有关方药、杂病等医籍，1935 年参加烟台中医考试时以第二名的优异成绩被录取。

先生有了合法的行医执照之后，便弃儒从医。曾在原籍自设药房开业，在当地群众中颇有威信。后在烟台、大连等地挂牌行医，由于当时社会秩序混乱，所以时间都不太长。新中国成立后，先生在威海市联合诊所工作，1956 年，联合诊所被国家接收，改为卫生所。之后，先生被调到山东中医学院任伤寒教研室讲师，自此定居济南，后又相继晋升为副教授、教授。曾任伤寒教研室主任，全国中医药学会仲景专业委员会顾问，并应聘为张仲景国医大学名誉教授。1984 年参加九三学社，翌年加入中国共产党，其传略被"中国当代名人录"收录。

先生博览群书，学识深厚，医理精湛，从医从教 50 余年，发表了大量的学术论著，在国内外极有影响。尤其值得一提的是，先生所著《伤寒解惑论》，一扫旧论，见解独到，观点新颖，可以说是当代《伤寒论》研究的突破性成果，影响远及新加坡、日本等地，深受国内外中医界好评，此书奠定了先生在《伤寒论》研究史上的地位。

一、锲而不舍　自学典范

先生乃自学成才，弃儒从医。当时为什么不学西医而学中医？这是因为受到反对中医者的启示的缘故。事情是这样的：先生开始学医盲目购买的第一本医书日本下平用彩著、浙江汤尔和译的《诊断学》，是当时比较先进的西医书。汤氏反对中医，在该书的序言中说："……吾固知中医之已疾，有时且胜于西医，但此系结果，而非其所以然。徒以结果与人争，无已时……"意思是说：我当然知道中医治病，有时比西医好，但这只是治疗效果，而所以取得这些效果的道理，中医则讲不出来，既然讲不出道理，只用治疗效果同别人争论，那是不能说服人的。看了这段话，先生发现连西医也承认中医治病不比西医差，只不过因中医讲不出西医学的道理，才瞧不起中医。他想："结果"和"所以然"何者重要呢？我不可能知道汤氏本人如果得垂危之病后，他是想明白地知其所以然而死去，还是想活着而宁肯暂时不知其所以然？

作为一个治病救人的医生来说，都会以救人为第一，毫不犹豫地选择后者，而不会由于暂时讲不出道理，便把行之有效的治疗方法弃而不顾，听任病人死去而还说"可告无愧"（汤氏语）。先生曾说："世上真有无因之果吗？中医能愈病，必有其所以然的道理，中医已经有一套非常完整的、系统的理论做出了令人信服的解释，所谓'其所以然'，只能是说用西医的理论不能解释中医中药治病的道理所在。另外，对中医中药治病即使目前尚难得到令人信服的解释，也不应作为中医不科学的证据。科学领域的未知数太多了，'知其然而不知其所以然'，不仅中医学有这样的问题，其他学科包括西医也有这样的问题。'行易知难'，'不知亦能行'，这是近代革命家孙中山先生的哲学思想。他在《建国方略之一：心理建设》中，以饮食为例证明不知亦能行。他指出，很少有人完全了解饮食入腹后的详细消化过程，也很少有人了解人体正常生理需要哪些营养，以及哪些食物各具哪些营养，但是人们还是每天都在进食的。这证明不知并不碍行。但汤氏却一定要抛弃中医疗效于不顾，偏偏在'所以然'上将中医一军，这显然是错误的。"既然中医有良好的疗效，相信有效果必有其所以然的道理，先生坚定了学习中医的信心和决心。

先生家境并不充裕，学医又无家传师承，从旧社会一个普通的小学教员，到晚年成为国内外知名的中医学家，靠的是孜孜不倦、锲而不舍的进取精神。先生早年爱好广泛，书法、音乐、戏剧、文学等，无不涉猎，而当立志学医之后，便放弃了这些爱好，把全部精力放在医学上。先生数十年每日晨起必读，夜晚笔录，已成习惯。而且，无论在家或外出，有暇便读，兴会所至，常废寝忘食。真有古人"三余""三上"之学风。先生读书每遇难解之处，从不放过，总是苦思冥想，直至得出满意的解答，方肯罢休。家境清贫，买书不易，故常借书手抄。正是这样认真地边读边抄，才使青年时读过的医学典籍至今还能背诵如流。先生常说："无师传教，养成了苦思的习惯；买书不易，锻炼了背书的工夫。"又说："强记硬背，工夫不白费。""读书百遍，其义自见。"这种刻苦的自学方法和精神，是先生学医成功的经验之一。

先生衣着俭朴，饮食随便，情志恬澹，不务名利，始终把研究学问、追求知识作为人生最大的乐事。他几十年如一日，专心致志于中医学的研究，直至晚年，仍手不释卷，勤于写作，正是经过终生不懈的努力，才使他无师自通，对中医学事业做出了不可磨灭的贡献，奠定了在当代伤寒学术史上的地位。《人才》杂志曾发表署名文章，介绍他的自学经验，作为自学成才的典范。

二、治学严谨　善于读书

先生素以治学严谨著称，最反对在学术上人云亦云，不求甚解，认为这是近于自我欺骗的不良学风。他读医书，也看注解，但决不盲从，而是认真探讨，反复论证。他常说："读书虽多而不求甚解，充其量不过一书贾尔。"当然，先生由于是自学中医，走了许多弯路，浪费了不少精力。但在多年的自学研究过程中，也逐渐形成了一套自己的读书与研究问题的方法。

（一）博览群书，由博返约

先生说，过去有句成语"六经根柢史波澜"，是说要想写出一篇有价值的文章，首先要把"六经"（《诗》《书》《易》《礼》《乐》《春秋》）吃透、记熟，这是基础，还须有历代的史料，加以充实和润色，才能把文章写得有声有色，有证有据，波澜起伏。先生认为中医学的根柢是《内经》《难经》《神农本草经》《伤寒论》《金匮要略》等。这些经典著作，对于中医的生理、病理、药理、诊断、治则等都有重要的指导意义。不掌握这些，就会像无源之水，无本之木，而想把中医学得扎实牢固是不可能的。但仅靠这些经典著作还不够，因为这些著作，究竟是原则性的理论较多。而这些理论，若不加以阐发论证，不结合临床体验，仍不易学深学透。这就要求学者，除经典著作外，还要广泛地阅读其他医家著作，尤其是历代名家的著述。"读书破万卷"，虽然因各种不同的条件限制，千卷、百卷也可能读不破，但每个学习中医者，都应该有这种雄心壮志。

中医学从汉代以降，距今近 2000 年，在这 2000 年中，堪称中医名家的至少也有数百家，他们的著作更是汗牛充栋，更仆难数。在这浩繁的卷帙中，学派不同，立说各异，互相补充者固然不少，互相矛盾者亦往往有之，若不加以分析归纳，去伪存真，则阅读越多，就越杂乱无章。故只博读还不行，还要由博返约，才算真正学到手。先生认为所谓的由博返约，是从全面资料中归纳出几个重点，从不同的现象之中找出其共同的规律，这并不是一件易事，不下大功夫，不学深学透是做不到的。比如陈修园在其著的《医学三字经》中有这么几段话："迨东垣，重脾胃，温燥行，升清气""若子和，主攻破，中病良，勿太过""若河间，专主火，遵之经，断自我""丹溪出，罕与俦，阴宜补，阳勿浮"。他把李东垣的用药规律，归纳为"重脾胃，升清气"；把张子和的用药规律，归纳为"主攻破"；把河间诸说归纳为"专主火"；把朱丹溪的《格致余论》等归纳为"阴宜补，阳勿浮"。这就是由博返约。这样的归纳，言简意赅，易于掌握，也便于记忆。

对于金元四大家，先生还从其治疗技巧上作了进一步归纳。东垣诸方之所以补而不壅，全在于补中有行。如升麻、柴胡、陈皮、木香等气分药，都是他常用的配伍之品。河间诸方之所以寒不伤中，全在于寒而不滞。其常用药如走而不守的大黄、芒硝自不必说，就是守而不走的芩、连、栀、柏等，也都与枳实、厚朴、木香等气分药合用，使苦寒之药，只能清火，不至于留中败胃。他虽然有时也纯用守而不走的苦寒剂，如黄连解毒汤等，但这是少数。子和主攻破，毕竟是施于经络闭塞或肠胃郁滞之实证，如果不实而虚，即非所宜。丹溪养阴，也是在误服金石燥烈药，元阴被劫，相火妄动的情况下才相宜；如果阴盛阳衰，亦为大忌。

先生在初学金元四家学说时，觉得四大家各不相同，究竟哪一家好呢？在学习中又把四家学说作了归纳：张子和的攻破，是祛邪以安正；李东垣的重脾胃，是扶正以胜邪。当正虚为主时，采用东垣法；邪实为主时，采用子和法，二者并不矛盾。刘河间之寒凉，是泄阳盛之火；朱丹溪之补阴，是治阴虚之火，两家都能治火，只是虚实有别。通过先生这一归纳，主次有别，经纬分明，临床就可以根据邪正虚实，取各家之长，对证选方，并行不悖。这就是由博返约。

（二）尊重古人，不迷信古人

博览群书是要把前人的经验智慧继承下来，然而前人的说教并非都是金科玉律。先生认为，任何名家权威，都会有千虑之一失。这就要求我们既要尊重古人，又不迷信古人。读书要善于选精去粗，瑕瑜分明。他举《内经》《难经》为例，《内》《难》是中医理论的宝库，但在这些宝贵的经典著作中，也存在着脱离实践的糟粕。如《灵枢·经水》以中国河流、江、淮、湖、海等比拟十二经脉，意义就不大。《灵枢·阴阳二十五人》认为，人从 7 岁起每加 9 岁，如 16 岁、25 岁、34 岁、43 岁、52 岁、61 岁，皆形色不相得者的大忌之年，这更是形而上学。《难经·四十一难》解释肝脏为什么有两叶，认为是"去太阴尚近，离太阳不远，犹有两心，故有两叶"。《三十三难》用五行解释肝肺，不但把五行讲成教条，且说肝在水中生沉而熟浮，肺在水中生浮而熟沉。其说法也与客观事实不符。还有《十九难》的"男子生于寅"，"女子生于申"等，星相、子平者流引用这样的术语，还有可说；若在有关生命的医学著作中引用，岂不荒谬！

所以，先生强调，读经典著作要一分为二。就是对其注疏、阅读时也要有分析、有批判。有的竟不是错在经典原作上，而是错在注疏上。如果不加以分析，照搬不误，就会自误误人，流毒无穷。先生以《伤寒论·辨脉法》中的"风则伤卫，寒则伤荣"为例，认为不管这是王叔和加入的，或是《伤寒论》所固有的，都是似是而非的不可捉摸之词，尽管这种学说已经延续了近 2000 年，也不要人云亦云，不懂装懂。再如伤寒传经之说，本来一部平易近人的外感、内伤辨证学，却用什么"循经传""越经传""首尾传""表里传""传足不传手"等虚构之词，把《伤寒论》越讲越离奇，越讲越糊涂，越讲越脱离临床。如此读了不加批判，就不如不读。孟子曾说："尽信书则不如无书。"尊重前人是必要的，但是"信而好古"，则会泥古不化，只有经过一番分析之后，才会探得真谛，才有真知灼见。

（三）钻得进去，跳得出来

先生认为学习中医学，根据内容的不同，大概可分为两种情况：一种是以物质为基础的，如生理、病理、药理等，这些必须仔细钻研，学深学透，牢牢记住，不可模棱两可，似懂非懂。另一种是属于象征性和概念性的，如五行生克、心为君主之官等，这些只要明了它的指归、大意就可以了，不能在字句上吹毛求疵。因为这样往往容易钻牛角尖，走进死胡同。如前面提到的"风伤卫，寒伤荣"的问题，对这个问题的分析，先生就采取了钻进去的方法。什么程度算是风？风又为什么选择了卫？什么程度算是寒？寒又为什么选择了荣？这不是钻牛角尖，是正确的学习态度。先生为了解决这个问题，查遍了自己所能找到的一切注解，尤其是一些名家的注解。多数人公认的是：风属阳，卫亦属阳；寒属阴，荣亦属阴。那么风之所以伤卫，寒之所以伤荣，是以阳从阳，以阴从阴的缘故。先生认为这样的注释太玄妙了，不能人云亦云。于是结合《内经》，详细阅读，仔细推敲，终于发现，并不存在什么"阳从阳""阴从阴"的奥秘。太阳中风和伤寒，有汗和无汗，只不过是卫气受邪后的开合失司而已。这样，从病理得到了正确的解答，就是钻进去了。

先生认为，要钻得进去，还要跳得出来。钻进去，跳出来，是辩证的统一。因为只有钻得进去，才能跳得出来。如吴鞠通跳出伤寒圈子，并非他不钻研伤寒，相反地，是已经在伤寒方面下了很大的功夫，但在临床上单走伤寒这条路又走不通，才跳出伤寒圈子而另走新路，撇开六经辨证，改用三焦辨证；不用辛温发汗，改用辛凉解表；不必先解表后攻里，也可以表里双解或先泄下，使下后里气通而表邪亦解。这足以证明，只有钻进去，才能跳出来。

（四）不求甚解，必求甚解

不求甚解与必求甚解，一般都认为这是学者读书的两种学习态度，其实这不应看作是学习态度，而应看作是治学方法的问题。好读书不求甚解，是晋代陶渊明提出来的，像他这样有学问的人，学习态度还能值得怀疑吗？

作为学习态度而言，不求甚解是糊涂过关，对高深难的问题不敢接触，畏于研究。而必求甚解则与此相反，凡事都要问几个为什么。两种学习态度对比，前者安于自我欺骗，而后者却是积极的、正确的。

先生认为，作为治学方法而论，这两种方法要根据不同的学习内容另作评价。如中医这门学术，其内容包括名词术语在内，有象征性的、概念性的，也有属于实质而具体的。如"三阳为父""三阴为母""三阴三阳的开合枢"，以及"肝为将军之官""肺为相傅之官"等，这些抽象的概念，只求明白其大意，弄清其精神实质就可以了。这也可能是陶渊明不求甚解的真正涵义。若硬将这些术语与"父""母""将军""相傅"相对证，指这指那，说短论长，就必求深反凿，陷进去而拔不出脚来。至于另一些，如"阳不归阴""清阳下陷""血中之气""气中之血""引火归元""滋水涵木"之类，都是有关生理、病理、药理的具体说明，属于实际性问题，则必须追个究竟，不能轻易放过。如果借口"不求甚解"，囫囵吞枣，就永远学不到真理。

（五）自学善思，教学相长

韩愈《师说》："古之学者必有师。"《礼记》："独学而无友，则孤陋而寡闻。"《易·兑卦》："君子以朋友讲习。"这些都说明拜师访友是学者求学问、求进步的有效之路。但良师益友固然重要，却不是关键的问题，俗话讲的好，"师傅领进门，修炼在各人"，可见学习的关键仍在于主观努力。

先生的学习既无师承，也无益友，基本上是自学。这并非他最初认识到自学比拜师访友重要，只是因所处的环境是农村，不必说名医，就是连普通医生，也凤毛麟角。拜谁为师？哪里访友？只好蒙头苦学了。先生在自学中，遇到的难题很多，常冥思苦索，而一旦有所悟，却又记得非常牢固，比只听人讲深透多了。所以先生对于医学中的某些问题，常有与人不同的看法。这并非他喜欢标新立异，可能是思维天马行空，不受框框的影响，破旧就比较容易的缘故吧！所以他常说："凡事都要一分为二，缺乏良师益友，迫使我主观努力，坏事也变成好事。"

即使有良师益友，仍应通过自己的主观努力，把师友的见解，化为自己的知识。

先生认为，对老师一定要谦虚，但老师也是普通人，不会白璧无瑕，处处正确。学习就应采取这样的态度。转教学生，也应提倡学生采取这样的态度。先生还说："我在《伤寒论》的教学中，就有几个问题，是在同学提问的启发下才得到解决的。孔子说的'三人行必有我师'就是这个道理。"

三、临证灵活　斫轮老手

先生对中医理论，学得扎实，用得灵活。其辨证常出新意，其用药常出奇兵。故临床处方，有其独特的风格。善用经方，但又不限经方，常以己意自制新方。处方用药颇得仲景心法，轻巧而灵活，药简而效速。

先生说过，初学中医时，有一个想法，就是不全面掌握中医，决不临床看病。这个想法经实践检验，真是太幼稚了。内外妇儿，伤寒杂病，头绪纷繁，千变万化，要掌握全面，非倾注毕生精力不可。而且要学就要结合临床，如果脱离临床，又想学得全面，岂非纸上谈兵？可是先生是在没有老师指导的情况下自学中医的，无师指导搞临床，比无师指导啃书本难度更大。因为啃书本，先生有古文基础，而搞临床却没有基础。因此，对于行医来说，走的弯路更多。弯路多，失败的教训也就多了。但是这些失败的教训，正好可以作为后学者的借鉴。

（一）医之所病，病方少

先生之学医，是自背书起始的；先生之行医，亦是自背书起始的。1935 年，烟台专署考试中医，先生就凭着背书熟，被录取为第 2 名，成为正式医生。先生接诊的第 1 个病人，为所在村中一个年约四旬的男性，病人自诉气短，别无他证，经过医生多次治疗无效，先生想起《金匮要略》"夫短气有微饮，当从小便去之，苓桂术甘汤主之，肾气丸亦主之"，于是采取第 1 方：茯苓、桂枝、白术、甘草，原方与服（当时尚不会加减变化），不想只服下 1 剂，症状竟完全消失。自此背书、行医的信心也大增。

此后，求诊的人就逐渐多起来了。先生原先所设想的全面掌握之后再行医，实际也不可能了。在行医初期，主要是以背为用，照搬照抄。如一少妇，时而少腹攻冲作痛，先生就想起"妇人少腹气攻冲，肋腹刺痛当归芎……"；有一病人突然一时失去知觉，又想起"乌药顺气芎芷姜，橘红枳桔及麻黄……"总之，这一期间，每遇一病，照本处方，不加不减，竟也取得了一些疗效。

然而，这种刻舟求剑式的看病用药，终究是低层次的，所以不效者多。还有一些病是书上所没见到过的，当然无从出方。于是，随着临床的逐渐深入，先生开始感觉到所读的书、所记的方太少了。"医之所病，病方少"，这正是先生那时的心理写照。他说："我记的方子虽然少，但也全部背诵了汪昂的《汤头歌诀》，《医宗金鉴》方，陈修园的《长沙方歌括》《时方歌括》，陈元犀的《金匮方歌括》。还有选择地记诵了一些《温病条辨》方、《医林改错》方等等。如果这些还不够，难道说非要把历代方书，如《太平圣惠方》《和剂局方》等通通背下来不成？那是不大可能的。这时我对自己能否学好中医，曾经打了个问号。"

先生认为对"医之所病，病方少"，当辩证地看。先生开始每次临证，为了避免临时手足无措,胸中总要先储备一些成方。在病家邀诊时,必先问问病人哪里不痛快?如说头痛,就把有关治疗头痛的方子默想一遍,记不清的再查一遍书,务必在赴诊前胸有成竹。既至临证,又往往把所见的症状硬往所记的方子上套。就连诊脉,也往往是这个方子需要什么脉,而病人的脉仿佛也正好是这个脉。总之,常把病人的脉症,强行纳入事先想用的方剂范围之内。如此,有些病自然治不好。方既不灵,对中医能否治病自然产生了怀疑。"病方少",说明作为一个中医应该多读书、多背方。但方子背了不少,临证也有成方,为什么还治不好病?这时先生逐渐认识到,看书少是绝对当不了好医生,看书不少也不一定当得了好医生。为什么呢?关键是过去的所谓"学",只是皮毛,实际中医"辨证论治"的真谛并没有真正学到手。有了这一番认识之后,先生的学习和临床有了一个新的飞跃。

(二)胸中无半点尘者,才可临床

清代伤寒注家柯韵伯谓:"胸中有万卷书,笔底无半点尘者,始可著书;胸中无半点尘,目中无半点尘者,才许可作古书注疏。"就是说,无论著书,或为古书作注,都必须摆脱一切先入为主的框框。先生认为著书如此,作注如此,看病亦如此。并且指出:所谓飞跃,指的是不再重视成方了,而开始重视"辨证论治",重视辨证的思维和方法的研究。逐渐在临证前不准备成方了,而是注重运用中医的基本理论和四诊方法,去观察病人的各个方面,抓住疾病的本质,选用对证之方。并且在无成方可用之时,自组对证之方,而这些自组方,也确实取得了不少令人满意的疗效。先生有些自创经验方,如鼻渊方、肾炎方、迁肝方、肺胀方等,药味不多,效果很好。就在此时,他才真正尝到了中医的甜头,才走进自由王国。

先生经过死套成方的失败后,深深感到自己临床的"尘"太多了,书也读"死"了。知常达变,活法无常,随证治之,才是中医的精髓。所以他指出:只有胸中无半点尘者,才会临床行医,诊病处方。只要胸中无"尘",临证随手拈药组方,也会效如桴鼓。现举几个简单的实例说明之:

一个10余岁的患儿,西医诊断为"癫痫",经过不少医院,中西医久治不愈。问病知是在夏月烈日当空的野外割草时晕倒后发病的,此病当属于中医之"暑厥"，便撇开一切治癫痫的成方不用，予以生脉散加蜈蚣、僵蚕、全蝎等入络行痰镇静药，10余剂治愈，从未再发。

一癫痫频繁发作的半老妇女，也是中西医久治不愈，经先生诊治，认为心下有痰饮，治以桂枝去桂加茯苓白术汤略为加减，不但癫痫治好了，就连多年的胃脘痞满，也治好了。

一青年患中耳炎，历时半年，服药近百剂，始终无效。先生诊视，脉迟舌淡，耳流清水，不浓不臭，便排除一切治耳消炎方，予以四君子汤加炮姜、白芷，1剂效，3剂愈。

以上三案，都不是什么难治之病，为什么久治不愈呢？因这些医生胸中只有成方，而且抛弃辨证，又不善于用经方，"尘"太多了，才使患者久治不愈。

先生从摆脱教条，注重辨证之后，不但对于临床治病比以前更有把握，而且对于阅读医书，也觉得和从前不一样。从前他只喜欢看有方有药的著作和开门见山的医案，而对于理论性的著作和像《临证指南医案》那样需要加以分析的医案，就看不进去。可是对辨证有了深刻的体验之后，治学态度发生了根本的转变，不但喜欢看理论性的著作，而且看病案也有了自己的分析鉴赏和批评能力。从教以后，先生始终对现行的各科临床教科书不满意，主要认为在"辨证"上写的不深不透，分型分得太死，在一定程度上接近于教条。因此，先生主讲的《伤寒论》课程，从来不用统编教材。

四、诲人不倦　一代良师

先生从教近40年，可谓桃李满天下。先生不但学术观点独到，教育思想和方法也颇具特色。他教育学生，首先是提倡要善思。力主用辨证思维与逻辑思维学习中医，主要开发学生发现问题、解决问题的能力。他认为强记硬背固然重要，而对学习中医来说，辨证论治的思维方法更为重要。所以他讲课往往是引而不发，课堂有"三问法"：是什么？为什么？怎么样？他常说，中医的流派太多了，仁者见仁，智者见智，彼亦一是非，此亦一是非，如不善于加以分析，不善于思考，就必然如坠五里雾中。

先生教学的另一个特点是，处处注重与临床相结合。他认为中医的理论虽然具有思辨性的特点，但最终理论是指导临床的。研习中医学切忌脱离实际，空谈理论。

先生行医，始于医疗条件最差的农村，不但有大量的实践机会，而且广大劳动人民生病后，多任其自然发展，因此得以观察到不少疾病的初起、发展、转归的全过程，所以能从临床的角度，把教材的内容讲得更生动形象，学生不但喜欢听，而且记得牢。有些毕业多年的学生，还经常提到，他们至今对先生讲授的《伤寒论》课记忆犹新。有些学生说，他们临床之所以喜用经方，与先生教学有方是分不开的。

先生80高龄时，虽然不给本科生授课，却仍然带着研究生，一心一意为培养中医接班人而努力工作着。他平时寡言笑，但每有学生或青年教师来访，请教学术问题时，便口若悬河，常谈至深夜。有人劝他注意娱乐和休息时，他总是说："得天下英才而教育之"，就是古人的三乐之一。

他还以身作则，教育青年一代要奋进不息。虽已古稀之年，仍手不释卷，孜孜以求。他常引孔子的话"及其老也，血气既衰，戒之在得"以激励自己，"戒之在得"，说明先生虽已迟暮之年，进取之心仍很坚强。

伤寒学说

　　整理者按：伤寒学说研究，是先生学术思想的主要组成部分。先生从事《伤寒论》教学与研究达30余年，以其丰富的经验、渊博的学识，对《伤寒论》的争议问题、疑难问题，进行了广泛深入的探讨；以其独特的思维、非凡的勇气，对伤寒学说中某些传统的观点，进行了大胆细致的驳析，从而提出了诸多新颖、独到的见解，形成了独具特色的李氏伤寒学术思想体系。先后撰写出版了《伤寒解惑论》《伤寒论语译》《伤寒百问》《伤寒串讲》等伤寒研究专著，并撰写发表了20余篇伤寒学术论文。特别是《伤寒解惑论》的出版，在国内外伤寒学术界振动很大，从此奠定了先生在当代伤寒学术研究中的地位，成为全国颇具影响的伤寒学家。

　　纵观先生的伤寒研究及著述，他之所以能取得如此大的成绩及影响，关键就在于专著也好，论文也罢，长篇也好，短篇也罢，总是独树一帜，观点鲜明，言之有物。我们通过学习与研究发现，之所以如此，关键又在于先生的文章思辨性很强，善于辨析问题,说理深透,以致凡读其文者,同意其观点也罢,不同意也罢,总能引起浓厚的兴趣,有一种非把此问题钻透的欲望。所以,我们认为学习先生的学术思想,重点不在掌握他的什么观点,而在于理解、学习他的独特的辨证思维方法及勇于追求真理的治学态度。

先生对伤寒学术研究的建树是多方面的,综合观之,主要有三方面:其一,对传统观点的剖析。如反对循经传、越经传、首尾传等不切实际的传统概念,提出传为发病之期、传为本经相传及六经皆有表证的新的传经理论;反对风伤营、寒伤卫的传统发病学说,提出风寒主伤卫分,风寒营卫不可凿分的观点;反对蓄水证是水蓄膀胱,为太阳腑证的传统说法,提出三焦气化不利蓄水的观点;反对太阴大实痛是实在阳明的传统注释,提出脾络壅实,加大黄是破瘀行滞的观点等等。其二,对争论问题的研究。如结合临床实际探讨厥阴病,提出分清厥阴病与一般伤寒及厥阴病篇条理科学的结论;综合分析热入血室证,提出血室即子官及热入血室证单见于妇人的结论;联系阳明生理,运用逻辑思维讨论胃家实,提出胃家实单指有形邪结、大便秘结的承气汤证,不包括白虎汤证的结论等等。其三,对疑难问题的创见。如对六经病欲解时的探析,系统论述了六经病欲解时的机制、运用及局限性等问题;提出柴胡证与少阳病的区别,揭示柴胡证与少阳胆火内郁在发病、证候、病机及治法上的不同;提出中风与伤寒的两种含义,一是以风寒致病特点分类太阳证型,二是以风寒相对属性分类六经证型等等。我们粗略做了统计,先生在伤寒学说的研究中,涉及比较重大的专题及比较有代表性的观点有20余项,可以说对伤寒学说的贡献是很大的。

雄健的笔锋、严密的逻辑是先生著述的特点,为了能实实在在体现出先生的文采,我们在研究中尽可能保持先生分析阐述的原貌,在特别精彩处,以按语的形式,略加揭示;并于每一专题的前后,提出我们的心得体会。

先生关于伤寒学术的观点、论述很多,我们很难一一罗述,这里只能撷取其中比较重大的、具有代表性的学术观点,力求从中窥微,反映出先生治伤寒学的精华所在。

传 与 传 经

整理者按：传经，这是伤寒学说中的一个重要问题，也是一个复杂难解的问题。传经理论及运用，贯穿于六经病的始终。历代注家为此殚精竭虑，曲尽注释，并创造出诸如"循经传""越经传""首尾传""表里传"等名词概念，力求系统解释六经病的各种传变机制与形式，但这些传统的观点，与原著及临床均难尽合，空玄抽象。针对这些难以讲通的理论概念，先生首先在其名著《伤寒解惑论》中进行了分析辩驳，并提出了新的传经观，之后又撰文《论传经》作了更系统、完善、充分的阐述。

一、《热论》的"受之"与《伤寒例》的"传经"

《素问》本无"传经"一词，在《热论》却有"伤寒一日，巨阳受之"，"二日阳明受之"，"三日少阳受之"，以至"六日厥阴受之"之文。几乎所有的伤寒注家，都认为这就是《热论》的论传经，也是《伤寒论》中传经的基本涵义。其所谓"受之"，就是受邪前一经，"一日""二日""三日"……就是传经的日期。这个说法是有问题的，因为日传一经，这不仅是自古以来临床所未见，而且从语法上，在《热论》中都讲不通。试问："受之"如果是指受邪前一经的话，那么"一日巨阳受之"，这个巨阳又是受之哪一经呢？"受之"并不是指受邪于前一经，所以也就不等于传经。我们把《热论》这一段话与《伤寒例》结合起来看，问题就更清楚了。《热论》是："伤寒一日，巨阳受之，故头项痛，腰脊强"，"二日阳明受之，阳明主肉，其脉挟鼻络于目，故身热目痛而鼻干不得卧也"，"三日少阳受之，少阳主胆，其脉循胁络于耳，故胸胁痛而耳聋"，"四日太阴受之，太阴脉布胃，络于嗌，故腹满而嗌干"，"五日少阴受之，少阴脉贯肾络于肺，系舌本，故口燥舌干而渴"，"六日厥阴受之，厥阴脉循阴器而络于肝，故烦满而囊缩"。《伤寒例》是："尺寸俱浮者，太阳受病也，当一二日发。以其脉上连风府，故头项痛，腰脊强"，"尺寸俱长者，阳明受病也，当二三日发。以其脉侠鼻络于目，故身热目痛鼻干不得卧"，"尺寸俱弦者，少阳受病也，当三四日发。以其脉循胁络于耳，故胸胁痛而耳聋"，"尺寸俱沉细者，太阴受病也，当四五日发。以其脉布胃中络于嗌，故腹满而嗌干"，"尺寸俱沉者，少阴受病也，当五六日发。以其脉贯肾络于肺，系舌本，故口燥舌干而渴"，"尺寸俱微缓者，厥阴受病也，当六七日发。以其脉循阴器，络于肝，故烦满而囊缩"。

从以上可以看出，两者对于六经"受之"的日数，经络循行的取段，以及主症等，都完全一致。所不同的是，《伤寒例》在各经之前都加上了脉象，把《热论》的"几日受之"，一律改为"当几日发"。这就证明，《热论》所谓几日某经受之，不是指的六经相传之日，而是指其本经感邪之后，出现症状的发病之时。"受之"并不等于传经，在《伤寒例》中还另有确证。试看它在《热论》的"其不两感于寒"之下，又加上了"更不传经，不加异气者"九字。这是自有《伤寒论》以来，第一次见到"传经"这个词。这个词是在一日巨阳、二日阳明，以至六日厥阴等"受之"之后提出来的，已经"受之"了，又提出"更不传经"，显然，《热论》中的所有"受之"，都根本不同于后世注家所说的"传经"。人所共知，《伤寒例》连同《辨脉法》《平脉法》，都是王叔和整理《伤寒论》时，为了给学者打好学习理论的基础而加在《伤寒论》原文之前的。可以看出，关于六经发病，《伤寒例》与《热论》在理论上是一脉相承的。

整理者按：这种上溯下联的分析论证，使认识问题的思路系统化、联系化、整体化，这样就可避免了孤立、片面地认识问题。

二、《伤寒论》中的"传"与"传经"

传经论者除了引用《热论》的这一段作根据外，还有《伤寒论》第4、5、8条的"传"与"使经不传"。把这些条文作为传经的根据，妥当吗？下面就谈谈这些问题。

先谈怎样叫"传"，再谈怎样叫"使经不传"。

《伤寒论》第4条："伤寒一日，太阳受之，脉若静者，为不传；颇欲吐，若躁烦，脉数急者，为传也。"第5条："伤寒二三日，阳明少阳证不见者，为不传也。"不少注家认为，这里的所谓"传"，即《热论》"一日巨阳、二日阳明、三日少阳……"之谓，"颇欲吐"就是少阳之喜呕，"躁烦"就是内传阳明。不过不同于《热论》的是，仲景又指出"脉若静者为不传"，"阳明少阳证不见者为不传"，对"日传一经"之说，又当灵活看待。是这样吗？既然不传了，为什么论中还有"伤寒五六日，往来寒热"属少阳，七八日大便硬属阳明呢？

《伤寒论》之"传"，不等于"传经"，注家也早有认识，不过人们往往不加注意罢了。这里列举几段名家的注解，以作证明。

柯韵伯注解第4条云："若受寒之日，颇有吐意，呕逆之机见矣，若见烦躁，阳气重可知矣，脉数急乃脉俱紧之互文，即《内经》'人伤于寒，传而为热'之传，乃太阳之气生热而传于表，即发于阳者传七日之谓，非太阳与阳明、少阳经络相传之谓也。"

尤在泾注解此条云："寒邪外入，先中皮肤，太阳之经，居三阳之表，故受邪为最先。而邪有微甚，证有缓急，体有强弱，病有传不传之异。邪微者不能挠乎正，其脉多静；邪甚者得与正相争，其脉数急，其人则烦躁而颇欲吐。盖寒邪稍深，即变而成热，胃气恶热，则逆而欲吐也。"

徐灵胎则曰："寒伤于表，太阳受之，脉静，胸中无热，故可不传而愈。若初受寒邪，颇有吐意，邪已侵及胃腑，烦躁则热炽胸中，脉数急则热盛于经络也。传，指热传于表，非独寒传于里。"

这几家讲第4条的"传"，都没有说是传阳明传少阳，而说"传"是受邪化热。尤其柯氏之论更明确指出，"传"是指寒邪传变为"体痛、呕逆、脉阴阳俱紧"之太阳伤寒。

柯韵伯注解第5条又说："若伤寒二日，当阳明病，若不见阳明表证，是阳明之热不传于表也；三日少阳当病，不见少阳表证，是少阳之热不传于表也。"这也就是二日阳明证见，为传阳明，三日少阳证见，为传少阳的意思。可见，"传"是指见证之期，而非传经之日也。这与王叔和《伤寒例》的看法是一致的。

阳明和少阳，其阴阳气的多少不同，病位并不同，机体受邪化热后，其热达于体表的时间，也有迟速早晚的不同。但不管如何，其热传表之后，由于热型不同，脉证各异，才可知其来路或来自阳明，或来自少阳。这样来认识"传"，就为学习《伤寒论》提示了一个重要问题，即外感病在二三日热型症状变化之时，决非表热内传，而是阳明或少阳受邪化热，达于肤表的反应。如果阳明少阳未受病，就决不会有这样的反应。所以徐灵胎说，"传"是"热传于表，非寒传于里"。

下面再谈谈"传经"。

"传经"一词，除《伤寒例》外，未再见于论中其他各篇。只是在第8条提到："太阳病头痛至七日以上自愈者，以行其经尽故也。若欲作再经者，针足阳明，使经不传则愈。"几乎所有的注家都认为"使经不传"，就是不使传经。"针足阳明"，就是防止太阳传阳明。这一看法，也是经不起推敲的。试问：如果针足阳明，只是防止太阳传阳明的话，那么太阳病只能传阳明吗？防不防止其传少阳？其次，针与灸不同，灸法主要是长于补，而针法主要是长于泻。针足阳明主要是针足三里穴，欲制止其传阳明。不补阳明以增强其抵抗力，而反泄之，也讲不过去。那么，"使经不传"究竟是什么意思呢？"针足阳明"又是为什么呢？下面先谈"经"是什么。弄清了经是什么，那么"使经不传"就不解自明了。

查《伤寒论》中之所谓经，并非指经络，而是代表患病的日数，亦即"过程""阶段"的意思。徐灵胎对此有明确的看法，他说："伤寒六日，经为一经。"也就是说，观察外感病，以六日为一阶段。现在叫"阶段"，古时叫"经"。既然六日为一经，所以"太阳病七日以上自愈者"，叫"行其经尽故也"。七日不愈，进入第二过程，叫作"再经"。进入十三日以后，叫作"复过一经"。这些术语，在《伤寒论》中都能找到根据。

正因为"经"不是经络，所以才可以"行尽"，可以"再经"，而且"霍乱篇"中还有"到后经中颇能食"的"后经"。论中的这些"经"，解作经络是讲不通的。而解作六日，则正好和"发于阴者六日愈，发于阳者七日愈"的说法相一致。《素问·热论》有"其死皆以六七日之间，其愈皆以十日以上"之文，也证实了从古以来，对伤寒病就有六日为一阶段这种观察方法。

"使经不传"，就是要使病愈于第一经（六日）之内，而不使其延续到第二过程。足阳明三里穴，《针灸大成》称其主治"伤寒热不解"，"发热汗不出"，所以是出汗、解热之穴。针又主要是泄法。当太阳病第一经过去之后，仍不自愈，而有延续再一经的趋势时，趁此外邪顶峰已过，将衰之际，针此穴使其自汗而愈，不使其延续到第二经，这就叫"使经不传"。如果不针，听其自然发展，一经之后汗未出热未退，仍发热无汗进入下一经，就是过经不解，这叫做"再经"，也就是"经传"。

经传只代表病程一个阶段一个阶段的连续，并不代表病情的变化，所以《伤寒论》中有"七日以上自愈者"，有未愈而"欲作再经者"，有"柴胡证仍在者"（103），有"谵语者"（105），有"心下温温欲吐而胸中痛"者，有"过经乃可下之"者（217），有下利后不能食，"到后经中颇能食"者（384）。这就说明，患病后，人体经过正邪斗争，其或愈或不愈，或加重至死亡，都可以六日为一阶段来观察，这就是"经传"的意思，它和后世所说"传经"根本不是一回事。

那么后世所谓的"传经"，《伤寒论》中有没有呢？答曰：由这一经病演变成另一经病，《伤寒论》中是有的，但论中不叫传经，而叫"转属"。"转属"的概念和注家们所谓的传经，有些相似，但"传经"这一说法，概念并不太清楚，而"转属"则有明确的病理演变。这一问题，下面再讲。

整理者按：《热论》的"受之"，《伤寒例》的"受病""传经"，以及六经病中的"传""经传"等基本概念明确后，先生又从源与流及会通全书，对比分析之，进一步以恒动观阐述了"传"指见证之期的基本观点，并提出"前驱期""发病期""定型期"及"转属"等新概念。

三、结合《热论》《伤寒例》看《伤寒论》的渊源与发展

前已说明，《热论》的"受之"，《伤寒例》称"发病"，《伤寒论》称"传"，基本精神是一致的。但在一致之中《伤寒论》也确有发展。试看，《热论》的六经"受之"之日，分别是一日、二日、三日、四日、五日、六日，而《伤寒例》的六经发病之日，则分别是一二日、二三日、三四日、四五日、五六日、六七日，两者基本相同。再从《伤寒论》的内容来看，是"伤寒一日，太阳受之"，"伤寒二三日，阳明少阳证不见者，为不传"，阳明病则提到"始虽恶寒，二日自止"，"伤寒三日，阳明脉大"，"伤寒三日，少阳脉小者，欲已也"，"伤寒三日，三阳为尽，三阴当受邪"，"伤寒四五日，转气下趋少腹者，欲自利也"，"五六日自利而渴者，属少阴"等等，其各经病典型症状出现的日数，和《热论》《伤寒例》也基本一致。

其不同的是：一、《热论》专从经络上立论，而《伤寒论》则包括经络、脏腑、气化在内。二、《热论》专指热证，而《伤寒论》则包括寒证、虚证。三、《热论》有汗泄二法，而且都指针刺，而《伤寒论》则包括了八法，而主要是用药物。《热论》是巨阳一日受病，七日病衰；阳明二日

受病，八日病衰；少阳三日受病，九日病衰；太阴四日受病，十日病衰；少阴五日受病，十一日病衰；厥阴六日受病，十二日病衰。从发病到病衰，各经都是六日，这和《伤寒论》六日为一经，不谋而合。

《热论》指出："其两感于寒者，必不免于死，其死皆在六七日之间。"《伤寒论》无两感，但死在六七日之间，却不少地方提及。《热论》是"七日巨阳病衰头痛少愈"，"其愈皆在十日以上"。《伤寒论》也是"太阳病七日以上自愈"，"风家表解而不了了者，十二日愈"。还有"太阳病十日以上，脉浮细而嗜卧者，外已解也"。从邪衰到病愈，也是十日以上。怎样才算邪衰？怎样才算病愈？以太阳病为例，邪衰是指头痛少愈，病愈则是精神了了。"了了"即《伤寒例》所谓"大气皆去，病人精神爽慧也"。

《热论》是未满三日者，可汗而已，其满三日者，可泄而已。又说："未入于脏者，故可汗而已。"未入于脏者指出可汗，那么不可汗而可泄者，当然是入脏了。而《伤寒例》却改为"未入于腑者，可汗而已；已入于腑者，可下而已"。《热论》称脏，《伤寒例》称腑，这有两种可能：一、古"脏"字是包括六腑在内的，如《素问·灵兰秘典论》"凡十一脏取决于胆也"的"脏"字就是。又如《伤寒论》中"脏无他病""脏有寒""脏结""脏厥"，《金匮要略》的"诸病在脏"等"脏"字，也是包括六腑在内的。二、《伤寒例》不称脏而改称腑，可能是医学术语的进一步规范化。因为《伤寒论》中之下法，确实适用于腑而不适用于脏。

明白了以上这一段文字，就可以知道，无论《热论》或《伤寒例》，都没有像后世注家所讲的那样的传经之说。

下面还要讲一讲，"受之"既然是发病之日，为什么"受之"之前，还有一、二、三、四等不同的日数呢？这个问题，必须弄清楚。因为只有弄清了这个问题之后，学习《伤寒论》才能真正与临床相结合，而不至于为了自圆其说而搞空谈玄谈。

各经发病之前，之所以又提出一、二、三、四等不同日数，这是因为感邪之后，一般还有一段营卫气血、脏腑经络变化的过程，这个过程，从感邪之日起，直到足以引起症状出现的时候，才能发病。而这些受邪的经络脏腑，部位有浅深高下之不同，所以，其典型症状的出现，也就是说能自觉、他觉地表现出来，就会有迟有早、有快有慢。这就是三阳三阴发病，为什么会有一二日乃至六七日等差别的道理所在。还要说明一下，各经在其典型症状尚未出现之前的"几日"，并不等于没有病，只是病在潜伏地进行着，患者暂时尚未觉察出来罢了。虽已感邪，但尚未发病，这似乎像西医学所说的潜伏期。但潜伏期应当是任何症状也没有，而伤寒发病在其典型症状尚未出现之前，却会有一段或长或短的微热、恶寒等（即发热恶寒者发于阳，无热恶寒者发于阴），或其他不适的感觉，如酸懒、不能食等。因此这里不名之为潜伏期，而权且称之为前期症状。各经主症出现之前的前期症状，可能轻微得不使患者注意，但却是必有的。不然的话，古人怎能在各经主症出现之前，又提出"受之"的大概日数呢？

整理者按：这里提出"前期"的概念，在中医发病学上是一个创造，揭示了疾病发生、发展的阶段性，以及体质、病因与发病的紧密关系。

据上所述，我们不妨把"几日某经受之"这句话的"几日"，作为该经病的前期，把"受之"作为其发病期或定型期，这就是《伤寒论》中所说的"传"。传之前和传之后，症状虽然不同，但却是一个病。

《伤寒论》把伤寒分成六经病，每一经病都是各有特点的。但是各经病特点的出现，是感受外邪之后，随着时间的进展而逐渐明朗化，除太阳病外，都决非一得病当天就能清清楚楚地看出是哪一经病。最初所能看出的，只是有的人发热恶寒，有的人无热恶寒。这说明伤寒病初发，只能分出阴阳两种不同的属性，还不能分清是六经病中的哪一经病。但可以肯定的是：发热恶寒者，是阳盛体质，将来多发展为三阳病；而无热恶寒者，是阳虚体质，将来必发展为三阴病。所以第 7 条说："病有发热恶寒者，发于阳也；无热恶寒者，发于阴也。"

但是，是否所有因感受外邪而发热恶寒或无热恶寒的患者，都一定要继续发展？即使在继续发展，那么发热无寒者究竟会发展成三阳病中的哪一个阳？无热恶寒者会发展成三阴病中的哪一个阴？并且都在何时成型？这些在《伤寒论》中，有的已有明文提示，有的则可从字里行间推理而得。

第 271 条云："伤寒三日，少阳脉小者，欲已也。"第 270 条云："伤寒三日，三阳为尽，三阴当受邪，其人反能食而不呕，此为三阴不受邪也。"前者是指发热恶寒者而言，后者是指无热恶寒者而言。发热恶寒者，在三日应当出现少阳主症之时，却未出现少阳症状，而脉反变小，小为邪衰，知病将自已。后者是说，伤寒三日，三阳发病之期已经过去，应当是三阴见症之期，但其人却由初病时之不能食，转而能食，由呕而变为不呕，就不会出现三阴症状，也是病将自愈，这两种情况都是我们临床经常见到的。这样的伤寒，初时虽然也有发热恶寒或无热恶寒的症状，但并不继续发展成什么三阳病或三阴病而自愈，自然也就不是什么病的前驱期，我们一般称之为轻微伤风感冒而已。

如果发热恶寒确是三阳病的前驱期，无热恶寒确是三阴病的前驱期，那么就会一日发为太阳病，或者二日发为阳明病，或者三日发为少阳病，以及四日发为太阴病，五日发为少阴病，六日发为厥阴病等，这就是论中所说的"传"。

为了把问题讲得更清楚，再把"伤寒一日，太阳受之"加以说明。"太阳受之"，就是风寒侵袭肌表。但邪犯肌表却未必发病，正如尤在泾所说的有的"邪微不能挠乎正"，徐灵胎所说的"脉静，胸中无热，故可不传而愈"。亦即寒不变热而不发病的意思。再进一步说，即使发病而呈现发热恶寒，也不一定就是太阳病。

因为这只能说明发于阳，是三阳病未定型前的共有症状，而且也常是其他杂病的早期共有症状。《素问·皮部论》曾说："百病之始生也，必先于皮毛。"既然百病都可以从皮毛开始出现症状，岂可一见到发热恶寒就贸然认为是太阳病。须知发热恶寒还仅仅是一个症状，要从早期症状中定出病名，连西医学有时还须要"待查"，那么以辨证为主的中医学，要定出病名，就更须如上文所说的一日、二日、三日以至六日，或更多的日期，以观察其发为什么病了。

由上所述，可知《伤寒论》之"传"，是指由初期的诸阳经或诸阴经的共有症状，传为可以为各经定型的典型症状。所以，其前后期的症状虽然不同，但实际是一个病，不过病是由微到著，逐渐在深化罢了。至于为什么各经主症的出现会有日数的不同，其道理前面已经讲过，这里就不再重复了。

伤寒由早期的未定型传而定型，这说明人体自感受外邪之日起，阴阳气血无时无刻不在变化。但定型之后，变化是否就终止了呢？否，还是要继续变化的。不过定型后的变化，和定型之前的变化不一样。前已说过，定型前的变化，是同一经病在深化。而定型之后的变化，则可能是该经病自身的变化，如太阳病变为蓄水、蓄血、结胸等；也可能是病位的转移，即由这一经病转变成另一经病。以太阳病为例，既能转属阳明，也能转属少阳。误治之后，如果伤阳，会转入少阴。误下邪陷，还能转属太阴而腹满时痛或大实痛。此外，如少阳能转属阳明，也能热深厥深转属厥阴。太阴化燥可转属阳明，厥阴呕而发热即转出少阳等等。不过这些在论中不叫传，而叫"转属"或"转入"。

"传"，既然是本经病自身的深化，所以三阳病除太阳病外，其余如阳明病或少阳病，定型之后，由于热型的改变，其初期伴随发热而出现的"恶寒"这一症状即不复存在。而由这一经病移位于另一经病的"转属"，当移位还没有完成之前，可以发热恶寒仍不消失，而形成二阳并病。"传"，是不存在这一情况的。另一方面，各经尚未定型之前的早期症状，由于病位有高下远近的不同，所以其前驱期会有一日、二日以至五六日的差别。而"转属"则是病已定型之后进入变化期，既然要变化，就得有一段转移条件成熟的过程。通过《伤寒论》的内容来看，除误治转属者外，其余自然演变而转属的，如太阳转属阳明，太阳转属少阳，少阳转属阳明等，都在六七日这一段时间。快的则可能是五六日，慢的则可能是七八日，这也就是六日为一经的临床根据，三日之内是没有的。这就证明，"传"和"转属"不是一回事。

整理者按：像"传经"这样一个已形成固有的、传统的理论概念，由于玄想太多，过于抽象，探讨其真实涵义是很难的。但旧的传统概念脱离临床，疑点又多，所以我们认为像先生这样跳出旧注的束缚，追本求源，上挂下联，从《热论》到《伤寒例》，从《伤寒例》到六经病，从六经病又到临床实际，这种抽茧剥笋、丝丝入扣的分析，还是令人信服的。相信随着仲景学说的深入研究，这个古老而难解的问题，会更加趋于明晰。

中风与伤寒

整理者按：中风与伤寒（中寒）的冠名遍及六经病篇，若从名称的本意理解的话，此非什么疑难问题。但《伤寒论》在第38条大青龙汤证也冠名"中风"，少阳、阳明、三阴病均与太阳篇一样也有中风与伤寒（中寒）。这就难以让人理解了。为此，历代注家也提出不少注解观点，但难以让人满意。先生根据古代"风"与"寒"可代表寒热阴阳（同义词），采取会通全书的分析方法，提出了新观点：即中风与伤寒命名的意义有两种：一种是取风性疏泄与寒性凝敛之义，相对而言，以分类太阳病型；一种是取风为阳邪与寒为阴邪之义，相对而言，证候偏阳热者称中风，偏阴寒者称伤寒。

那么，中风与伤寒的命名与涵义是否如此？三阴病之中风多言脉象未及症状又作何解？会通六经病来看，这样的观点能否站住脚？为了进一步说明这些问题，先生除在《伤寒解惑论》中作了阐述外，后又撰文"论三阴中风"，专门论证之，并先从"正名"入手。

"名不正则言不顺"，先从"正名"着手，研究一下仲景著书时"中风"这个名词有什么样的涵义，是解决问题的关键。

《伤寒论·太阳病》篇谓汗出恶风者名为中风，是对比伤寒无汗之寒性凝敛，此属风性疏泄才名中风，这是"中风"一词的第一个涵义。风性疏泄，表现为有汗，不管是有汗或无汗，都是肌表的卫气开阖失司。肌表是太阳的领域，所以太阳病就据此以划分伤寒与中风。但是六经中只有太阳主表，其他五经，均属里证。这样一来，仍用肌表卫气的凝敛与疏泄来划分中风和伤寒，就不适用了。

寒为阴邪，风属阳邪。风性疏泄，是风的作用；风为阳邪，是风的本质。前者是从有汗无汗上来观察，只适用于太阳病，而后者是从里证上来分析，所以适用所有三阴三阳病。这里还要说明一下，阳邪阴邪是依据什么标准划分的，这里很难找出一个统一的标准，有的只是相对而言，尤其是三阴病，更是如此。因为三阳病总是以阳邪盛为主，不会有较重的阴邪。至于三阴病是以阳衰为主，其有出现阳邪者，也是由阴虚而导致的阳亢，和三阳中风之纯属阳邪盛者还有所不同。因此，要在各经中划分伤寒和中风，还应具体情况具体分析：试看阳明病，若能食名中风，这是胃阳充实者，多发展为中风；若对比之下为不能食，即胃阳素弱者，便易形成阳明中寒。少阳病，目赤，胸中满而烦者，为少阳中风；其头痛，发热，脉弦细，目不赤，胸中不烦满者，对比之下为阴邪，即为少阳伤寒。太阴病，手足自温者为伤寒；四肢烦痛，对比仅仅是手足自温者为阳邪，为中风。这都是在对比之下而定名的。至于少阴中风和厥阴中风，论中虽然没有提出任何症状，但也应当根据哪是阴邪，哪是阳邪来划分伤寒与中风，这是不容怀疑的。

少阴病和厥阴病中哪些属于阴邪，哪些属于阳邪，有人做过对比，注家们把少阴病和厥阴病划分为寒化证和热化证就是对比以后的结论。据此可知三阴的寒化证就是三阴伤寒，三阴的热化证就是三阴中风。

整理者按："相对性"是中风与伤寒分类命名的依据所在，以上所论主要是从此入手的。那么，会通伤寒全书，这种观点能贯穿于六经病的始终吗？先生接着又详细分析了三阴中风的问题。

现在具体谈谈三阴中风。太阴中风的主症是四肢烦痛，这是对比手足自温为阳邪，故称为太阴中风。至于脉象，是"阳微阴涩而长者为欲愈"，我们试从其欲愈的脉象，推想其未愈时的脉象，自然是阳脉不微，阴脉涩而不长。阳脉不微，应当是轻按即得，这是浮脉。浮为风、涩主湿，阳浮阴涩，正好是风湿之脉。风与湿相搏于太阳之肌表，故身体痛烦，不能自转侧，脉浮虚而涩，是桂枝附子汤证。风湿不在太阳而在太阴所主之四肢，则不是身体烦痛，而是四肢烦痛。所以从症状上分经，身体痛烦，应归太阳篇；四肢烦痛，便归之于太阴。太阴在六气中主湿，又与外风相搏，是风湿而不是寒湿，故称之为太阴中风。至于治法，根据脉证，同样当以祛风胜湿镇痛为目的，桂枝附子汤也应当有效。

再谈少阴中风。少阴中风的脉象是"阳微阴浮者为欲愈"。我们从欲愈的脉象来推想其未愈时的脉象，必是阳脉不微，阴脉不浮。少阴病是心肾水火不交之病。阳脉不微，表示心火炽而不降；阴脉不浮，表示肾水枯而不升。水不升，火不降，火水未济，就必导致"心中烦，不得卧"，这就是注家们所说的少阴热化证。《伤寒论》中的少阴热化证不止一条，但实质是不可分割的一个整体。我们试把所有与少阴热化证有关的条文联系在一起就可以看出：第303条"少阴病，得之二三日以上，心中烦，不得卧，黄连阿胶汤主之"，是少阴中风的主症和治疗方剂。第285条"少阴病，脉细沉数，病为在里，不可发汗"，是少阴中风的脉象和治禁。第294条"少阴病，但厥无汗，而强发之，必动其血，未知从何道出，或从口鼻，或从目出，是名下厥上竭，为难治"，是少阴中风误治的变证。第293条"少阴病，八九日，一身手足尽热者，以热在膀胱，必便血也"，是少阴中风移热膀胱的变证。第290条"少阴中风，脉阳微阴浮者为欲愈"，这说明少阴中风亦有得到自身调节，水升火降而自愈者。

最后谈谈厥阴中风。厥阴中风是"脉微浮为欲愈，不浮为未愈"，也未指出应当有什么症状，但推敲一下厥阴病提纲：消渴，心中痛热，饥而不欲食，都是风煽火炽之证。厥阴本身就是风木之脏，中藏相火，若把这些症状用风寒来归类，就理所当然属于厥阴中风。张卿子曰："尝见厥阴消渴数症，舌尽赤红，脉微，手足厥冷，渴甚。"他做的这些脉证补充，是有根据的。《伤寒例》："尺寸俱微者，厥阴受病也。"厥阴是阴之将尽，风火郁闭于里，故其脉微是沉微。厥阴的病理是津亏热炽，故必舌赤渴甚。火郁于内而不外达，四肢厥甚也是必然的。经过张卿子这样的补充，不但厥阴中风的脉证完备，而且更有助于理解与厥阴中风有关的一些条文。如第 327 条说："脉微浮为欲愈，不浮为未愈。"从脉微浮为欲愈，可知未愈时脉是沉微而不浮。脉由沉微而稍见浮象，这是风火有出表之象。风火由里出表，其渴也必转轻，从饮不解渴的消渴，变为只是"渴欲饮水"。渴欲饮水，亦可勉强不饮，这比之消渴来说，是渴已不甚。所以第 329 条说："厥阴病，渴欲饮水者，少少与之愈。"至于愈在什么时候，第 328 条说："厥阴病欲解时，从丑至卯上。"丑至卯是太阳即将出于地面之时，太阳之升有助于人体之风火出表，所以厥阴中风多愈于此时。脉由微转浮，渴由消渴转轻，手足也必然逐渐热微厥微，以至于不厥。以上这几条汇在一起，就是厥阴中风的全面论述。

以上对于三阴的中风证，从主症、主脉以及变证和预后，都是从《伤寒论》的原著中寻绎而得。有人认为三阴中风有缺文，这都是不善读书之故。

整理者按：以上是通过六经病原文的分析而得出的结论，那么，古代的这种分类方法，是否还可找到其他证明？先生又引用《金匮·五脏风寒积聚》进一步论证了这一观点。

《金匮要略》的五脏风寒积聚篇，实质是古代的五脏寒热辨证法。它除了谈到三焦辨证和积聚辨证外，更重点地论述五脏的寒热辨证。例如对肺热的辨证，是"肺中风者，口燥而喘，身运而重，冒而肿胀"等；肺寒辨证则是"吐浊涕"。肝中风即肝热证，应有"头目，两胁痛，行常伛，令人嗜甘"；肝寒辨证为"两臂不举，舌本燥，喜太息，胸中痛，不得转侧"，以及"食则吐而汗出"等。心中风即心热，是"翕翕发热，不能起，心中饥，食即呕吐"；心寒则见"其人苦病心，如啖蒜状，剧者心痛彻背，背痛彻心，譬如蛊注"；脾中风则见"翕翕发热，形如醉人，腹中烦重，皮目而短气"。这些五脏的中风与中寒,显然不是五脏的某些具体病,而只示人以五脏寒热辨证时临床症状的举例。从中可以肯定的是,以中寒代表寒证,以中风代表热证,这恰好和《伤寒论》寒热辨证称为伤寒或中风的指导思想是一致的。

整理者按:以证候的寒热现象及相对性命名伤寒与中风的观点的确立,对大青龙汤证第38、39条"中风"与"伤寒"的冠称这一令人费解的疑难问题,做出了合理的解释。

《伤寒论》第38条"太阳中风,脉浮紧,发热恶寒身疼痛,不汗出而烦躁者",第39条"伤寒脉浮缓,身不痛,但重,乍有轻时,无少阴证者",两条均以大青龙汤主之。第38条是太阳伤寒脉而称太阳中风,第39条是太阳中风脉而称伤寒,这就引起了伤寒注家的争论。有的说这是文字上的错简;有的说,这是风中兼寒,寒中兼风;也有的说这是张仲景名词互用,示人以有是证便用是药,不必拘守伤寒、中风之名。这些说法对不对?风中兼寒、寒中兼风,是兼几分寒几分风?名词互用,也就是名词乱用,张仲景这样的医圣,恐怕不会这样糊涂吧。正确的答案只有一个,即如上文所说,"风为阳邪","寒为阴邪"。就是说,不汗出也不烦躁,对比前者相对为阴邪,即名伤寒。有人说,第39条的伤寒脉浮缓,也应当有烦躁一证,只是张仲景略而不言罢了。因此,不能以烦躁或不烦躁作为伤寒、中风的命名根据。答曰:认为第39条也应当有烦躁一证,这是一部分注家想当然耳。适用大青龙证之脉浮缓,肯定不会像桂枝汤证那样的浮而弛缓,而是浮中兼迟缓有力之象。其所谓身重,也肯定不比身痛轻,"重"是重着不堪,毫不灵活,这是伤寒身痛失治,荣卫更加滞涩而形成。正如《灵枢·百病始生》所说:"在络之时,痛在肌肉,其痛之时息,大经乃代。"由身痛变为身重,是外邪由浅层络脉,而渐深入到较络脉为大的经脉之中的缘故。外邪由络入经,身不痛但重,这表示外邪已有顽固难除之势,这时不必再兼烦躁,也得用大青龙汤。因为人的耐受性不同,所以对烦躁一症的有、无、轻、重,也必因人而异。大青龙汤本来是针对表实重证而组方,故重用麻黄至六两,由于重用麻黄,才又加石膏以相监制,以便麻桂透发表邪而不助热。表实太重,烦躁者可用,不烦躁者也同样可用。表实证不兼烦躁可用大青龙汤近人已有临床报道。

正因为身不痛但重是外邪由浅表的小络入较大的经脉,已有顽固难拔之势，所以第 39 条不曰大青龙汤主之，而曰大青龙汤发之。也正因为不烦躁也可用大青龙汤，所以《金匮要略·痰饮咳嗽病》"病溢饮者，当发其汗，大青龙汤主之"一条并未提出必兼烦躁。若不分表实的轻重，却斤斤计较有无烦躁作为用不用大青龙汤的根据，试问：有的人伤寒二三日就心中悸而烦者，也能予以大青龙汤吗？

整理者按：张仲景由于"勤求古训，博采众方"，兼收并蓄的缘故，对古代的风寒阴阳等名词概念的采纳吸收，不可避免仍会带有最为原始的痕迹，再加上仲景论述问题善用对比手法，所以有的名词概念有"虚"的和"多"的涵义（虽然大多是统一的），这样给后人理解原文造成很大的困难，就难免歧说纷纭，中风与伤寒就属此类。即使作为一家之言，我们认为，先生的分析及结论，确实对于理解这个问题足资启迪，开人思路。

风伤卫与寒伤荣

整理者按：风伤卫与寒伤荣，是解释太阳病理的传统认识。这种说法，可谓根深蒂固。追其原因大致有三：其一，"辨脉法"中有明确记载。其二，伤寒第一注家成无己早有定论。其三，此说符合中医"以类相从"的传统思维形式。先生在教学实践中反复探索、思求，以实事求是的科学态度、敢破敢立的学风，对这种固有的传统的观点提出相左的辩驳意见，并通过分析提出自己对风寒荣卫太阳病理的学术观点。

太阳中风是风伤卫，太阳伤寒是寒伤荣，这是从成无己以来，大多数伤寒论注家的共同认识，几乎没有人反对了。风为什么伤卫？寒为什么伤荣？又解释说：风属阳，卫亦属阳，寒属阴，荣亦属阴，阳邪伤卫，阴邪伤荣，这是以类相从。这是多么形而上学的认识啊！这样的解释，且不说学者听不懂，就是做这样解释的本人，也不会懂，不过是在自欺欺人罢了。正因为听不懂，所以到了清末，唐容川就起来辩驳说，错了！应当是寒伤卫，风伤荣。然而寒伤卫、风伤荣，听者又何尝能懂？

凡是越解释越难懂的就必然有问题，就应当另找答案。

那么风、寒、荣、卫是怎样一种关系呢？《素问·皮部论》云："是故百病之始生也，必先中于皮毛。"荣是行在脉中，卫是行在脉外的。因此，无论是风是寒，既然必先中于皮毛，也就必然先伤卫。卫气伤了便怎样呢？《灵枢·本脏》云："卫气者，所以温分肉、肥腠理、充皮肤、司开合者也。"尤其是"司开合"这一功能，对于体温的放散和汗液的排泄，起着极为重要的调节作用。如果卫气伤了，调节的作用失灵，不是开而不合，就是合而不开，开而不合就自汗脉浮缓，就卫强荣弱；合而不开就无汗脉浮紧，就卫强而荣不弱。自汗为风性疏泄，无汗为寒性疑敛，这就是中风、伤寒命名的由来。旧注不去分析风寒对于卫气的不同影响，也不分析荣和卫的相互关系，却强把风、寒、荣、卫分了家，就造成了上述错误。

整理者按：溯及《素问》《灵枢》谈荣卫，论证有根；结合生理病理话风寒，说理有据。

有人会反对说："风则伤卫，寒则伤荣"是《伤寒论》的原文，不能随便篡改。岂知《伤寒论》的原文，并不都是张仲景的原文。因为《伤寒论》是经过王叔和重新加工整理而成的。

王叔和整理《伤寒论》，其贡献是不可埋没的，但又辑入其他杂说，有时使《伤寒论》的本旨欲明反晦，这一点早已有人批评过。更重要的是，学术研究，必须以真理为标准，只要有道理，任何人的意见都应当采纳。如果没有道理，不但是王叔和，即使是张仲景，同样也应当提出批评，决不应当人云亦云，盲目服从。

整理者按：且不说风伤卫，所谓寒伤荣的太阳伤寒证，其发热、恶寒、无汗等主症均是病在卫分的反映，而麻黄汤中的麻、桂、杏、甘四药，又何药"和荣"而治这种"寒伤荣"呢？相反，治所谓"风伤卫"的太阳中风证的桂枝汤却有芍药大枣"和荣"以治"荣弱"。有疑问，决不盲从；讲不通，另辟蹊径，这是先生的治学特点之一。尤其对中医传统思维方法"以类相从"及对王叔和乃至张仲景的看法，显示了先生追求真理的治学态度与勇气。

阳明病与胃家实

整理者按：《中医杂志》于1987年开展了"关于胃家实的探讨"，先生发表"我对胃家实的看法"一文，阐述了对这个问题的独到见解。其实，早在1981年先生在《浙江中医学院学报》发表的"六经提纲琐谈"

一文中，就已经作了专题阐述。

先生探讨这个问题，首先从"阳明""胃""家""实"这些名词概念的本义与演绎入手，一一辨析，最后指明阳病与胃家实的区别及"胃家实"作为阳明提纲证应如何正确理解的问题。

"阳明"这个概念，在《伤寒论》中主要有两种涵义，一是阳气极盛的意思，一是代表胃和大肠。更实际一点说，阳明是指整个胃肠消化道。胃肠消化道，能腐熟水谷，化生荣卫，热能最大，堪称盛阳，所以《伤寒论》便把"胃家实"作为阳明病的提纲。

"胃"这个名词，在《伤寒论》中本来就是包括整个消化道，尤其是胃而称"家"，就更说明不仅仅是指的胃脘。胃家实，是指胃肠功能失职，以致宿食、粪便留滞在胃肠之中。胃肠的正常功能，正像《灵枢·平人绝谷》所说："胃满则肠虚，肠满则胃虚，更虚更满，故气得上下，五脏安定。"这就是说，无论胃或肠，必须有入有出，由上而下，食物由胃入肠，胃中虚了，肠中就实了；排便之后又进食，肠中虚了，胃中又实了。这样，胃和肠此实彼虚，此虚彼实，由上而下，轮番虚实，既能受纳，又能传导，就是正常的健康情况。反之，胃或肠只能实，不能虚，气不能由上而下，就会腹满、腹痛，大便难或不大便，这就成了阳明病。由于阳明病是胃家只能实，不能虚，气不得上下，所以治疗时就得用承气汤。方名"承气"，就是上承胃气，使气得由上而下，轮番虚实，达到"五脏安定"。

整理者按：这是从《内经》胃家功能特性引入讨论，且证明"实"的涵义。

有的注家认为，胃家实应当把阳明经证即白虎汤证也包括在内，这是不妥当的。因为"胃家"是消化道，胃家要实，必须有实物存留，而白虎汤证不是肠胃中积留有宿食粪便，所以不能称之为胃家实。

人们会说，白虎汤证虽然不是宿食粪便所致，但是"实者，邪气实"，阳明经证是邪热炽盛，为什么不能叫作胃家实呢？这一问法，乍一听去似乎有点道理，但问题是，三阳病哪一个不是邪气实？邪气实岂是阳明病的特殊性？没有特殊性怎能作为阳明病的提纲？

再从《伤寒论》的原文来看，"病有太阳阳明，有正阳阳明，有少阳阳明"，这三种阳明病都是胃肠道有宿食或粪便，可是除此以外，在《伤寒论》中再也找不到胃肠不存有瘀积的什么白虎阳明了。可见把阳明经证也算作胃家实，在《伤寒论》中找不到根据。

人们会问：那么白虎汤证算不算阳明病了？我认为，白虎汤证在《伤寒论》中本来叫作三阳合病，称之为阳明经证是后来的事。但三阳合病，是太阳之表，少阳之半表半里和阳明之里，彻内彻外，表里俱热的意思。这样一种热性病，正好属于盛阳，所以注家把白虎汤证改称阳明经证，比叫作三阳合病更为合理。

人们又会问："阳明之为病，胃家实是也"，而白虎汤证不是胃家实，却又算作阳明病，这又怎样解释呢？我说，这很容易理解。阳明病和胃家实不是同一概念。阳明是抽象名词，而"胃家"却是具体脏器。阳明可以代表六气的"燥"，可以代表手足的阳明经络，也可以代表具体的脏器胃和大肠。所以里热炽盛的白虎汤证算是阳明病，口干鼻燥的衄也是阳明病，胃家有宿食粪便也是阳明病。可见胃家实是阳明病，而阳明病却不一定都是胃家实。

整理者按：最后这一问的解答十分精彩，有很强的逻辑思维意味。"阳明"与"胃家"的不同内涵只要搞清楚了，那么，"胃家实"究竟能否概括白虎汤证？所谓"实"是否是邪气实？这些扰乱人们辩证思维的问题就会迎刃而解。在搞清阳明病与胃家实的关系后，先生又对以"胃家实"作阳明病提纲证的问题进行了启发性的论述。

又，人们会问：阳明病既然不仅仅是胃家实，那么《伤寒论》为什么却把胃家实作为阳明病的提纲呢？作为阳明病提纲，就应当把所有的阳明病都概括在内。我认为，想使六经提纲把《伤寒论》中所有的六经病都包括在内，这是一部分注家一厢情愿的想法，这种想法，不符合《伤寒论》的实际，也是不可能的，因而也是错误的。如果说各经提纲能把各经病统统概括在内，这岂不是说，除了提纲之外，再也没有什么六经病了吗？事实能是这样的吗？各经提纲，只能是各经病重点、典型的提示，决不是也决不会是各经所有症状的总概括。譬如少阳病提纲就不包括柴胡证，太阴病提纲就不包括太阴大实痛，少阴病提纲也不包括少阴热化证，那么为什么在阳明病的提纲中，却硬要把不是胃家实的阳明经证，强说成是胃家实呢？

整理者按：先生关于提纲证"只能是各经病重点、典型的提示"的说法，是合理的。有人以提纲证不全而否定提纲证，其实，正是因为不全，才有提纲的意味。

我们再退一步想，即使按照有些注家的想法，勉强把白虎汤证也纳入胃家实这个提纲之中，也仍然概括不了《伤寒论》中的阳明病。因为阳明病在《伤寒论》中，除了所谓经证、腑证之外，还有阳明中风和阳明中寒。经证、腑证、阳明中风还都可以说成邪气实，而阳明中寒就绝对不能说成邪气实了。所以讲《伤寒论》，最好还是按照《伤寒论》的本来面目讲，胃家实就是胃家确凿成实，如果认为这个提纲不够全面，可以提出批评，但决不可把自己的意见强作经旨，结果却节外生枝，求深反凿。

整理者按：问题的关键在于：胃家实属阳明病，但阳明病并不等于胃家实。这是一个逻辑思维问题。所以，胃家实只能是阳明病中的一个证型，一个典型的、具有代表性的、比其他阳明证型更能体现阳明本质的证型而已。

少阳病与柴胡证

整理者按：少阳病有胆火内郁上炎与邪结半表半里两种病理与证型，两者在发病、证候、治法、治禁及预后诸方面均有不同之处。历代注家在少阳病的研究中，尚未明确指出少阳病的这种情况。先生经过多年的理论探析，并结合临床，提出少阳病中柴胡证的特殊性，又提出柴胡证不等于少阳病（胆火内郁）的新观点。

学习《伤寒论》的少阳篇，首先要弄清楚什么是少阳病，什么是柴胡证。二者发病的机制不同，症状不同，误治后的结果也不相同。

少阳病是外邪直接中于少阳。少火被外邪所郁闭，火性炎上，上寻出窍，所以主要症状是口苦、咽干、目眩。至于柴胡证，最初则是外邪中于太阳之肤表，外邪由肤表逐渐向里，结于半表半里的胁下，所以它的主要症状是胁下苦满（即闷）或痞硬。正因为柴胡证的来路是太阳，所以《伤寒论》原本，柴胡证都在太阳篇中，在少阳篇中只是偶尔提了一下。

整理者按：此从来路与成因方面，指出少阳火郁与柴胡证的区别。

少阳病和柴胡证的发展情况和热型也各不相同。少阳病是自发的，其口苦、咽干、目眩等症，是受邪后二三日就出现，而柴胡证是由太阳转属而来，则需要四五日至五六日。少阳病的热型是头痛、发热、脉弦细，而柴胡证则由于邪热已结于半表半里，阳气出入的枢机不利，邪向内迫，就不发热而恶寒，阳气蓄极而通，又发热而不恶寒。这样就形成了以恶寒开始，以发热告终，发作不定次数，也毫无规律的往来寒热。总而言之，少阳病是少阳的气化之为病，而柴胡证虽然也能出现口苦、咽干等少阳气化方面的症状，但病的主要根源是在胁下，它是少阳所主的部位之为病。又因为胁下这个部位已接近于胃，所以常能波及胃而出现喜呕，所谓柴胡证就包括喜呕在内，而少阳病则不存在呕吐这一症状。

整理者按：此又从发热等症状，并联系病位，指出少阳郁火与柴胡证的区别。

少阳病提纲是口苦、咽干、目眩，这三个症状之中，尤其关键的是目眩这一症状，它是少阳病所独有，而在柴胡证中则不易见到。如果没有目眩这一症状，只是口苦咽干，则需要和阳明病相鉴别。因为阳明中风就能咽燥口苦。二者的区别是：口苦、咽干兼见目眩，舌苔薄白的，属于少阳，是胆郁化火所致，宜小柴胡汤。其不兼目眩，舌苔垢腻、白厚或微黄的，属于阳明，它是风热之邪，外连于表，里亦化热，是栀子汤证（现可改用三黄石膏汤之类）。

少阳病也有伤寒、中风之分，头痛、发热、脉弦细的为伤寒，兼见目赤、胸中满而烦的为中风。必须指出，头痛、发热虽然像是太阳病，但脉不浮而弦细，就不是太阳病，也就不可发汗。胸中满而烦的，是无形的少火郁于膻中，不是有形的痰食，也就不可用吐下等法，这就形成了少阳病有汗、吐、下三禁。柴胡证是否也有三禁？当然，柴胡证的病位不在表，也不在里，汗之无益，下之也无益。但是"若不渴外有微热者，去人参加桂枝温复微汗愈"，有潮热者，柴胡汤还可以加入芒硝，都不像少阳病那样严格。而且即使犯了三禁，少阳病和柴胡证的变证也不相同。少阳病发汗，会导致胃燥而谵语，吐下能使神虚火扰，出现心悸烦惊。而柴胡证在吐下后，有时可能柴胡证仍在。如果柴胡证罢，则可能使"热入"形成结胸或痞硬，而不是像少阳病误下那样形成"火邪"。

整理者按：此又从治禁方面指出少阳火郁与柴胡证的区别。

治少阳病和治柴胡证，都适用小柴胡汤，但是治少阳病是升散郁火，柴胡用到一般用量就能达到目的（治伤寒八九日郁而化火，误下后胸满烦惊的柴胡加龙骨牡蛎汤，其中小柴胡汤的用量，就是原剂量的 1/2），而治柴胡证，是从半里之中提邪外出，不加大柴胡的用量就达不到目的。

小柴胡汤的作用，是从半里之中提邪外出，所以在正气稍弱的情况下，以蒸蒸而振，战汗而解，这正是枢转的作用，而不是和解的结果。

整理者按：先生提出少阳病与柴胡证问题，从伤寒原文看，是符合仲景本义的。于理论、辨证及临床均有指导意义。我们认为有一点必须提出，就是先生所言之"少阳病"，当指少阳病提纲证，也就是胆火内郁的少阳病，有狭义的意味。否则容易引起概念混乱。因为柴胡证也属少阳病的范畴，即仲景所言"转属少阳"。所以，少阳病应该包括胆火内郁以气化病变为主与邪结半表半里以部位病变为主的两种病型。在所释少阳病邪入半表半里结于胁下易出现往来寒热时，先生认为：凡邪在躯壳之里，肠胃之外的任何半表半里的部位，都能形成往来寒热这一症状，并举热入血室为例，指出子宫就在躯壳之里，肠胃之外，所以也能出现往来寒热。对此，我们亦有不同看法。因为其一，《伤寒论》的半表半里，是相对太阳之表与阳明之里而言的，专指少阳所主部位，而躯壳之里肠胃之外所涉范围太大，非少阳一经所能赅。其二，热入血室证的往来寒热，并非缘于子宫位于半表半里，而是血室之热入循经波及肝胆，影响到少阳气化所致。

桂枝附子汤证与去桂加白术汤证

整理者按：由于对仲景用药及名词术语缺乏历史的分析，导致《伤寒论》第174条风湿身痛证，"去桂"与"加白术"的曲解，成了伤寒学说的一个长期争论、颇难解释的问题。对此先生从5个方面进行了辨析，并由此指出了读《伤寒论》的一些方法问题。

第174条："伤寒八九日，风湿相搏，身体疼烦，不能自转侧，不呕，不渴，脉浮虚而涩者，桂枝附子汤主之。若其人大便硬，小便自利者，去桂加白术汤主之"。历来注家对于本条的分歧是：为什么大便硬，小便自利，还要去桂枝加白术呢？成无己认为："桂枝发汗走津液，此小便利，大便硬，为津液不足，去桂加术。"就是说，大便硬是津液不足致成的，为了保持津液，才去掉桂枝而代以白术。因为桂枝能发汗，发汗就要伤津，这样的解释，从表面看来，似乎是有道理的，但是仔细推敲，还是不能令人信服。发汗有时能伤津，这是人所共知的，但是本条服药后并不发汗，如何能伤津。何况白术是燥性药，不用桂枝，反加白术，这能是为了怕伤津液吗？

尤在泾云："若大便硬，小便自利，知其人在表之阳虽弱，而在里之气自治，则皮中之湿，所当驱之于里，使从水道而出，不必更出之表以危久弱之阳矣。故于前方去桂枝之辛散，加白术之苦燥，合附子之大力健行者，以并走皮中而逐水气，此避虚就实之法也。"他指出加白术是为了合附子以"并走皮中而逐水气"，这与方后注合，无疑是对的。但又说"不必更出之表，以危久弱之阳"，这显然是指去桂枝说的。桂枝通阳化气，服后又不发汗，如何能危及久弱之阳？又说"皮中之湿，所当驱之于里，使从水道出"，"驱之于里"，也与前说"合附子并走于皮中而逐水气"相矛盾。再是论中已指出"其人小便自利"，这还需要驱之于里使从水道出吗？

注家们对于本条的解释，为什么矛盾重重，不能令人满意，就是因为：

1. 没有注意到《伤寒论》中的名词术语和现代不同。不知道去桂枝加白术汤证的"大便硬"是大便不溏薄，是大便正常；"小便自利"是小便不涩不少，是小便正常。反认为大便是像燥屎那样坚硬，小便是病态的尿量太多。所以成无己就把大便硬认作是津液不足，《医宗金鉴》也怀疑"大便硬、小便自利而不议下者"，是"风燥湿去之硬"。

2. 不会读于无字处。不知道从"若其人大便硬，小便自利者，去桂加白术汤主之"的"若"字去考虑："桂枝附子汤主之"之上，是略去了"小便不利，大便不硬"几个字。也就是说，不知道桂枝附子汤证还应当有小便短少、大便溏薄这些症状。

3. 没有和《金匮要略》结合起来。《金匮要略·痉湿暍》说："湿痹之候，小便不利，大便反快。"本条风湿相搏，身体痛烦和湿痹一样，大都有内湿的因素，也往往是小便短少，大便溏薄。

4. 没有结合《神农本草经》来认识白术的作用。《神农本草经》称："术，主风寒湿痹死肌。"这明明指出术能走表，是风寒湿稽留肤表的必用之药，而不是像成无己所说"为津液不足，去桂加术"。也不是像尤在泾所说，是为了把皮中之湿"所当驱之于里"。

5. 没有注意方后注。其实，加白术是为了走表祛湿，方后已经注得很明白。方后注云："初一服，其人身如痹，半日许复服之，三服都尽，其人如冒状，勿怪，此以附子、术，并走皮内，逐水气未得除，故使之耳。"明明说"其人身如痹"，明明说"附子、术并走皮内逐水气"，而注家却偏要说加术是把"皮中之湿驱之于里"，偏要说"为津液不足"，就是没有注意方后注的缘故。

还有，方后注明明还说，"此本一方二法，以大便硬、小便自利去桂也；以大便不硬、小便不利，当加桂。"原来原文中所略去的"大便不硬、小便不利"，已经补在方后注中。而注家们却偏偏忽略了这一点，以致费了不少笔墨，吵了不少年代。

更重要的是，以"大便硬、小便自利去桂也；以大便不硬、小便不利当加桂"，这清楚地指出：去桂加术和去术加桂的根据，是小便利与不利，大便硬与不硬。大便硬与不硬的关键，又在于小便利与不利。据此可知，加桂枝是为了通阳化气，温通水道，这和苓桂术甘汤、五苓散等方用桂枝一样，是阳虚湿不化的主要药物。尤其配附子，在表里俱湿、内外阳虚的情况下，二药并用，能彻上彻下，彻内彻外，阳通湿化，表里俱解。反之，若无内湿，就不需要通阳，去桂枝的辛温，用白术走表祛湿，也就够了。有的注家解释加桂枝是走表祛风，加术是因为风去湿存，忘却了桂枝能通阳，白术能走表，所以怎样解释，听起来也是糊涂的。

整理者按：先生上述5个方面的分析，颇开人思路。对如何读仲景书具有广泛的指导意义。第1、4项，实际是告诉我们要用历史的观点与眼光，看待分析伤寒学说。切勿脱离历史，以今释古，如此则必背离原文远甚。非但桂枝白术，如所谓的芍药敛汗也是犯了此病。第2、3、5项，是读《伤寒论》的具体方法问题。之所以要善于读于无字处，因仲景写作有详有略；之所以要与《金匮要略》结合，因其与《伤寒论》同出一源；之所以要注意方后注，因方后注是正文的重要补充部分。许多问题，若不从这些方面寻求答案，则必陷于盲目臆断的境地，结论可想而知。

蓄 水 证

整理者按：太阳病变证之一蓄水证，注家习惯上与太阳经证相联系并称之为太阳腑证，以为太阳之邪，循经入腑，以致热与水结在膀胱所致。

这种经证与腑证的认识颇为一致。但先生对所谓"太阳腑证""热与水结"进行驳析，提出"三焦气化不利蓄水"的观点，自《伤寒解惑论》中首先阐明这个独到的见解后，对伤寒学术界影响颇大。

从机体水液代谢入手进行分析，《素问·经脉别论》云："饮入于胃，游溢精气，上输于脾，脾气散精，上归于肺，通调水道，下输膀胱，水精四布，五经并行。"这就是正常人体内水液代谢过程的简要叙述。"脾气散精，上归于肺"，是"代"的过程；"通调水道，下输膀胱"，是"谢"的过程。这里讨论的是蓄水，其主要矛盾在"谢"的方面，所以重点讲讲"水道"和膀胱的作用，以及二者的相互关系。

《素问·灵兰秘典论》云："三焦者，决渎之官，水道出焉""膀胱者，州都之官，津液藏焉，气化则能出矣"。这说明三焦是行水之道，膀胱是贮水之器，水的排泄，是通过上、中、下三焦，最后进入膀胱贮存起来，到一定程度，再排出体外。这就可以推知：如果是三焦不利，水道不畅，水就不仅会郁滞在下焦，而且还会郁滞在人体上、中、下各部组织内，使上焦不能如雾，中焦不能如沤，下焦也不能如渎。如果不是三焦不利，而仅仅是膀胱不能排泄的话，那就会形成尿潴留，出现小便难、小腹满等症状。尤其是小腹满这一症状，膀胱蓄水时必然存在，而在三焦水道不畅的情况下，其水下输膀胱的功能迟滞，是不能或很少能形成小腹满的。

明白了上述道理，我们再看看太阳病的蓄水证是怎样一些症状吧。第71条是"脉浮、小便不利、微热、消渴"，第74条是"渴欲饮水，水入则吐"，这两条都是典型的蓄水证，但这些症状中并没有"小腹满"，而"消渴"这一症状，恰好就是水饮停蓄，致使正津不布，也就是上焦不能如雾的表现。由此可见，把蓄水的病理看作是三焦不利，比看作是蓄在膀胱，更有说服力。

再看蓄水证是怎样形成的吧。第71条是"太阳病，发汗后，大汗出"，第72条是"发汗已"，第73条是"伤寒汗出而渴"，第74条是"中风发热六七日"，太阳中风本来就"汗自出"，所以把这几条合起来，可以看出，蓄水证是出现在太阳病发汗之后，或者自汗出之后。为什么这样呢？《灵枢·本藏》云："三焦、膀胱者，腠理毫毛其应。"原来人体内的水液，由三焦外出皮肤腠理就是汗，由三焦下输膀胱就是尿，汗和尿虽然出路不同，名称各异，但在体内时不能分家，而且都与三焦膀胱有关。因此，汗多者尿必少，汗少者尿必多。太阳病的发热、脉浮，水液本来就有升向体表准备作汗的趋势，表虚自汗者自不必说，即使是无汗表实证，也可因发汗而使水液乘势外泛，尤其是平素三焦气化不足的患者，一经大汗，或者中风汗出延至六七日，水液由于外应皮毛，其下输膀胱的功能就会逐渐减弱，但其上行外泛之水，又不能尽出体外，就势必留滞于三焦，这就形成了小便不利、消渴的蓄水证。有的注家认为蓄水证是太阳之邪循经入腑，岂有由于发汗竟把经邪引入太阳之腑的道理！注家之所以把蓄水证解释为循经入腑，是根据经络与脏腑的关系，撇开临床，又加以想象而得出来的。经络和脏腑之间肯定是有关系的，但经络不是水的通路，因此把蓄水说成是循经入腑，是讲不通的。

有人说：水虽然不能循经入腑，但是太阳经中之热，是可以循经入腑，与膀胱中之水相结的。这一说法，正好就是所谓"热与水结"的理论根据。因此，有必要分析一下，蓄水证的病理是否水因热结，这样，就连是否循经入腑，也可以不辨自明了。

治疗太阳蓄水证的主方是五苓散，请看五苓散是否有利水并兼清热的作用吧。

五苓散中的利水药有茯苓、猪苓、泽泻。其中只有泽泻味咸微寒，稍有清热的作用，而茯苓、猪苓，都味甘性平，只能利水，不能除热。尤其是方中的桂枝和白术，一属辛温，一属甘温，一味微寒的泽泻，加入两味温性药中，硬说本方能解热利水，实在太勉强了。真正热与水结致成小便不利是有的，譬如猪苓汤就是这样。但是猪苓汤证并不是热邪循经入腑，方中也不用白术和桂枝，而是猪苓、茯苓、泽泻之外，更为重要的是用阿胶养阴，用滑石甘寒利窍。

习惯势力，传统观念，总是不容易改变。就以这几条蓄水证而论，本来并不是难于分析的问题，只是由于从前有些注家这样说的，于是总有人为这些注解提论据，作辩护。他们除了引用经络和脏腑的关系以证明"循经入腑"之外，还常引用《伤寒论》原文以证明蓄水证必小腹满。如论中第125条云："太阳病，身黄，脉沉结，小腹满，小便不利者，为无血也。"他们说：这就是太阳病蓄水和蓄血两大腑证的鉴别。其所以需要鉴别，就是因为蓄水证也有小腹满。还有人由于临床用五苓散治膀胱尿潴留确实行之有效，因而也认为这几条蓄水证就是水蓄在膀胱。这些说法，都是片面的。我们当然知道小便不利又加小腹满是蓄水证，但这并不是说所有的蓄水证都小腹满。五苓散可以治膀胱尿潴留，但是也有针对性，而不是能治所有的尿潴留，更不是凡用五苓散都是为了治尿潴留。尤其是第125条的"身黄，脉沉结，小腹硬，小便不利者"，这虽然也算蓄水，但这是茵陈蒿汤证，予以茵陈蒿汤，就能"一宿腹减，黄从小便去也"。它和这几条五苓散证，根本没有对比的价值。

辩者会说，名家旧注就是这样说的。但是翻阅旧注，各家意见并不一致。譬如张令韶就说："小便不利者，乃脾不转输。"张隐庵说："大汗出而渴者，乃津液之不能上输，用五苓散主之以助脾。"都没有说水蓄在膀胱。尤其是柯韵伯解释水逆证云："邪水凝于内，水饮拒绝于外，既不能外输于玄府，又不能上输于口舌，亦不能下输于膀胱，此水逆之所由名也。"更清楚地指出"不能下输膀胱"，是三焦不利，不是膀胱蓄水。不过，这些说法比较起来还是少数，所以未被人们所重视。但是要知道，真理有时是在少数人手里。

整理者按：先生的分析针对性很强，水蓄膀胱说及"太阳蓄水证"之名，均根于所谓的"太阳循经入腑"，这也是六经"经证"与"腑证"分类的一个依据。既然证分经腑，那太阳之腑是膀胱，且膀胱又主水液，蓄水证见于太阳病篇，自然就是"太阳循经入腑"的膀胱蓄水了。正如先生所言，这是撇开临床，想象出来的。我们认为，这也是撇开原文，任意发挥出来的。如第74条的"水入则吐，名曰水逆"，这明明是宿水蓄于中焦胃腑，与新水相格拒，才可能有的症状。若膀胱之外不蓄水而运化正常的话，尚能渴而水入则吐否？

总之，先生对太阳蓄水证传统理论的冲击，不但纠正关于五苓散证本身的糊涂、教条的说法，也对经证与腑证分类这一脱离仲景原意的传统观点提供了有力的辩驳理由。

太 阴 病

整理者按：太阴病篇虽只寥寥8条，但在注解上问题仍然不少，先生围绕"胸下结硬""脉浮者可发汗""手足自温""脾家实"及"大实痛"等5个专题进行了剖析。除"大实痛"我们作为专题单列于后外，余者引述讨论之。

一、胸下结硬

这是太阴病提纲证误下的变证。其病理程郊倩认为是："无阳以化气，则为坚阴。"唐容川说："若用凉药下之，则腹中膏油得寒而结，有若冰凝，故曰结硬。"这是把"坚阴"讲得更形象，近贤也多效此说。成无己认为这样的坚阴应该叫作痞，他引用论中"病发于阴而反下之因作痞"来做证明，但程郊倩却认为坚阴"异于痞之濡而软矣"，除此两家是痞、非痞之争以外，再未见有以其他证候名之者。那么搞清这样的胸下结硬应给以什么证候名称，对于全面理解《伤寒论》来说，也并非不关重要。

作者认为，这样的胸下结硬，就是"脏结"。其理由如下：论中第130条描写脏结的特点是："无阳证，不往来寒热，其人反静，舌上白苔滑者。"而本条胸下阴凝之结，正是"无阳证"，虽结于胸下，但不是邪入少阳与正气相搏，故不"往来寒热"；也不是结胸证的阳气内陷，心下因硬，故不"短气烦躁，心中懊侬"，而是其人反静。既非热结，就不会像结胸那样舌上燥而渴，而舌上呈虚寒性的白滑苔却系必然。据此，则此胸下结硬，即论中之脏结，当无疑义。

总而言之，脏结就是脏器因虚寒而自结。脏者何？在仲景的著作中，凡不与腑对举而单提"脏"者，都是体内脏器的泛称，就像《内经》"凡十一脏，取决于胆也"的"脏"字一样，是包括六腑在内的，如"脏寒""脏厥""脏无它病""诸病在脏"等都是。明乎此，脏结则由于所结的脏器不同，其结硬的部位也必然不同，这就不难理解"胁下素有痞，连在脐旁，痛引少腹入阴筋者"是脏结，"少腹满，按之痛"的"冷结在膀胱关元"也是脏结。这两条脏结，连同本条的胸下结硬，其共同点都是脏器因阴寒而结硬，但部位则或在胸下，或在胁下，或在少腹，随所结脏器之部位而异。就论中所言的这三条脏结，有些脉证的或有或无，可因病的成因不同、患者素质各异、脏器部位不同等而有所差异，不可能完全一样，如果硬把这些脉证固定下来，有此则认为是脏结，无此或不全有此，则认为不是脏结，那样，就把活泼的《伤寒论》当成教条了。

二、脉浮者可发汗

"太阴病，脉浮者，可发汗，宜桂枝汤。"这条提出太阴病有发汗之法。按《伤寒例》曾云："尺寸俱细者，太阴受病也。"论中第277条云："自利不渴者属太阴，以其脏有寒故也，当温之，宜服四逆辈。"今脉不沉细而反浮，不温之而反发汗，这是什么样的太阴病？为解决这个问题这里列举几位注家的不同看法，并提出个人对这个问题的设想。

首先，假设这是脏寒加表热，像第225条那样"脉浮而迟，表热里寒"，这算是太阴病脉浮了，但它不是可发汗宜桂枝汤，而是应用温阳之法"四逆汤主之"。这样的太阴病，仲景早就告诫我们"下利清谷，不可攻表，汗出必胀满"。所以，这第一假设是要排除的。其次，舒驰远作了另一种想法，他说："证属里阴，虽脉浮亦不可发汗，即令外兼表证，当以理中为主，内加桂枝两相合治，此一定之法也。"从这段话来看，他承认太阴病有脉浮者，但不当用桂枝汤发汗，而当于理中汤中加桂枝，温里兼和表。按理中汤加桂枝，《伤寒论》中名为桂枝人参汤，治的是"太阳病外证未除而数下之，遂协热而利，利下不止，心下痞硬，表里不解者"，可见舒氏是以"表里不解"之协热而利，作为太阴病脉浮来看待的。然而屡经攻下的太阳病，已经出现下利不止的里虚里寒证了，所谓表里不解，最多也只能是残留有身重等症，说脉象仍浮，恐不可能，所以这种假设，也是难以讲通的。第三种说法，可以找到曹颖甫《经方实验录》中的一个医案：谢君，三伏盛暑之天，应友人宴，享西餐、冰淇汽水，畅饮鼓腹，及归，夜即病下利，重棉叠衾，尚觉凛然形寒，下利日十数行，三日不解反增剧，其脉不沉而浮，与桂枝汤加神曲、谷麦芽、赤茯苓，服后果表解利稀，调理而瘥。曹氏在案后就引用了本条作为说明。这个医案和《脉诀汇辨》李延罡治张仲辉的医案有些相似。该案载：张仲辉，泻了20多次，医生与以利小便、健脾等药，泄泻更甚。延罡诊之，脉浮，认为是受了风邪，《内经》云："春伤于风，夏生飧泄。"与麻黄、升麻、葛根、甘草、生姜等药，服后汗出而愈。这类的医案，临床常有，但这只能说治下利有发汗一法，不能说明这样的下利就是太阴病。尤其曹氏一案，方中加入神曲、谷麦芽等，这显然是和胃，而不是理脾，所以，称之为太阴病，似是而实非。

以上几种假设之所以都讲不通，关键问题是把太阴病的主症局限在下利上，好像不下利就不是太阴病，所以才钻进了死胡同。《伤寒论》中对不下利的太阴病论述很多，如厚朴生姜半夏甘草人参汤所治之发汗后腹胀满，注家都承认这是太阴气滞，但不下利。尤其是太阴中风，和伤寒系在太阴以及太阴大实痛，仲景明明称之为太阴病或与太阴相关，但也不下利。周禹载对本条就有不同的看法，他说："今太阳之邪，虽传太阴，症见腹满，脉仍见浮，此乃太阳风候也……失此不治，遂至全入于经，势必热蒸身为黄，或至下利腹痛，种种病候，其能已乎？"柯韵伯云："此浮为在表，当见四肢烦痛症。"前者从"势必热蒸身为黄"的推断来看，其所谓"太阴病脉浮者"是指"伤寒系在太阴"，伤寒系在太阴，除手足自温外，脉是浮缓的，并且当发身黄；后者从"当见四肢烦痛症"来推断，其所谓"太阴病脉浮"，是指太阴中风而言。这两家都是撇开了下利，只从"脉浮"上来找太阴病，这样，用发汗法，方用桂枝汤，无疑都是讲得通的。尤其伤寒系在太阴，除了手足自温以外，脉浮而缓，用桂枝汤发汗，更为理想。

三、手足自温

"手足自温"，是伤寒系在太阴的一个特征。但怎样才算手足自温？是常温？还是较常温为高的手足热？手足温的同时，全身发热还是不发热？手足温的病理怎样解释？这些都是历代注家所未详明而又值得探讨的问题。

笔者认为，"系在"一词，实有"联系""相关"之意，也就是说，伤寒外邪在表，脉象浮中兼缓，手足又不热而温，实与太阴有联系。如果没有表证表脉，手足也是常温，这还算有病吗？怎能说是"伤寒"而又"系在太阴"呢？

我们再从仲景用词的规律来探讨一下"手足温"的涵义。第98条"得病六七日，脉迟浮弱恶风寒，手足温"，第99条"伤寒四五日，身热、恶风、颈项强、胁下满，手足温而渴者"，这两条的手足温，都伴有发热恶寒的表证。第228条"阳明病下之，其外有热、手足温"，这是指全身手足皆热的阳明病，其热未潮，下之过早，或方剂不当，以至外热未尽而手足由热转温。这样的手足温，是由于中阳受挫，仅比第219条三阳合病下之后的手足逆冷略胜一筹而已。

从以上各条看来，手足温一词只是表示里热不太炽盛，手足仍是常温，或接近于常温，同时，又是对比表证之发热而言。至于"自温"是不是自觉手足温？应该这样说：自温，是区别于下后之手足温，犹如未经泻下所出现之下利称"自利"一样，未必是自觉症状。

如上所说，手足温既然是对比全身发热而言，那么同时伴有身热恶风等伤寒外候，就毫无疑问了。另外从《伤寒论》条文的字里行间，仔细加以推敲，就可以看出，除表证外，还可有小便不利、大便不实等里湿症状。试看"伤寒系在太阴"的条文，共 3 条都提到"太阴者，身当发黄"。"当发黄"就必然小便不利，因为"小便自利者，不能发黄"。第 187 条还说："至七八日，大便硬者，为阳明病也。"也证明七八日之前当小便不利时，又大便不实，这证明太阴里湿颇盛，湿性壅满，所以或轻或重是会有腹满一症的，但腹痛则未必有。本证由于感受外邪，才暴露出脾阳不健这一弱点。外邪虽令脉浮，夹湿则浮中兼缓，湿阻脾阳，不能充分达于四肢，故手足不热而只是温，同时又小便不利，大便不实。脾湿不运，既然由外感而引发，治法自应着眼于外邪，使外邪消失，则脾运自可恢复，因此，应予发汗。但脉浮而缓，不是浮紧，故不可峻汗，因此，不宜麻黄而宜桂枝，这就是"太阴病，脉浮者，可发汗，宜桂枝汤"的道理。

四、脾家实

第 278 条对伤寒系在太阴至七八日暴烦下利的病机解释是："以脾家实，腐秽当去故也。""腐秽"是肠中的滞留物，为什么不说胃家实却说"脾家实"呢？钱天来作了这样的解释："脾家之正气实，故胃中有形之腐秽去。"方有执则说："盖脾主为胃行其津液，暴下利，脾得以为胃行其津液矣，所以脾为实而证为系太阴也；彼大便硬者，由脾不能为胃行其津液而反为约，所以转阳明也。"与此大同小异的解释，还可以找出不少，但总觉得这些解释有的不够深入浅出，而且有的也经不起推敲。要正确解释这个问题，必须撇开旧注，对脾胃作重新的认识。脾和胃，其功能是协调一致的，分之则为二，合之则为一，有时当分，有时又不可强分。从全部《伤寒论》来看，完全可以看出是实则阳明，虚则太阴；燥则阳明，湿则太阴。所以症状表现也是大便硬则属阳明，下利则属太阴，这已成为《伤寒论》用词的惯例。此条腐秽去之下利，不是大便硬，就不能归属于阳明。但这是正气恢复之利，也不同于太阴虚寒之利，所以又不能称"脏有寒"，只可称之为脾家实。属胃属脾，根据就在这里。如果撇开这点，硬要凿分脾胃，则言脾必不能撇开胃，言胃也不能撇开脾，是会纠缠不清的。

把本条列入太阴篇而不列入其他篇，同样有脉证惯例作依据，不合这样的惯例就不叫太阴病。试将本条和第287条对比一下，更能说明这个问题。第287条云："少阴病，脉紧，至七八日，自下利，脉暴微，手足反温，脉紧反去者，为欲解也，虽烦下利必自愈。"这和第278条的病理基本是相同的，都是在经过七八日之后出现暴烦下利自愈。但第278条是脉浮缓、手足温，反映为湿重；而第287条是脉紧、手足寒（从"手足反温"测知），反映为寒重，所以把前者称为系在太阴，而后者则直接称为少阴病。这足以说明仲景《伤寒论》的内容，有症状分经法的存在。

整理者按：以上所讨论的4个问题，对第2个问题"太阴病，脉浮者，可发汗，宜桂枝汤"歧义较大。有的学者囿于"太阴病"三字，又受传经旧说的局限，认为此条当具有"腹满而吐，自利益甚"等症，不然的话，又怎能称之为太阴病呢？就是忘了仲景尚有"脉浮而迟，表热里寒"治用四逆汤的论述，及"下利清谷，不可攻表，汗出必胀满"的告诫。其实，只要接受了"太阴表证"的概念，一切问题就会迎刃而解。原因很简单，因为你讲成"太阳病"不通（仲景上有明示），讲成"太阴病兼表证"也不通（违背仲景表兼里虚当先温里后解表的治疗原则）。

大 实 痛

整理者按：太阴腹痛，仲景专列第279、280两条论述此症，原因是太阴主大腹，其脾络分布于腹部，太阴病阳虚寒凝，自然易产生脾络不通的腹痛的。但由于症称"大实"，药用大黄，所以历代注家大都认为"大实痛"是胃肠中有腐秽宿食。"加大黄"，自然是攻下胃肠宿食大便的，即治胃实。大黄是承气汤中的主药，而承气汤又主泻阳明胃家实邪，于是不问青红皂白，不分太阴阳明，只要一见大黄，就必是泻阳明。正由于这种形而上学的用药思维，导致对太阴大实痛的曲解，以致使这个问题湮没日久未能解决。先生在《伤寒解惑论》中围绕"大实痛"究竟是脾实还是胃实，桂枝加芍药汤证与加大黄汤证究竟是否表里两解这两个问题进行了辨析阐发。此段分析十分精彩，为人们提供了一个如何正确分析问题、理解问题的范例。

主要抓住两个问题，进行驳析。第一个问题：大实痛究竟是脾实，还是胃实？脾实和胃实有什么不同？胃为阳明之腑，脾为太阴之脏。胃，如前所说，系指整个消化管道而言。脾，如《素问·太阴阳明论》所说，"脾与胃以膜相连耳"，系指连于胃肠而能"为之行其津液"的膜。因此，胃家实，是胃肠中有宿食、粪便停留，脾家实是胃肠外之膜的脉络气血壅滞，二者显然有别。本条的腹满、腹痛，究竟是肠内的事，还是肠外的事？要解决这个问题，首先要看腹满是在什么情况下促成的问题。论中明明说："本太阳病，医反下之，因而腹满时痛。""因而"是什么意思呢？是说可知未下之前，并没有腹满腹痛。那么，之所以腹满腹痛，显然是由于下后外邪内陷所促成的。

外邪内陷，只能使气血壅滞，决不会陷入肠胃而变为腐秽和大便。所以本条的腹满痛，病灶在肠胃之外，不在肠胃之内，是脾实而不是胃实，是毫无疑问的。正如原文反映出的那样："属太阴也。"邪陷胃肠之外的脉络之间，使气血壅滞所致成的腹满腹痛，也有轻重之分。轻的"寒气客于肠胃之间，膜原之下，血不行散，小络引急，故痛。按之则血气散，故按之痛止"。重的"寒气客于经脉（不是小络）之中，与炅气相搏则脉满，满则痛而不可按也。寒气稽留，炅气从上，则脉充大而气血乱（即充血肿胀），故痛甚不可按也"（《素问·举痛论》）。痛不可按，就是大实痛。可见大实痛不一定是肠胃中有腐秽宿食，邪气客于肠外的经脉，与炅气相搏，同样可以出现。

太阴大实痛，是脾实，不是胃实，是气血壅滞，不是腐秽、粪便，已经很清楚了。但是还有人引用第 278 条"至七八日，虽暴烦下利日十余行必自止，以脾家实，腐秽当去故也"来辩驳说：以肠中的腐秽去，称为脾家实，那么本条的太阴大实痛，当然也是指肠中的腐秽了。这一提法，确实迷惑了许多读者，因此，必须指出其错误所在。

首先，第 278 条的脾家实表现为暴烦下利，而本条的大实痛却表现为痛不可按。其次，第278条是腐秽去必自愈，而本条却没有腐秽可去，也不会自愈。因此可知，第278条的脾家实，是正气实，指的是肠胃阳气恢复后驱湿下出的功能。而本条的大实痛，是邪气实，指的是气血凝滞，脾络不通。两"实"字的涵义不同，因此把第278条的脾家实等同于本条的大实痛，就导致了上述错误。

第二个问题：加大黄是否是荡涤肠胃，通泻大便？诚如一见用桂枝汤就想到是解表一样，人们在习惯上，也往往一见加大黄，就想到是下大便。其实，用大黄固然能下大便，但是用大黄并不都是为了下大便。《本草经》称大黄的作用是："下瘀血，血闭寒热，破癥瘕积聚、留饮宿食，荡涤肠胃，推陈致新，通利水谷，调中化食，安和五脏。"可见大黄是血分药，善破血滞，兼走肠胃。试看张仲景是怎样用大黄的吧！治水与血俱结在血室的大黄甘遂汤用之，治热结膀胱的桃核承气汤用之，治热在下焦少腹硬满的抵当汤、丸用之，治吐血衄血的泻心汤用之，治肠痈的大黄牡丹汤用之。以上种种，都是为了祛瘀血、通脉络，而不是为了通大便。又如我们临床，治两眦赤脉及血灌瞳仁用之，治丹毒赤肿、水火烫伤亦常用之。都是为了祛瘀通络，也不是为了泻大便。为什么在气血凝滞、出现大实痛的情况下用一点大黄，却硬要指为通大便呢？

其实，用大黄不是为了通大便，本来用不着我们去争辩，《伤寒论》原文就已经提到了。试看本条之下接着就说："太阴为病脉弱，其人续自便利，设当行大黄芍药者宜减之，以其人胃气弱，易动故也。""其人续自便利"，就是说，在"医反下之"之后，其人不是腹泻了一两次即止，而是大便继续溏薄快利，这时如果腹满时痛或大实痛而要用桂枝加芍药汤或桂枝加大黄汤的话，就要把芍药和大黄的用量再次酌予减少。这是因为"其人胃气弱易动"，怕因此而引起腹泻。加大黄竟怕出现腹泻，这能是为了泻肠中的腐秽宿食吗？

那么加大黄究竟是为什么呢？很清楚：加芍药是为了破阴结、通脾络。破阴结，就是破太阴之结滞；通脾络，就是通"小络引急"。大黄是在加芍药的基础上又加的，所以除了破阴结、通脾络之外，还要泻经脉的"炅气"。

整理者按：其实这个问题，只要认真读一下第280条，就会得出较为合理的解释。第 280 条明显是为了第 279 条加芍药、加大黄之治而写的，是具有告诫性的、指导用药的条文，从"续自便利""易动故也"及"太阴脉弱"诸句中，就清楚证明大实痛绝非邪"实"在胃肠，既然邪壅不在肠府，必在经络。所以此证是实在脾络、虚在脾脏的特殊病理的太阴病。正由于脏气虚弱，所以虽然络脉邪实，而用芍药、大黄之苦泻药"宜减之"。实质是告诫我们治太阴之病，要顾及脾虚；治经络之实，要顾及脏虚。

厥 阴 病

　　整理者按：厥阴病，这个被称之为"千古之秘"的疑难问题，引起历代伤寒注家的重视，众说纷纭，至今尚难统一。先生也作专论提出了自己的见解。先生探讨厥阴病，有两大特征：一是正本，先从"厥阴"之本义入手分析；二是结合临床，避免空谈，以求实解。指出厥阴病篇重点有本证有类似证两大类，体例与条文亦并非像某些注家所说的"胡乱杂凑"，而是"既丰富多采，又条理分明，是高度科学性的"。

　　《伤寒论》的厥阴篇，是历代注家争论最多而始终没有得到统一认识的一篇。但是尽管众说不一，而对于厥阴一词有阴尽阳生、阴中有阳的涵义，厥阴病是肝和心包病，这两点并无不同意见。那么讲一讲阴尽阳生、阴中有阳在临床上如何体现出来，肝和心包病的特征是什么，结合临床实践，而不是空谈理论，可能有助于认识什么是厥阴病，并正确理解组成《伤寒论》厥阴篇的主导思想。

　　先讲讲"阴尽阳生"和"阴中有阳"的机制，及其在临床上的体现。

　　《素问·阴阳类论》云："一阴至绝，作朔晦。"一阴，即厥阴，晦，指阴历每月最后的一天，小月是二十九日，大月是三十日，这是月魄（月体无光之处叫月魄）满之时。朔，是阴历每月的初一，是月体又将生出一线光明的开始。月体生出一线光明，叫作"哉（开始）生明"（见《周书·武成》）。从月魄满到哉生明，就是阴尽阳生。但是"哉生"之明，并非无中生有，而是本来就藏于月魄之中，所以说"阴中有阳"。厥阴一词，就有这样的涵义。

　　阴尽阳生和阴中有阳，用在临床上最适合于解释手足逆冷的厥和厥的变化。厥有寒厥、热厥之分，寒厥是阳气衰惫，消而不长，不能温煦四肢，致使手足厥冷。热厥是热结于里，阳气内结，不能外达于四肢，也必手足厥冷。前者是阳气消而不长，后者是阳气内而不外，都是阴阳气不相顺接，即"阴阳气不相顺接便为厥。厥者，手足逆冷者是也"。但是除非到了"一息不运则针机穷"的地步，人身的阴阳气血，总还是不断地与邪气相搏斗，互为消长，互为进退，以期达到阴阳平衡而互相顺接的。因此，寒厥有可能阳气渐回，手足转温自愈；热厥也可能"热除"，如"数日，小便利色白者，此热除也"，手足也由厥转温。这些由厥转温的现象，等于是由晦到朔、由阴出阳、阴尽阳生。此外阴中有阳还有另一种体现，例如久病耗津的患者，阴虚容易化热，往往手足虽厥，却舌赤少苔；热深厥深的患者，也必舌赤少苔。这样的外厥而内热，也就是阴中有阳。厥阴篇中大部分内容都属于上述情况。但是篇中可以用阴尽阳生和阴中有阳来解释的这些厥证及其变化，并非都是厥阴病。厥阴病是指肝和心包病而言，厥阴受病，则肝气不能条达，心包又不能敷布心火，当然会手足厥冷。但也有不少不属于肝和心包病的其他伤寒和杂病，由于邪热固结，或痰水、宿食、陈寒痼冷的阻滞，也能使阴阳气不相顺接而出现厥。那么讲一讲肝和心包病的特征是什么，分清篇中哪些是厥阴病，哪些不属于厥阴病而是一般伤寒或杂病，就会发现厥阴病篇的论述，既丰富多采，又条理分明，是高度科学性的。下面分两部分讲。

一、厥阴病的病理、脉证特点、转归与治疗

　　厥阴病是肝和心包病。篇中标明为厥阴病的，只有前4条，另外未标明厥阴病，而确属肝病的有3条，即白头翁汤证两条和吴茱萸汤证1条。我们把前4条综合起来，讲一讲厥阴病的病理、脉证特点及其转归，并指出治疗原则和方剂。

　　第326条："厥阴之为病，消渴，气上撞心，心中疼热，饥而不欲食，食则吐蛔，下之利不止。"这是厥阴病提纲，提示厥阴病重点和典型病症。消渴，是风煽火炽，消灼津液，随饮随消，饮不解渴；心中疼热，是心包不能敷布心火，热塞胃脘，津亏热炽，焦灼挛急，又热又痛；气上撞心，是肝气横逆；饥而不欲食，是火盛则饥；但肝阴不足，不能疏土，故不能食。这几个症状，扼要地反映出肝和心包失职，热郁不能敷布条达的症

状。至于提纲又提出"食则吐蛔"这一可能性，和"下之利不止"这一预测性，则是为了附带提示一下：厥阴病虽然显示了上热，但只是心包不能敷布之热，而不是胃家有形之实热。而且心包不能敷布心火下达，肝气又上逆，致使上虽有热，而下焦还隐伏着暂时未显之下寒。

这个提纲，对于肝和心包病的临床症状，是大体具备了，但还没有反映出阴尽阳生和阴中有阳这一厥阴病的特点，只有把张卿子从临床中亲身观察到的"尝见厥阴消渴数症，舌尽赤红、脉微、手足厥冷、渴甚"，这些脉证补充进去，才真正符合阴尽阳生、阴中有阳这一厥阴特点。

舌赤、脉微、厥冷、渴甚，这几个厥阴病的特点，只能说是张卿子所指明，却不能说这是张卿子的新发现和新创见，因为厥阴篇中本已暗示着这个脉证的存在，只是读者未加注意罢了。如第 327 条："厥阴中风，脉微浮为欲愈，不浮为未愈。"既然欲愈之时脉是微浮，其未愈之时，当然脉连微浮也没有，而只是沉微了。第 329 条："厥阴病，渴欲饮水者，少少与之愈。"渴欲饮水的这一"欲"字，提示其渴不甚，不饮亦可。这又证明未愈之时必"渴甚"是对的。本条是相火郁闭于里，不能敷布于外，手足厥冷也是必然的。

厥阴病脉由微转浮，渴由甚而不甚，这是风火由阴出阳，其四肢亦必由厥转温。这样的机转，除了需有人体本身的少阳生发之气以外，也常借助于太阳之升。丑至卯是太阳即将升出地面之时，正有利于风火之外出，所以第 328 条说："厥阴病欲解时，从丑至卯上。"

以上就是厥阴病的病理与脉证特点。可是厥阴病的预后，除了"脉微浮"风火出表为欲愈之外，还会怎样呢？第 327 条说得明白："不浮为未愈。"三阴以阳邪为中风，风煽火炽属于阳邪，就是厥阴中风。三阴阳邪无死证，所以脉如不浮，只不过是"为未愈"而已。

《伤寒论》每经病都有主方，如太阳病的主方是麻黄汤、桂枝汤，阳明病的主方是白虎、承气，少阳病的主方是大小柴胡汤，太阴病的主方是四逆、理中，少阴病的主方是白通、四逆，那么厥阴病的主方是什么呢？柯韵伯云："乌梅丸为厥阴病主方，非只为蛔厥之剂矣。"又云："仲景此方，本为厥阴诸证之法，叔和编于吐蛔条下，令人不知有厥阴之主方，观其用药，与诸证符合，岂只吐蛔一症耶？""厥利发热诸证条，不立方治，当知治法不出此方矣。"柯氏这一发挥和论断，真是临床经验之谈，我对此有亲身的体会。我接触临床工作，已40余年之久，每遇到消渴病人，或胃痛患者，食欲不振者，吐蛔者，慢性腹泻久治不愈之人，除蛔虫病可以不受舌赤限制即予以乌梅丸外，其余诸病，都必须兼见舌赤少苔，用乌梅丸才颇有把握。这就证明，舌赤少苔是厥阴病的特点。而乌梅丸能清上热、温下寒、养肝阴、舒肝用、安蛔制蛔，应用多般，所以是厥阴病的主方。

厥阴篇最前4条，实质是从各个不同的方面来论述厥阴病，所以是不可分割的一个整体。除此以外，篇中还有未标明厥阴病，也未标明"伤寒"，但确是肝病的还有两个方证，一是干呕、吐涎沫、头痛的吴茱萸汤证，一是热利下重、渴欲饮水的白头翁汤证。前者是肝气挟胃中寒气上逆，后者是肝邪挟胆火下迫大肠。这两个汤证，只说明肝寒和肝热，未能突出厥阴为阴尽阳生、阴中有阳的涵义，其未标明厥阴病的原因，或由于此，也未可知。

整理者按：以上主要指明什么是厥阴本义与厥阴本病。在体例上先生认为厥阴病篇与太阳病篇极为相似，即为了突出类证鉴别的辨证的意义，厥阴病篇又罗列了大量其他的作寒杂病，这正是历代注家为之迷惑费解的根本缘故所在。

二、其他伤寒或杂病，阴阳气不相顺接的临床表现和预后

厥阴篇中有不少疾病不属于肝和心包病，而是其他伤寒或杂病，其所以也列于厥阴篇中，是因为这些伤寒和杂病的临床表现，既有烦心、呕逆、飧泄等"是主肝所生病"和"心包主脉所生病"的相似症状，也有厥或厥热往来，表现为阴尽阳生、阴中有阳的特点，才写进厥阴篇。这一部分伤寒和杂病，和厥阴病不同，厥阴病的手足厥冷，是心包不能敷布心火，属于热厥。而其他伤寒和杂病，由于病因病理不同，既有热厥，也有寒厥。现在分别加以论述。

（一）热厥

因热致厥，都是热结于里，所以治这一类的厥，只有消除里热，才能厥愈转温。篇中提到"厥应下之"，下之是包括清下法在内的。这种厥，

多是急性热病的危重期，其来势较急。"伤寒一二日，至四五日而厥者，必发热"，就是指的热厥。"必发热"，是说热厥必由发热而来，尤其是多由高热变化而来。"一二日至四五日"，说明这种热厥的来势较急。脉滑而厥用白虎汤，就是概括了多种急性热病在内的重点提示。其余如治邪结在胸中用吐法，下利后更烦用栀子汤的清法，治下利谵语用下法，这都是一些杂病。涌痰、清热、泻下，都是为了消除阻碍，以有利于阴阳气相顺接。另外，热厥既然是由热致厥，所以有"热除"自愈者，热除之后，阴阳气即已顺接，很少有形成厥热往来的。厥阴篇中的厥热往来，都不是由于热结，也不是病理性物质阻滞，而是正气最后的挣扎搏斗，所以多见于寒厥证中。

（二）其他寒厥和伤寒末期的厥热往来及预后

寒厥也有由于病理性物质而致成的，如水饮致厥的茯苓甘草汤证即是。但这样的厥，结开厥回，也不会形成厥热往来。其能形成厥热往来的，多不是有形的病理物质所促成，而是久病阳气虚衰，与邪气相搏，阴阳互为消长而出现的。这是更典型的阴尽阳生、阴中有阳。这些寒厥证中，最能说明问题的是下利证的厥热往来。为了说明疾病末期的厥热往来，试述我幼年时在农村所见，作为参考。

我生长在农村，大部分生涯是在农村渡过的。我幼年时的农村，既没有西医，也缺少粗通医理的中医，群众有病，不能及时治疗，大都听任其自然发展。有些慢性久病之人，尤其是老年人，病发之后，往往轻几天，又重几天。病情转轻的时候，能扶杖行走，精神、饮食也相应好转。病情重了，则又卧床不起，食欲减退，精神疲惫。这样的反复，尤其在冬春之交更为常见。有些有经验的老年人常背后议论："阴来阴去下大雨，病来病去寿不长。"的确，反复几次，最后死亡的不在少数，但也有活下来的。这究竟是些什么病，当时没有经过医生定出病名，现在自然不应悬揣，但可以肯定的是：这是一些慢性久病，由外感伤寒所诱发。厥阴篇中提到"见厥复利"，所以这些条文结合消化系的慢性久病来理解，就更接近厥阴篇中呕吐下利等病的实质，也比较符合于临床实际。慢性久病之体，多阴阳两虚，尤其久利伤阴者，会脉沉、肢冷、舌赤、少苔。这一晚期症状，正好符合阴尽阳生、阴中有阳这一厥阴特点。

疾病到了晚期，是邪正最后搏斗的阶段，当阳气未恢复时，手足必厥，阳气恢复时，手足必温。在伤阴较重者，可能手足不仅仅是温，而是热。阳气在最后的搏斗中，或进或退，这就形成了厥热往来。但需要说明的是：厥阴篇中的厥热往来，并非单纯的手足时凉时热，而是包括了精神的好转与衰惫，食欲的恢复与减退，腹泻的好转与加重等在内。厥回而手足温者，这是阳虚为主，伤阴不重，病程不是太长，多阳回而愈，不再反复，这便是少阴病，见于少阴预后诸条。只有病久伤阴重者，重点由阳虚转到津亏方面，阳回才手足热。这是阴尽之际的阳回，所以要适可而止。如阳回太过，则有灼伤阴血，出现化痈脓、便脓血等变证的可能。阳回如何会有太过与不及或适可而止的不同呢？与其说这与阳回的程度有关，不如说与阴耗的程度有关。因为阴伤越重，津越少，舌越赤，阴不敌阳，这种情况下，阳一回就容易太过。反之，就不会太过而形成厥热平衡，或阳回不及而热少厥多。

如何观察阳回太过与不及，古人有计日观察之法，厥的日数多，热的日数少，为阳回不足，为病进；厥热的日数相当，病必愈；厥的日数少，热的日数多，为阳回太过。三阴寒证都以有阳为可贵，太过总比不及好，所以也可能病愈，但应考虑有化痈脓、便脓血的可能，总不如厥热平衡好。厥阴篇中提示厥热多少，有三日、四日、五日等的不同，这并非具体数字，这犹如出算术题一样，是假设之数，不是实数。我们临床，不了解病人厥过几日和热过几日，病人家属也可能不注意这个问题，那么只要了解一下病人的精神、饮食、腹泻等好坏变化的大概日数，也就可以分清阳回的过与不及了。另外，我们是否也可以不用计日之法，依据手足热的程度来做预测：即厥回手足温者必愈，手足热者当愈。但在久病阴虚津少的情况下，阳回太过必手足热甚，就必化痈脓、便脓血。少阴篇中有"少阴病，八九日，一身手足尽热者，以热在膀胱，必便血也"的记载。"一身手足尽热"正是在阴虚热炽的情况下出现的，与厥阴病篇中之热太过便脓血，病理机制是一样的。所以厥阴篇下利诸条，其死者都死于少阴，其愈者都是少阳之生气来复。由于这些病有反复的可能，才写进厥阴篇，又因不是厥阴病，又多在条首冠以"伤寒"。

总而言之，读《伤寒论》的厥阴篇，首先必须分清什么是厥阴病，什么是一般伤寒；其次是正确理解阴尽阳生和阴中有阳的涵义；三是理解为什么心烦和呕吐、下利等合为一篇；四是必须从临床上找根据。这样才是探讨厥阴篇的正确路子。

整理者按：厥阴病的争鸣与探讨还会继续下去的，相信先生关于厥阴病的独到看法以及对厥阴病篇给予的肯定的态度，会逐渐引起人们的重视。我们并不是说先生的全部见解都会被人们所接受，比如文中把"下利后更烦"的栀子豉汤证与"下利谵语"的小承气汤证均列入"热厥"的范畴，我们就有不同意见。此下利与热利的白头翁汤证相关联，应属厥阴热利证的类似证。但先生结合临床对厥阴病的探讨，确实能给人们以新的思路与启示。

欲 解 时

整理者按：六经病各有欲解时，对此，历代注家或囫囵而解，或一语带过，大体不离天人相应，尚缺乏具体、系统、深入的理论探讨与解释。先生以其深厚的学识，对此进行了整理与研究，并撰写"六经病欲解时的机理及其临床价值"一文。纵观全篇，提出并解决了诸多前人没有提出也没有解决的问题，可以说是一项开创性的伤寒专题研究，也可以说是目前伤寒学说中关于六经病欲解时最系统、完善、深刻的论述。为保持其论述的完整性，我们全文引用如下。

《伤寒论》的六经病，各有不同的欲解时，古人对于六经病分别指出不同的欲解时，颇合乎近代新兴起的生物钟学说，应当从理论上加以探讨，也必须从实践中找到证明。下面谈谈我们在这方面的一些看法。

一、十二支的时空概念

在探讨之前，有必要先把十二支的时空概念说明一下。

十二支依次是子、丑、寅、卯、辰、巳、午、未、申、酉、戌、亥。古人将十二支分配于周天的空间，也分配于每一昼夜的时间（年月的地支与本文关系不大，从略），空间和时间都以太阳的运行为标志，所以是统一的。子方为正北，子时为夜半；午方为正南，午时为日中。以子午为经，太阳左升右降，升于卯方卯时，降于酉方酉时。卯酉为纬，这与子午共同标志着夜半、日出、日中、日入四个中心方位与时间。夜半和日中的方位和时间是不变的，而日出和日入，则随着季节的不同方位和时间略有改移。日出日入最标准的时间和方位是二分，无论春分或秋分，太阳都是出于卯中入于酉中，昼夜相平，各五十刻。但在二至就不同了，冬至太阳出于辰初初刻，入于申正四刻，夏至则出于寅正四刻，入于戌初初刻。前者昼长四十一刻、夜长五十九刻，后者则与此相反，是昼长五十九刻、夜长四十一刻（《类经图翼·气数总论》）。这可见在昼短夜长时，太阳是辰时出辰方，申时入申方，而昼长夜短时，又是寅时出寅方，戌时入戌方，都不是出卯入酉。由于寅在东方偏北，辰在东方偏南，申在西方偏南，戌在西方偏北，都属于四隅，所以综合全年来说，日出的空间和时间，就不仅是卯上，而是寅至辰上；日入的空间和时间，也不仅仅是酉上，而是申至戌上。这也是六经病欲解时为什么各占有三个时辰的原因之一。另外，夜半至平旦，至日中，阳生于子而极于午，阳之进者阴之退；自日中而黄昏，而夜半，阴生于午而极于子，阳之退者阴之生。阴阳的进退入降，一日之内既然按时而不同，人们日出而作，日入而息，随着天阳的变化，其自身的阳气，也会因时而有盛有衰，这就必然对于抗邪产生影响。由于六经病的病位、病情、病势不同，所以六经病就会有不同的欲解时。下面作较细致的探讨。

二、六经病欲解时与天阳的关系

太阳病的欲解时是从巳至未上，阳明病的欲解时是从申至戌上，少阳病欲解时是从寅至辰上，太阴病的欲解时是从亥至丑上，少阴病的欲解时是从子至寅上，厥阴病的欲解时是从丑至卯上。所谓从某至某上，有一个中心时间，如从巳至未上，是以午时为中心，即太阳病解于午前午后，也就是早不超过巳时，晚不后于未时的意思。依此类推，则阳明病解于酉前酉后，少阳病解于卯前卯后，太阴病解于子前子后，少阴病解于丑前丑后，厥阴病解于寅前寅后。

三阳病的欲解时，分别是日出、日中、日入的前后，共占九个时辰。《素问·生气通天论》云："阳气者一日而主外，平旦人气生，日中而阳气隆，日西而阳气已虚。"张景岳注云："平旦人气生，以日初升也；日中阳气隆，以日当午也；日西阳气虚，以日渐降也。"人体之阳，若天与日，天阳由于日之升降而有盛衰，人亦应之。卯属东方，是日出阳升之时，少阳病解于此时，是被郁之少火随天阳之升而容易舒发，这和柴胡之发越郁阳有相同之处。午属南方，午时则日丽中天，阳光普照，是一日中阳气最盛之时，太阳病解于此时，是人体阳气随天阳而盛于外，亦犹太阳病得麻黄、桂枝可以助阳解表之意。酉属西方，是日入之时，日入则阳气已虚，阳明病本属阳热过亢，其解于阳虚之时，亦犹得石膏、芒硝、大黄可以泻热之义。所以三阳病的欲解时，其理论根据是来自《素问·生气通天论》的。至于三阴病的欲解时则都在夜半之后至日出之前的这段时间，共占四个时辰。其中太阴病为什么解于子前子后呢，这仍然可以从阳气的变化中解释。《金匮要略·脏腑经络先后病脉证》云："冬至之后甲子夜半少阳起。"《伤寒论》也说："夜半阳气还。"张景岳云："阳生于子而极于午"，"阳之进，阴之退"。所以子时是阳气又重新内生的开始。阳从内生，有如干姜之温脏，所以太阴解以夜半子时为中心。子午卯酉是北南东西四个正中方位，代表着夜半、日出、日中、日入等天阳的不同变化，人体之阳既然随着天阳的变化也有盛衰升降的不同，那么太阳、阳明、少阳、太阴四经病的欲解时，也就不难理解了。这里需要深入探讨的倒是少阴病为什么解于丑前丑后，厥阴病为什么解于寅前寅后。丑和寅都属于东北隅，它不代表阳气生、阳气隆、阳气虚、阳气还，为什么却解于此时呢？这是不是说少、厥二阴病的欲解时可以与阳气的变化无关呢？否！这更是与阳气密切相关的问题。丑和寅虽然都不是正中方位，但它关于阳气的活动是和太阴病主时之子，少阳病主时之卯相蝉联，子丑寅卯共同构成阳气从初生到出地这一统一的，但每一阶段的程度又是不同的全过程。更明确一点说，丑在子后，寅在卯前，丑是子的发展，寅是卯的前奏。明白了这一点，就可以了解少阴病和厥阴病之所以欲解的关键所在。因为夜半阳气还，虽然有助于抑阴，但子时之阳，毕竟是阳之初生，只可缓解太阴之脏寒，未必能消除少阴病之肾阳虚衰，心肾交惫，所以仅仅是阳之初生还不够，还有待于阳生之后再逐渐伸张。因此，其欲解的中心时间不是子时，而是子时稍后的丑时。子和丑是有差别的。《汉书·律历志》云："万物滋于下，孳萌于子，纽芽于丑。"可见子是阳之始萌，丑是阳之渐伸。太阴病和少阴病相比，太阴病是肠胃局部虚寒，而少阴病则是全身性衰竭；太阴病尚轻，少阴病则较太阴病为重，故太阴病以守而不走的干姜温中即可，而少阴病则需配入走而不守的附子，用以振奋肾阳，走十二经。既然是走十二经，说明回少阴之阳就不能仅仅满足于孳萌，而需要象征着由初生之"孳萌"，进入"纽芽"的伸张状态那样的药物了，故少阴病解于此时。再讲一下厥阴病为什么解于寅前寅后。按寅在卯前，是太阳即将出于地面的前奏。寅，《汉书·律历志》："万物始生，蝘然也。""蝘"通"蚓"。蝘然，即蚯蚓在土中蠕动之状，这表示寅时之阳，不但已经纽芽，而且进一步显现出即将出地之象，它和少阳主时之卯，只差一个时辰。《晋书·乐志》："卯，茂也，谓阳气生而孳茂也。"《说文》："卯，冒也，二月万物冒地而出。"可见寅与卯之分是：即将出地却暂未出地，已蝘然也，即为寅；达到冒地而出则为卯。这和《素问·阴阳离合论》："天复地载，万物方生，未出地者命曰阴处，名曰阴中之阴；则出地者命曰阴中之阳。"又曰："厥阴之表，名曰少阳。"《金匮真言论》："阴中之阳，肝也。"都是一个意思。又《素问·阴阳类论》云："一阴至绝作朔晦。"这也是说，厥阴和少阳，本同一气，未出地之前，犹如每月之晦，则为厥阴；已出地之后，犹如每月之朔，即为少阳。所以张令韶说："厥阴解于此时者，中见少阳之化也。"可见寅前寅后之蝘然，就是阴尽阳生，即将冒出地面的形象。厥阴篇有"厥阴中风，脉微浮，为欲愈"之文，脉象之所以微浮，就是相火即将由阴出阳，"蝘然"之象也。

从以上所述可以看出：第一，三阳病解，虽然有早、午、晚之分，但都在昼间，"阳气者，一日而主外"，人体之阳气应天时之升降或壮大，有助于正气之驱邪。第二，三阴病解都在夜半至天明的稍前或稍后，这是阳生或阳气渐长之时，阳生阳长，有助于扶正。第三，任何一经的病解，都与阳气的活动有关。

三、六经病欲解时的内在因素

六经病解，虽然都与天阳的活动有关，但外部影响只不过是一个有利的条件，究竟能否自解，关键仍取决于邪正进退的情况。也就是说：只有在患者自身正气逐渐充实，邪气逐渐衰退的情况下，才有自解的可能，否则便不会欲解。举例说，阳明病本当解于申至戌上，但是阳明病发潮热也在此时，为什么呢？原因就在于：一是病势在衰退，一是病势在发展。尤在泾云："阳明潮热发于日晡，阳明病解亦于日晡，则申酉戌为阳明之时，其病者邪气于是发，其解者正气于是复也。"其所谓"邪气于是发"者，是指邪气盛时而言；"正气于是复"者，则指邪气衰时而言。邪气盛时，病势在发展，凡偏外的肌肉肤表之热，当申至戌上，必随天阳之降而趋向于里，"由外之内而盛于内"，使阳明胃腑之热势更张，由身热变为潮热。论中对潮热的病理解释是"此外欲解，可攻里也"，"外欲解"是外部之热尽归中土的意思。至于邪气衰者，是指病情在缓解，病邪已不向里发展，值日西而阳气已虚之际，更有利退热，故病则欲解。由此可见，同一经病，在天阳盛衰升降的同样条件下，可因病势的或进或退，而出现截然不同的反应。

四、六经病解时的临床体验

六经病的欲解时，只是说那时人体阴阳气血的变化，有利于扶正或驱邪，病有自解的趋势，也有自解的可能，却不一定必解，但这时对医务工作者来说，正好可以利用这一有利时机，对疾病做出明确的诊断，拟定圆满的治疗措施，而且还可以对疾病的预后做出正确的估计。譬如对诊断来说，如第 398 条"病人脉已解，而日暮微烦"，日暮是阳明主气之时，烦在日暮，就可以确定病位在胃，但此烦是出现在霍乱剧吐剧利的大虚之后，而且只是微烦，所以知是"脾胃气尚弱，不能消谷"。病在阳明，但与阳明热盛之胃家实，轻重悬殊，故无须攻下，而是"损谷则愈"。又如《金匮要略·妇人产后病脉证治》："产后七八日，无太阳证，少腹坚痛，此恶露不尽，不大便，烦躁发热，切脉微实，再倍发热，日晡时烦躁者不食，食则谵语，至夜即愈，宜大承气汤主之。"明明说"少腹坚痛"，明明说"此恶露不尽"，为什么不用治"产后腹痛烦满不得卧"的枳实芍药散主之，或用治"腹中有干血着脐下"的下瘀血汤主之，却采用大承气汤呢？就是因为这个产妇虽然恶露不尽，但其谵语是至夜即愈，而不是暮则谵语。其烦躁发热，又是日晡为甚，故知此证虽然也有恶露未尽，但其主症突出为阳明胃实。主以大承气汤，是抓住主症，使阳明热解之后恶露亦可能自下的缘故。如果本条的烦躁发热，不是日晡加剧而仅仅凭患者不大便，便很难做出明确的诊断，因为新产妇有三病，大便难就是其中之一。

对于治疗，同样可以借助于六经病欲解时以达到更理想的效果。譬如《医垒元戎》有"大发春宜吐、夏宜汗、秋宜下"之说，若按《灵枢·顺气一日分为四时》"一日分为四时，朝为春，日中为夏，日入为秋，夜半为冬"来推论，就等于是朝宜吐，日中宜汗，日晡宜下。也就是吐宜寅至辰上，汗宜巳至未上，下宜申至戌上，这正好与三阳病解的机制相一致。也可以再补一句"冬宜温"，也就是夜半当温，这又与太阴病欲解时也相符合了。正因天时对治疗有一定意义，所以《此事难知》有服发汗药应在日午之前的论述。近来也有人报道服洋地黄以清晨 3~4 点钟效果为最好。前者是使其汗解的时间在巳至未上，而后者则正好与少阴病的欲解时相符合。

至于预后，各经病的欲解时，同样有非常重要的参考价值，这在《伤寒论》原文中就可以看到。如第 30 条"夜半阳气还，两足当热"，第 332 条"后日脉之，其热续在者，期之旦日夜半愈"（旦日，明日也，夜半即子时。按朱子曰："子时前四刻属今日，后四刻属明日。"旦日夜半，就是今晚刚过半夜的意思）。这就是根据阳生于子所做的估计。又如"厥阴中风，脉微浮为欲愈"，脉必浮在丑至卯上。第 39 条"伤寒，脉浮缓，身不疼、但重，乍有轻时"，其乍有轻时当在巳至未上。至于三阴病之手足自温，下利自止，其最轻者，可能在亥至丑上；较重者，则可能在子至寅上。因为这些估计，都符合于各经的经气旺之时。

又如第 93 条"太阳病，先下而不愈，因复发汗，以此表里俱虚，其人因致冒，冒家汗出自愈"，第 94 条"太阳病未解，脉阴阳俱停，必先振栗汗出而解"，这些论中虽然没有把汗出的时间强作规定，但我们体会一下，无论郁冒汗出而解，或者振栗汗出而解，都不是通过药物，而是自解。既然是自解，又是太阳病，那么和太阳病的欲解时结合起来，推想其大多数是在巳至未上汗出而解，不是没有道理的。

周禹载云："太阳病自解，固如是也（指从巳至未上），服汤而解，亦如是乎？曰然。纵使服汤有先后，则其解应无定期，然亦必至其所旺之时而精神慧爽也。"这话是有道理的。发汗药的作用，只能是驱敌而歼之，但驱敌之后要搜剔余邪，恢复常态，则仍有赖于正气随天阳而充实。因此可以设想"风家表解而不了了者，十二日愈"，必愈在第十二日的巳至未上，才真正"了了"，彻底痊愈。

五、如何正确看待六经病欲解时

如上所述，可见六经病欲解时对于临床是有指导意义的，但疾病是复杂的，天时人事也常有不同的变化，因此对于六经病的欲解时也不可掌握得太死，更不要生搬硬套。《伤寒论》对于各经病的欲解时，是在中心时间的以前或以后，又各延伸了一个时辰，使每经病的欲解时前后共达6个小时之久，这就为临床观察留有充分的余地。此外还要考虑到：天有风雨晦明，人有老幼强弱，工作有或昼或夜，疾病也有兼、夹、新、旧，还可能有不同的治疗经过，都能使其病理变化由单纯而复杂，则病解之时，自不能井然划一。譬如风湿一身尽痛，法当汗出而愈，可是值天阴雨不止，就是发汗也只能使风气去而湿气在，若想不发汗而自解于巳至未上，那是不可能的。又如夜间工作者，其卫气之行显然不是昼行于阳夜行于阴。又如第61条"昼日烦躁不得眠，夜而安静"的干姜附子汤证，和第145条"昼日明了，暮则谵语，如见鬼状"的热入血室证，其或作或止，或在昼或在夜，是因为一在气分，一在血分，一是里阳虚而表尚微热，一是阴血热而热入血室，都比单纯的六经病复杂，所以作止只有昼夜之分，而没有六经主时那样明显的界限差别。又以潮热为例，杂病的潮热，或从寅至申，或从申至寅，就不限于日晡。总而言之，一日之间，人体的阳气，有升有降，有盛有衰，有出有入，邪气也有在气在血，在表在里，在腑在脏，或进或退，甚至有表里兼病虚实错杂者，因而临床症状、作止时间，也必然错综复杂，种种不同。所以除伤寒六经病有不同的欲解时外，《灵枢·顺气一日分为四时》还有旦慧、昼安、夕加、夜甚之说，而且有"不应四时之气，脏独主其病"，而"其时有反着"。《伤寒论·辨脉法》还有"夜半得病者，明日日中愈，日中得病者，夜半愈"的记载，都是在各不相同的条件下，反映出时间对疾病的不同影响。可知《伤寒论》所提到的欲解时，只适用于六经提纲那样单纯的、典型的、属于伤寒的六经病，而《伤寒论》中有不少杂病也分属于六经，即使是伤寒六经，也常有兼证、夹证或变证，那么推测病解的时机，一概用六经病欲解时生搬硬套，也就讲不通了。

整理者按：此文从十二支时空概念谈起，以说明"欲解时"的理论渊源。然后将论点集中在"天阳"上，重点论述了"天阳"与"欲解时"的密切关系。具体阐发了天与人是怎样"相应"的，并得出"任何一经的病解都与阳气的活动有关"的结论。问题谈到这里，似乎应该结束，但先生未罢手，又分别从内因、临床及思维诸方面纵深讨论下去。首先谈了"六经病欲解时的内在因素"，指出"天阳"只是病解的外部条件，关键仍决定于患者自身的邪正进退，强调内因在疾病变化中的重要性。其次结合临床谈了六经病欲解时的体验。从实践的角度进一步论证了这个问题。最后，又从辩证思维的角度提出"如何正确看待六经病欲解时"，一方面强调欲解时理论对临床的指导意义，另一方面又指出其局限性与机械性。告诉人们讨论与运用六经病欲解时理论应该一分为二，不可走向极端，从而使得一个本来极有理论意义与临床价值的理论变得不可信，失去或削弱其实用性与指导意义。

开 阖 枢

整理者按：《伤寒论》中本来是没有什么"开阖枢"的，但既然属三阴三阳辨证，且又"撰用《素问》九卷"，于是有的注家就运用《内经》中的"开阖枢"理论来注解《伤寒论》了。结果把一部极其朴素实用的《伤寒论》，愈注愈难，愈解愈玄。不读注解，尚明白点，一读注解，反更糊涂，形成注文比原文还难理解的状况。如果由此再带来一些争鸣，那就更让人无所适从，摸不着头脑了。为此先生在《伤寒解惑论》中举开阖枢为例专门谈了这个问题。

读《伤寒论》的注解，往往会遇到"开""阖""枢"这样一些名词，它是根据《内经》"太阳为开，阳明为阖，少阳为枢"，"太阴为开，厥阴为阖，少阴为枢"，而采入《伤寒论》的注解中的。《内经》中的三阴三阳，本来是代表人体的正常生理现象，它和《伤寒论》中用以代表疾病类型的三阴三阳并不完全相同。因此，如果说开阖枢在《内经》中还能起到一点帮助理解的作用的话，那么搬到《伤寒论》中来，就可能连这一点作用也不一定有了。我们试举张隐庵对于《伤寒论》中三阴三阳开阖枢的一段说明为例，看看开阖枢对于《伤寒论》的读者，究竟起到了什么样的作用。他说："夫三阳在外，太阳主天气而常行于地中，阳明主阖而居中土，少阳主枢而内行于三焦，此三阳在内，而内有阴阳也。三阴在内，太阴为开而主皮肤之肉理，少阴主枢而外浮于肤表，厥阴为阴中之少阳而会通于肌腠，此三阴在外，而外有阴阳也。"

像这样的解释，对于临床毫无价值且不说，就是为理论而理论，也不容易讲通。譬如厥阴是怎样为阖的，就不好讲了，笼统地称为"阴中之少阳"，这对于学者能起到多大的帮助作用，是值得怀疑的。凡无助于临床实践，而又越解越难懂，越学越糊涂的注解必有问题。

先从开阖枢这三个词的产生和演变说起。原来三阴三阳的开阖枢，《太素·阴阳合》和《经脉根结》都作"太阳为关……太阴为关……"肖延平的按语，这两个关字，日本抄本都作繁体字，与开的繁体相近。那么，太阳与太阴，究竟应当是为"开"，还是应当为"关"？据杨上善《太素》注的意思，门是门关、门阖、门枢三部分组成的。门关的作用，是"主禁者也"。既然是"主禁"之义，自然当作"关"字为是，若作"开"，就说不过去了。而且无论《灵枢》《甲乙》《太素》，在这几句之前，均有"不知根结，五脏六腑，折关、败枢、开阖而走"这样一段文字。既然如此，下文就应当是"为关""为阖""为枢"了。为了证实开阖枢确实应当是关阖枢。兹再举《素问·皮部论》以作证明。《素问·皮部论》中有"阳明之阳，名曰害蜚"，"少阳之阳，名曰枢持"，"太阳之阳，名曰关枢"，"少阴之阴，名曰枢儒"，"心主之阴，名曰害肩"，"太阴之阴，名曰关蛰"等语。据日本人丹波元简《素问识》的考证（文繁不录），"害蜚"当作"阖扉"（即门板、门扇），"枢持"当作"枢杼"（即门脚、门轴），"关枢"是持门户的横木（即门栓），"枢儒"当作枢襦（柱上承木之斗拱），"害肩"当作"阖楄"（扉上容枢之析），"关蛰"当作"关蛰"（即门橛，在门当中两扇门相合处，用以防止门过于合向里去）。由此可见，太阳、太阴为关，关指关枢、关蛰，阳明、厥阴为阖，合指阖扉、阖楄，少阳、少阴为枢，枢指枢杼、枢襦。这本来是古代建筑学上的一些名词，古人用于三阴三阳，其目的是以比类取象的方法，帮助学者领会其大体。诚如丹波元简所云："且害蜚、枢持、关枢之类，为三阴三阳之称者，不过借以见神机枢转之义，亦无深义焉。"而有的注家，却偏偏就此传抄之误，在开阖枢上大做文章，注《伤寒论》者尤其如此，结果把《伤寒论》越讲越玄妙，学者越听越糊涂。

整理者按：我们赞同用《内经》理论解释阐发六经病，成无己就是以经解经的典范。问题在于，仲景虽"撰用素问九卷"，但《伤寒论》究竟不是素问九卷。所以，不能千篇一律什么问题都要以经解经。我们也不反对运用开阖枢理论解释六经病理，但愈解愈难，终非正常。何况开阖枢在《内经》本身就有歧义。少阳为枢，尚讲得通。试问，少阴为枢于六经辨证有何意义？如果说有的注家故弄玄虚似乎言之太过。但确实存在转弯抹角、曲为解释读后不知其所言为何者的情况。先生对开阖枢的分析，可以说是针砭时弊之论。

热入血室证

整理者按：热入血室证在《伤寒论》中凡四见（第143、144、145、216条），对于其证候、治法、方药的解释，注家比较统一，唯独对血室属何脏何腑，则一直争论不休，并由此影响到对热入血室病理的深入理解。

血室究属何脏何腑，大致有六种说法：肝脏说、冲脉说、子宫说、夹室说、综合说及无所谓说（即无所谓追究何脏，就病论病即可）。后两种说法，显然是属避开问题实质的一种遁辞，不足为训。不破不立，先生首先从影响较大的肝为血室说入手，进行辨析。

把肝脏作为血室的理由是：肝藏血，能调节血量，月经过多，有的就属于肝不藏血。又如《素问·腹中论》的肝伤之病，就表现为月事衰少不来。而且热入血室，还可以刺泻肝的募穴期门。

这一论点乍看似乎颇有道理，但仔细研究一下，说理并不正确。肝的功能失常，虽然能导致血行错乱，但热入血室证的主要表现，为月经异常，而男子亦有肝，也能有不藏血或肝伤之病，但却绝对不会出现月经症状，这就无可辩驳地证明，肝与血室只不过是有关系而已。仅仅与月经有关系，便认为肝是月经的主体，这显然是思维方法的错误。

有人说，血室即肝，并非指肝的实体，而是说血室应归属于肝经，肝经亦即肝的系统之意。好吧，我们再就血室的归属来谈论"肝经"这个问题。按人体的所有脏器和器官，都可以从生理关系上，或从属性归类上，分成五大系统而归属于五脏。如肝开窍于目，主胁肋，主筋膜之病等都是。但是归属于肝经后，并不能因为有了"肝经"这一名称，而置目、胁肋、筋膜等实质器官于不问，而只称肝经。血室这一名称也同样如此，只称肝经，但究竟是一个什么器官或脏器归属于肝经，这个问题仍然没有得到解决。

整理者按：以上抓住"月经"与"肝经"两个关键问题，从逻辑思维上分析指明了血室为肝脏的说法是难以成立的。继而又进一步批驳了血室即冲脉说。

认为血室即冲脉的理由是：血室的病态反应，主要是在月经方面。《素问·上古天真论》："女子二七而天癸至，任脉通，太冲脉盛，月事以时下。""七七任脉虚，太冲脉衰少，天癸竭，地道不通。"这证明妇女月经的来潮与终止，都与冲脉有关。冲脉又起于胞中，挟脐上行至胸中而散，热入血室之后能胸胁下满，如结胸状，也能证明冲脉即血室。而且冲为血海，血海与血室义可互通。是这样的吗？下面就针对这些看法来分析一下。

先说血海。按人身有四海，除冲为血海之外，还有"脑为髓海"，膻中为"气海"，胃为"水谷之海"。不论什么海，凡称海，都含有浩瀚盛大之意。冲脉称海，自然是指冲脉能"渗诸阳，灌诸精"，"渗诸络，温肌肉"，而且"上自头，下自足，后自背，前自腹，内自溪谷，外自肌肉，阴阳表里，无所不涉"（景岳语）之意。但血室之"室"字则无此涵义，不是盛大不盛大，而是指部位有定所。如《论语》："由也升堂矣，未入于室也"。室即堂之深邃处。一为如海之盛大，一为如室之深邃有定所，两者所指不同，怎能说义可互通。

再就"冲脉起于胞中"这句话，论证一下冲脉是否即血室。

"冲脉起于胞中"，是说胞中是冲脉的发源地。但仅仅是发源地，还不能代表整个冲脉。因为冲脉起于胞中之后，又分上行下行两支，其下行者暂且不提，仅就其上行者而言，是夹脐上行至胸中而散。"散"是散为小络。这些散开的末梢别络，又有多支。如有出于颃颡渗诸阳灌诸精者，有别而络唇口在男子生须者。我们能把冲脉所过之颃颡、唇口简单地称之为冲脉吗？同样理由，我们也不能因为冲脉起于胞中，就把胞中说成冲脉。何况"胞中"一词，仅仅是代表一个部位，男子亦有冲脉，男子的冲脉也起于胞中，但男子决不会出现月经异常。这就证明，不但不能把胞中叫作冲脉，而且胞中也不等于就是血室。

整理者按："血室"与"胞"名词涵义不太一致（中医学很多名词术

语均存在这个问题），讨论"冲脉"又牵扯"胞"的问题，所以，先生就势引证冉雪峰与张景岳的论点，深入浅出地阐述了"胞中""血室"与"夹室"之间的关系及实质。

胞中和血室，是一是二？怎样区分呢？近人冉雪峰曰："血室即胞中。胞中为膀胱后直肠前的一个夹室，男女都有胞中。"这话有对的一面，也有错的一面。他认为胞中是膀胱后直肠前的室，这明确指出"胞中"仅仅是一个部位，这是对的。但光有部位还不行，如果仅仅是一个夹室，夹室中空无一物，那么冲脉任脉起于此处，难道有形之脉可以凭空而起，毫无附着？脉必须有附着，就不得不找出一个实体脏器，所以他又说"血室即胞中"。但这话又错了，如果血室即胞中，那么男女皆有胞中，也就皆有血室，皆有月经了。显然"血室即胞中"的说法是错误的，应当改为"血室在胞中"。

血室在胞中，再从张景岳的下列一段话中也可以得到证明。他在《素问·气厥论》"胞移热于膀胱，则癃、溺血"下注曰："胞，子宫也，在男子则为精室，在女子则为血室。"这就明确指出，胞只是一个部位，这个部位中，既可有血室，也可有精室。但还要说明一点，景岳在这里之所谓子宫，乃指胞中而言，即指膀胱后壁直肠前壁之空隙。而我们现在所说的子宫，则不是空隙，而恰好是景岳所说的血室，亦即现代解剖学上的子宫。这是中医学中名词的不统一或演变，这点必须弄清楚。

整理者按：血室与肝脏、冲脉、胞中、夹室的关系及名词涵义搞清楚了，这就使讨论逐渐接近问题的实质，即血室究属何脏何腑。下面先生通过引证《金匮要略》原文以确定"血室"即是现代解剖学子宫的观点。

血室即现代解剖学的子宫，不但在景岳的说法中得到证明，在《金匮要略》中也早有证明。《金匮要略·妇人产后》有云："妇人少腹满如敦状，小便微难而不渴，生后者，此为水与血俱结在血室也，大黄甘遂汤主之。"敦，音"对"，是古时圆形酒器。妇人产后，在少腹部位出现圆形块状物，这不是水与血俱结在子宫，又能是在哪里呢？

现代解剖学的子宫，在《内经》中或简称胞（与胞中不同），或称女子胞，属于奇恒之府。在《金匮要略》中有称"子脏"的，在《伤寒论》中则皆称血室。可知血室不是肝，不是冲脉，也不能仅仅说成是膀胱后直肠前的一个夹室，而应该明确指出，是此夹室中之子宫。

整理者按：问题讨论至此，似乎应该结束，但围绕仲景原文注家由于对血室的认识不一，所以注解问题不少。尤其在病理机制上存在模糊认识。为此先生又联系原文，逐条具体剖析之。

第143条："妇人中风，发热恶寒，经水适来，得之七八日，热除而脉迟身凉，胸胁下满，如结胸状，谵语者，此为热入血室也，当刺期门，随其实而取之。"这是说，妇女在患太阳中风的同时，适逢行经，至七八日后，表热已去，身体凉和，脉搏转为迟缓，这好像病已痊愈，但脉迟身凉的同时，又增添了胸胁下满，如结胸状，且有谵语等症。这就不是表热已解，病将自愈，其体表之所以凉和，是表热乘月经下行之机而下陷于血室之中。冲脉是起于胞中夹脐上行的，血室之热随冲脉上逆，实于胁下肝的部位，故胸胁下满。胞脉属于心而络于胞，热随胞脉上扰心神故谵语。此证热在血室，实在肝经。肝藏血，故就血热结实之处刺之，使血室之热，因势外泄，最为便捷，故刺肝的募穴期门。刺期门为的是泻子宫之热，这就好像挖渠泄水一样，水在哪里溢出，就在哪里挖渠以泄之。但千万不要错误认为，水溢在那里，那里就是水源。当然，说二者之间有关系，这是对的，不然的话，血室之热怎会实于肝经呢？刺肝的募穴期门，使热入血室证得愈，因而就认为血室即肝经，这就忽略了"随其实"三字的涵义。

第144条："妇人中风，七八日续得寒热，发作有时，经水适断者，此为热入血室。其血必结，故使如疟状。发作有时，小柴胡汤主之。"这是说，妇女在患太阳中风的发热恶寒期间，适遇行经。可是七八日之后，发热恶寒这一热型，变成热时不寒，寒时不热，作止有间歇的往来寒热。正是热型改变之际，也是月经中断之时。这样的经水适断，就不是正常的月经完毕。如果月经当止而止，就不会出现往来寒热，其所以往来寒热，是表热陷入血室之后，子宫的部位在躯壳之里，肠胃之外，亦即太阳之里，阳明之外，属于半表半里。热结子宫欲向外宣泄而枢机不利，故形成往来寒热。这属于小柴胡证，故主以小柴胡汤枢转血室之热，使血室不热，则寒热自愈。

整理者按：先生这里指出："子宫的部位在躯壳之里，肠胃之外，亦即太阳之里，阳明之外，属半表半里。"以此解释"往来寒热"的机制，我们有不同的看法，热入血室证的往来寒热，与"胸胁下满"一样，均属血室之热上扰肝胆所为，波及肝经则胸胁下满，影响胆经则自然会"往来寒热"了。

第 145 条:"妇人伤寒,发热,经水适来,昼日明了,暮则谵语,如见鬼状者,此为热入血室。无犯胃气及上二焦,必自愈。"这条是说,妇女在伤寒发热期间,又见月经来潮。这是正常的月经吗?如果是正常月经,就不应当同时出现谵语,而本患者是月经伴随谵语而来,而且谵语的特点是昼日明了,夜间发作,也不像阳明病那样热盛神昏,呈半朦胧状态,而是幻视幻觉,如见鬼状。这就证明,患者经水之来,与血室有热相关,血室有热,可以迫血下行,所以本条之经水适来,不属于生理性的,不妨说这是病理性的子宫下血。但这样的下血也有好处,它就像太阳病可以因衄而解,太阳蓄血证"血自下,下者愈"一样,使子宫之热随血下泄,可以不治自愈。"无犯胃气及上二焦"是说,这不是胃家实的谵语,不须服承气汤一类攻泻胃热,也不需要刺期门等犯上二焦。"必自愈"的"必"字很肯定,不要再加枝节,说什么如果不愈可仍用小柴胡汤等。

整理者按:通过这样的分析,使我们对热入血室证的证候、病理以及刺期门、与小柴胡汤、必自愈三种处理方法的机制都有了比较清晰的认识。但还有一个问题,即第 216 条未冠"妇人"二字,有的注家就以此为据,称男子亦有热入血室证,且为肝脏、冲脉诸说张本。这就又使血室即子宫的说法存在疑问。所以,必须对此进行辩驳。先生的辩驳简捷独到,一针见血,只用两个反问就足以使人信服。

或曰:第 216 条与太阳篇三条不同,太阳篇三条,条首都冠有"妇人"二字。而第 216 条却没有"妇人"字样,这可能是男子亦有血室。答曰:注家们因本条未标明"妇人"二字,便作为男女皆有血室的根据,而我却认为这是产生男女皆有血室的错误根源。未标明"妇人",还不能证明必包括男子。试看本条在《金匮要略》中,未收入"惊悸吐衄下血"篇,却收入"妇人杂病"篇,难道这还不足以证明血室是妇女所独有的器官?血室既然是妇女所独有,那么热入血室证标不标明"妇人",还有什么必要呢?总而言之,男子胞中只有精室,而无血室,所以也就不存在男子热入血室证。

整理者按:难怪王三虎氏读后撰文称:"近读李教授在《山东中医学院学报》1986 年第 1 期上发表的《论热入血室》一文中对男女皆有血室这一观点的批驳后,豁然开朗,连连拍案叫绝。"

吴茱萸汤证

整理者按：脱离临床，死抠字眼，这又是有的注家学者曲解经旨，乃至引起争论的原因之一。所以，先生反复强调研读伤寒要结合临床。原因很简单，因为《伤寒论》本身是一部朴素而实用的临床著作。为此，先生反复举例以论证之。对第309条吴茱萸汤证"烦躁欲死"的分析就是一例。

《少阴》篇第309条："少阴病，吐利，手足逆冷，烦躁欲死者，吴茱萸汤主之。"

第296条："少阴病，吐利，躁烦，四逆者死。"

两条都有吐利，都是四逆，都有烦躁，却一是可治的吴茱萸汤证，一是严重的濒死之征。为什么呢？周禹载认为：关键在于"四逆"重于"厥冷"。吴茱萸汤证是"厥冷"。厥冷只是手足发凉，凉不过肘膝。而第296条是"四逆"，是已凉过肘膝，所以前者可治，而后者则是死证。程郊倩认为应从躁、逆的先后上找问题。他认为，从文字上看，第309条厥冷写在烦躁之前，是由吐利、四逆转为烦躁，这是由阴转阳，所以可治，用吴茱萸汤。而第296条的四逆，写在吐利躁烦之后，是由烦躁转入四逆，是脾阳已绝，所以是死证。就连名家柯韵伯、张璐玉也都未离开上述认识。

以上这些解释，就是撇开临床，死抠字眼。这两条，如果结合临床来看，病理不同，其临床表现也并不相同。吴茱萸汤证是寒浊阻塞在胸膈，阴阳被阻，不能相交，所以烦躁难忍，呼叫欲死是主症，用吴茱萸汤温胃降浊。寒涎一开，烦躁即解；阴阳相交，厥冷、吐利等症都可好转。而第296条阳光欲熄，四肢逆冷是关键，并且重病面容，濒死状态，其烦躁也是阴阳离决，绝不呼叫，也无力呼叫，与前之"欲死"者大不相同。这样的"可治"与垂死的差别，稍有临床经验的人，都可一见了然，又何必从烦躁的先后和厥冷的轻重来做这些似是而非的文章呢？

整理者按：众所周知，吴茱萸汤并非温少阴心肾之方，那么吴茱萸汤证则必非少阴寒化证，为什么列入少阴病篇？且冠以少阴病？结论只能是：类证以鉴别。即与真正的少阴寒化证相鉴别。这也是张仲景写作六经病的体例特征之一。之所以误解此条此证，主要是对肝胃寒浊也会出现类似少阴寒化证的脉证缺乏认识。寒浊中阻，气机逆乱，清浊相干也会导致呕吐下利症。寒浊中阻，阳气难达四肢也会导致手足逆冷的。只不过下利与逆冷两症，对于吴茱萸汤证来说，并非主症与常见症罢了。全国统编教材（五版）也把此条此证列入"少阴寒化证"之中，虽名属少阴，但在"释义"中仍承认吴茱萸汤于此是"温降肝胃"。既是温降肝胃，又何以视为"少阴病"？

第243条："食谷欲呕，属阳明也，吴茱萸汤主之；得汤反剧者，属上焦也。"

《医宗金鉴》认为："得汤反剧，非中焦阳明之胃寒，乃上焦太阳之表热。吴茱萸气味俱热，药病不合，故反剧也。"程郊倩则认为：得汤反剧者，是上焦寒盛格阳，以致药不能下达中焦之阳明。这样，都把上焦和阳明分割开来。其实呢，阳明是指整个胃肠道而言，胃肠道本身就可以分为上、中、下三焦。譬如《难经》就说：上焦当胃上口，中焦当胃中脘，下焦当胃下口。《金匮要略》云："上焦有寒，其口多涎。"就是胃上口。《伤寒论》中也说："此利在下焦，赤石脂禹余粮汤主之。"就是指的大肠。本条的"得汤反剧"，明明是寒涎聚在胃上口，未服药之前食谷欲呕，是寒涎得热欲散的缘故。服吴茱萸汤之后，辛燥之性，使邪从上溃，所以反而吐剧。这也是药已中病的好现象。如果寒涎不在上焦胃上口，而在中焦胃中脘，那么服药后寒涎就会温散下降，不至于呕吐，病也会好的。所以属上焦也好，属中焦也好，都未离开阳明。可见六经不是三焦，而又离不开三焦。"属上焦也"，是"属阳明之上焦也"的简化语。注者不知是简去了"阳明"二字，强把阳明和三焦分家，就造成了上述错误。

整理者按：此条本属阳明中寒证，注解的分歧主要针对"得汤反剧者，属上焦"。传统认识这是上焦气热，药病相反，故有"反剧"的反应。条文中张仲景特意提示"属上焦"，这种认识亦不无道理。但先生提出不同见解，从仲景句法简化入手分析，指出"属上焦"乃"属阳明之上焦也"，而"反剧"则是药已中病的好现象。

桂枝二越婢一汤证

整理者按：本证关键在于对"无阳"的理解。章虚谷以"汉文兜转法"解释此证此条，后世医家多相沿是说。先生提出不同见解，用仲景述脉述证的相对性分析此条，指出：脉微弱之"微"非言脉，属副词，即稍微之义。微弱，即脉微乏力而已，是与脉浮紧相对而言。而"无阳"亦非阳虚或阳亡，是相对"阳气重"的表实证而言，即表邪郁闭不重。

《伤寒论》原文，有被注家注成废话者。如第27条，章虚谷注云："'宜桂枝二越婢一汤'句，是接'热多寒少'句来，今为煞句，是汉文兜转法也。若脉微弱者，此无阳也，何得再行发汗？仲景所以示人曰'不可发汗'，宜作煞句读。经文了了，毫无纷论矣。"章氏主张把煞句这样调换过去，也就成了"热多寒少，宜桂枝二越婢一汤，脉微弱者，此无阳也，不可发汗。"诚然，这样一调换，就"经文了了，毫无纷论矣"。但是在脉微弱，以至于无阳的情况下，哪里还有主张发汗的医生？那么"不可发汗"三句，岂不成了废话？

汉文兜转法，我们则作为夹注看，在《伤寒论》中是有的。譬如第41条："伤寒表不解，心下有水气，咳而微喘，发热不渴，服汤已渴者，此寒去欲解也，小青龙汤主之。"这条本因以"此寒去欲解也"作为煞句，今以"小青龙汤主之"作为煞句，是汉文兜转法也，若以"小青龙汤主之"句，接在"发热不渴"句下，把"服汤已渴者，此寒去欲解也"作为煞句，也就"经文了了，毫无纷论矣"。

可是把"服汤已渴者，此寒去欲解也"作为煞句，不但不是废话，而且承接上文，有很重要的鉴别价值。因为上一条的小青龙汤证，有"或渴"一证，本条文又提出"发热不渴"，而且发汗后之渴有属阳明者，因此必须注明，此"服汤已渴者"，并非水气之渴，亦非伤津化热之渴，而是"寒去欲解也"。

"废话"的定义是：废除掉了这些话之后，对于原意理解、应用，毫无影响。"服汤已渴者，此寒去欲解也"，对于水气的病理，水气之渴或非水气之渴，有重要的参考、鉴别价值，所以不是废话。可是"发热恶寒，热多寒少"和"脉微弱者，此无阳也"，毫无共同之处，也用来作夹注看，岂不成了废话。

其实，"脉微弱者，此无阳也"并非废话。吴人驹说："微，乃微甚之微，而非微细之微，但不过强耳。既曰热多，脉安得无阳？微者，表之阳邪微，故不可大发汗。"这就是说，本条的脉微弱，是对太阳伤寒之脉浮紧，微微看弱，肤表之阳，被郁不重而言，故曰"此无阳也"。吴氏这一见解，是很正确的。但他把"不可发汗"说成"不可大发汗"，则大可不必。因为"发汗"一词，在《伤寒论》中是指服麻、桂汤后须温覆发汗者而言，而桂枝二越婢一汤，是辛凉解表之剂，服后不需要温覆取汗，不属于发汗剂的范围。

结胸证成因

整理者按：第131条："病发于阳，而反下之，热入，因作结胸；病发于阴，而反下之，因作痞也。"此条本来叙述的是结胸证的成因，但由于条文中有"病发于阴，而反下之，因作痞"一语十分难讲，与"病发于阳，而反下之，热入，因作结胸"，在病理上串解不上，所以历代注家也颇费心思。先生认为这是分不清仲景句法中宾主关系所致，所以针对此语，又联系痞证病理进行了辨析。

舒弛远认为：病发于阳，阳指风伤卫，病发于阴，阴指寒伤荣。柯韵伯谓："阳者，指外而言，形躯是也；阴者，指内而言，胸中心下是也。"论中第7条，已经明白指出："病有发热恶寒者，发于阳也；无热恶寒者，发于阴也。"注家们为什么偏偏避开这一前提而却另作猜测呢？其原因就在于：如果把"发于阳""发于阴"指为"发热恶寒"和"无热恶寒"的话，那么发于阳下之成结胸，是说得通的。但是发于阴下之因作痞，在他们看来就存在问题。因为五泻心汤证，都是在发热的基础上误治而成，没有一个是在无热恶寒的情况下出现的。因此，只好把"发于阳""发于阴"另作解释，以求与"作痞"相适应。

其实，本条的"成结胸"和"因作痞"二者，并不是相提并论的。其重点是阐明"病发于阳，而反下之，热入，因作结胸"。突出的关键是"热入"。至于"病发于阴，而反下之，因作痞也"，只是陪衬句法。是说如果不是病发于阳，而是病发于阴的话，即使下之，也无热可入，充其量只能作痞而已，是决不能成结胸的。这在古代语法上，叫做"借宾定主"。

正由于上句是主，下句是宾，所以下文接着说："所以成结胸者，以下之太早故也。"接着又提出结胸的症状和治法是："结胸者，项亦强，如柔痉状，下之则和，宜大陷胸丸。"而没有再提痞的治法。

痞，虽然不是本条的主题，但总还需要说明一下，在无热恶寒的情况下，下后能不能作痞，才能证实"发于阳""发于阴"是指发热和无热的可靠性。

无热恶寒，而反下之，能不能作痞呢？成五泻心汤证那样的热痞，当然是不可能的。但是痞的种类太多了，除了热陷致痞之外，还有停水之痞，痰壅之痞，胃寒之痞，胃虚气逆之痞。《金匮要略·腹满寒疝宿食》云："夫瘦人绕脐痛，必有风冷，谷气不行，而反下之，其气必冲，不冲者，心下则痞也。"这类的痞，难道其作痞之前，还必须发热恶寒吗？

其实，病发于阳而下之并不仅限于成结胸，痞、虚烦、挟热利、发黄等症，都有出现的可能。痞的成因，也不一定都是下后所促成，发汗、催吐或未经治疗，都可以成痞。论中第149条就说："伤寒五六日，呕而发热者，柴胡汤证具，而以他药下之，柴胡证仍在者，复与柴胡汤，此虽已下之不为逆，必蒸蒸而振，却发热汗出而解。若心下满而硬痛者，此为结胸也，大陷胸汤主之。但满而不痛者，此为痞，柴胡不中与之，宜半夏泻心汤。"张仲景并没有把痞的成因固定在"病发于阴"上，而这里却指出"病发于阴，而反下之，因作痞也"，显然是为了从对面烘托、证明：结胸之因下而成者，必是"病发于阳"，必是"热入"。张隐庵云："病发于阳者，发于太阳也，太阳主表，宜从汗解，而反下之，则胃中空虚，邪热内入，而结于胸膈之阳分，因作结胸。病发于阴者，发于少阴也，少阴上火下水，而主神机出入，治当助其君火之阳，而反下之，则邪入胸膈之阴分，因作痞也。"这段解释，把阳指为太阳，阴指为少阴，亦即发热恶寒和无热恶寒之意，这点还是正确的。但仍然不知"因作痞"是陪衬句法，竟和"成结胸"列于相对比的同等地位，这就势必要在"发于阴"上找作痞的论据，而痞的成因实际又不限于病发于阴，所以他对于作痞的这段解释，也不可能词通理达，而只能是模糊不清和不切实际罢了。

整理者按：以上分析已十分清晰。另外，还可以从条文排列体例上进一步得到印证。从第128条开始谈结胸证治，第128、129、130条指出"病有结胸"并与"脏结"对举言之。第131条则主谈结胸成因，强调"下之"与"热入"的重要意义，并又与"痞"对举言之。上与"脏结"对举，意在谈结胸；同样，此与"痞证"对举，主在论结胸，即先生"借宾定主"之谓。自第128~141条论述的全部是结胸的辨证、分类、证治、治禁及预后，与"痞"无任何牵扯。直到第151条才真正谈及"痞证"的成因，即"脉浮而紧而复下之，紧反入里，则作痞"。

《伤寒百问》选录

整理者按：先生除对一些较大的、争论不休的问题，有独到的分析见解外，由于长期的教学实践，对《伤寒论》具体的条文、脉象、症状、名词等，及旧注存在的问题，都有十分精彩与细致的讲解分析，颇具思辨性。并专为此以问答形式写下《伤寒百问》一书（与徐国仟教授合作）。限于篇幅，我们只能从中选择一部分问答，以窥探先生在伤寒学各个方面的成就以及分析问题的思路和特点。

口苦咽干，是否就是少阳病？

答：不能简单地一见到口苦咽干就叫少阳病，就像不能把发热恶寒都说成太阳病一样。同是口苦咽干，在目眩的情况下，才是少阳病，而在腹满的情况下，则是阳明病。因为口苦咽干有属胃热、属胆火的不同，所以其临床表现也并不相同。少阳病的口苦咽干，只是少火被郁，所以舌苔并无明显的变化。而阳明病的口苦咽干，是胃家实热的反映，必苔黄厚腻（譬如阳明中风就是这样）。二者一望即可鉴别。

合病和并病是什么意思？可不可以叫作两感？

答：两经同时受病，同时又出现两经的症状，这两经的症状不分先后，也不分主次，叫作两感。"两感"这一名词，见于《内经·热论》，在《伤寒论》中没有这一名词。有人把论中的"合病""并病"，看作是两感，这是不妥的。兹说明如下：

合病虽然也是不分先后同时出现两经病的症状，但它并非两经同时受病，而是一经病为主，同时又影响到他经而出现他经的症状。例如太阳阳明合病，出现下利或呕，就是由于太阳表邪郁闭过重，胃中津液不能正常宣泄畅达而致成的。它好像西医学术语的某病并发症。合病既然有主有次，就不同于两感。

并病虽然也是两经病，但它不是同时出现，而是有先有后，实质是先发病的一经症状尚未消失，而另一经的症状接着出现。后一经病实质是前一经的继发病，所以也不是两感。

第 189 条，既发热恶寒，又口苦咽干，腹满微喘，为什么不叫三阳合病，却叫阳明中风呢？

答：有些注家，一见到发热恶寒，就叫太阳病，一见到口苦咽干，就叫少阳病，因此把本条说成是三阳合病。其实本条的发热恶寒是阳明表证，口苦咽干是阳明化热化燥，腹满微喘是阳明入腑。如果把本条和第221条结合起来，就可以看出阳明中风发展的大体进程：本条是口苦咽干，第221条为咽燥口苦；本条是腹满微喘，第221条是腹满而喘。从发热恶寒到汗出恶热，从"微喘"到"而喘"，始终都在阳明一经。它既不是合病的一经为主同时波及它经，也不像并病那样，可以按阶段分成两经病，它是阳明风热由表及里以化热化燥的面目进行着，所以叫阳明中风。

第207条"阳明病，不吐不下心烦者"，不吐不下，成注认为是未经吐下，尤在泾认为是自觉症状，即想吐又吐不出，想泻又泻不下。两种解释，哪一种说法为是？

答：前者以未经吐下来断定应予调胃承气汤的，这已脱离了辨证。譬如第123条："先此时自极吐下者，与调胃承气汤，若不尔者，不可与。"就是在已经吐下之后而采用调胃承气汤。何况将"不"解作"未"，亦颇牵强。后者则提示肠胃有郁滞，比较合理。但欲吐不吐，欲下不下，也有不属阳明承气证的，如栀子豉汤证的心中懊恼，和少阴病的欲吐不吐，其病理都不是胃家实。因此，本条的重点是在"阳明病"三字，由阳明病所导致的心烦，不想吐不想下的当用调胃承气汤，想吐想下而仍不吐不下的，也当用调胃承气汤。

"腹满不减，减不足言"，述证过于简单，能用大承气汤吗？

答：这条是紧接在三急下证之后提出来的，是说三急下证用大承气汤攻下之后，如果腹满不减，或减不足言，就仍当继续用大承气汤一攻再攻，不可迟疑误事。正如柯韵伯所说："下后无变证，则非妄下，腹满如故者，下之未尽耳，故当更下之也。"可是有的注家，如成无己，往往撇开上条，但就"腹满不减"，与《金匮要略·腹满寒疝宿食病脉证治》之"腹满时减，复如故，此为寒"对比解释，认为凡腹满不减都是实，腹满时减则为虚，这就把辨证看成教条化了，造成许多漏洞。因为撇开阳明急下证，则腹满不减，减不足言，在大虚证中也常见到，岂可一概用大承气汤？即使是胃家实的腹满，小承气有时也可应用，也不是一概用大承气汤的。

第25条"服桂枝汤，大汗出，脉洪大者，与桂枝汤如前法"。第26条是"服桂枝汤，大汗出后……脉洪大者，白虎加人参汤主之"。为什么脉相同而方剂不同？

答：这两条只能说脉名同，其实病理不同，脉象也绝不会相同。第

26 条的主症是"大烦渴不解，"这是大汗伤津，阳明化热化燥，其脉是在化热之后才转为洪大。由于是热盛津伤，脉必洪大有力，故主以白虎加人参汤。而第 25 条是汗不如法，汗出之后即时脉转洪大，也没有烦渴等症，这是因为发汗太骤，未能从容驱邪，而桂枝的辛温鼓舞，使阳更浮，汗出液耗，导致阴更弱，才致成洪大。但这样的洪大，是来盛去衰，实际是浮弱的变脉，它和阳明化热之后拍拍而来，如水涨潮生按之有力的洪大，实际上是不同的。

"数则为虚"，怎样理解？

答：先解释一下《伤寒论》中的"虚"字。根据《伤寒论》不同条文的内容来分析，所谓虚，其涵义是不同的。一是无病就叫虚，这样的虚等于西医病历上的"（－）"号。如第 217 条的"过经乃可下之……以表虚里实故也"及第 218 条的"表虚里实，久则谵语"都是。前者是说，所以需过经才用下法，是因为那时才能表证消失，里实已成。后者是说，发汗之后，表证消失，但津液越出，大便为难，就会胃家实而谵语。二是对比胃家实为虚，不是真虚。如第 134 条"膈内拒痛，胃中空虚"，是说结胸证虽然胸膈疼痛拒按，但却不是胃家实。又如"按之心下濡者，为虚烦也"的"虚"字，也是这个意思。三是真正属虚。如第 122 条"数为客热，不能消谷，以胃中虚冷，故吐也"。第 214 条"明日又不大便，脉反微涩者，里虚也"。第 330 条"诸四逆厥者，不可下之，虚家亦然"。都是真虚。以上"虚"的三种涵义，除无病为虚外，其余两者都能反映到脉象上来，如果反应在脉象上出现数脉，就是"数则为虚"。如第 134 条的结胸证，是"脉浮而动数，浮则为风，数则为热，动则为痛，数则为虚"。之所以为虚，就是因为胃家并不实。为什么说脉数是胃家尚未大实呢？因为如果在表在经之热，都已归并于里形成大实的话，脉必由浮转沉，由数变迟。如第 208 条"阳明病，脉迟，虽汗出，不恶寒者，其身必重，短气，腹满而喘"。就是说，凡阳明病脉象如果变迟，就必然恶寒消失，出现身重、短气、腹满等里实的腑证。那么在表在经时尚未变迟的数脉，和本条对比，就自然是数则为虚了。

上面所讲的，就是数则为虚的实质意义。但要注意一点，凡数则为虚的脉象，都必按之无力。如发汗后膈气虚的数脉就是这样。即使不是真虚，而是对比胃家已经形成承气证为虚，也必按之不甚有力。如果脉数而应指有力，那就不是数则为虚了。

第 137 条的结胸证，不大便已五六日，又舌上燥而渴，日晡所发潮热，并且从心下至少腹硬满而痛不可按，如何鉴别这是结胸而不是胃实家？

答：这并非排除胃家实，而是大结胸证兼阳明胃家实，但目前急于治疗的是结胸，而不是阳明病。"从心下至少腹硬满而痛不可近"，主要是结胸的特征，而阳明病则只是发潮热。因为阳明腑实证虽然在大满不通时也能出现从心下到少腹硬满而痛这样的症状，但阳明病是实在肠胃之里。腹肌可以揉捏提按，不重按及肠就不会觉痛，即使重按觉痛，其痛的程度亦不甚严重。而本证除热结肠胃之外，还有腹壁紧张石硬，不可按压，甚至触及衣被也觉痛的症状，它和桂枝加大黄汤所治的太阴大实痛一样，都不关系胃家实，而是肠胃之外气血结滞弥漫性疼痛。不过太阴大实痛热结的程度远较结胸证为轻。而且太阴大实痛其痛局限在腹部，而结胸证则重点在胸中或心下，或下连少腹。像太阴大实痛那样仅仅局限在大腹部的，尚未见到。

至于治疗，大陷胸汤中也有大黄芒硝，治结胸也能兼泻阳明，故本方主之。

第 214 条"脉滑而疾者，小承气汤主之"，这是不是说小承气汤的主脉是滑而疾？

答：滑而疾，是滑利而快速急疾，是假有余而真不足的脉象，它不是小承气汤的主脉，而是大承气汤的禁忌脉，因为在潮热大便硬的情况下，虽然可以考虑用大承气汤峻攻，但必须脉象沉迟有力，乃可攻之。如果脉滑而疾，滑虽然是热有余，但急疾不稳，突起突落，是正气不支之象。在此情况下，不攻不可，欲攻又不敢放手，才改用小承气汤。改用小承气汤并不是改攻为和，而是和中寓攻。因为本条是与小承气汤一升，比其正常用量每次服六合，已接近两倍。

但即使这样，也可能"明日又不大便，脉反微涩"。微涩，是滑而疾的变脉，因为与小承气汤一升，其枳实厚朴的用量已接近于大承气汤，仍不利于"不支"之正气，故脉象去其假而露其真，即变为微而且涩了。

"汗出谵语者"，何以知"有燥屎在胃中，此为风也"？

答：阳明的谵语，是出现于大便硬或者有燥屎这两种情况下。但是一般的大便硬，是由于肠中燥所致，肠中既燥，就必身无汗，甚至皮肤干涩。如果谵语的同时又见全身汗出，这说明肠中尚不甚燥，所以不是一般情况下的大便硬，而是肠中有燥屎。燥屎的形成，是未消化好的宿食停留变化而成，它比一般的大便硬更为顽固难下，也不一定完全是肠中水液干枯，因为它有时能和溏粪混杂在一起。正因为燥屎的形成，不完全是肠中燥，所以谵语而同时又周身汗出，胃中有燥屎的诊断便可以成立。

至于"此为风也"，是因为风邪常见汗出的缘故。但只见汗出不见恶风，要诊断为风邪有一定的困难，因此还需要日数作参考。未过经的谵语，虽然已不恶风，亦当考虑是表邪未尽，故曰"此为风也"。已过经而仍汗出，又不恶风，就可能是里热外蒸。最后说"过经乃可下之，表虚里实故也"。"表虚"，就是表已无病（"虚"作无病解），"里实"，就是里已成实。这是根据时间做出的估计。

太阳病误下后，有"其气上冲"者，有"微喘"者，有"脉促胸满"者，有"因作结胸"者，有"因作痞"者，这些不同的结果，有无内在联系？

答：这些不同的结果，都是正气向上向外的抗邪力量，受下药挫伤后所致成。由于正气受挫的程度不同，所以变证也就不同。正气受挫最轻者，患者还有气上冲的感觉。稍重，冲气使肺气下降受影响，就会出现微喘。"微喘"是微微作喘，不细心观察还容易忽略过去，但和气上冲比较，已不仅仅是自觉症状了。再重一点，气已冲不上来，就会郁于胸中，出现脉促胸满。出现胸满，正气向外的力量比之"气上冲""微喘"就更小了，所以前者桂枝汤不需去芍药，而后者就得去芍药。如果正气受下药挫伤更重，不冲，不喘，脉也不促，这就是外邪已陷于里，已不再向外，就会或成结胸，或作痞，这样就不可再用桂枝汤加减治疗了。不过成结胸者，多兼有痰水，如无痰水，则只能成痞，更多的是气痞。

第92条"病头痛发热脉反沉"与第301条"少阴病始得之，反发热脉沉者"一样，都是表兼里寒，但第92条只用四逆汤温里，第301条却用麻黄细辛附子温经兼发汗，为什么？

答：这两条由于病位不同，所以方剂也不相同。发热而兼头痛、身体疼痛的，这是太阳病。而第301条的发热脉沉，不兼有头痛身痛等症状，这是少阴病的表证。太阳病的病位在表，其发热能持续较长（一经）的时间；而少阴病的发热，只是始得之的暂时现象，发热较轻，又极短暂，一般是二三日之后热即消失而出现里证。由于太阳病发热重且兼有头痛，所以必须用发汗专剂以发汗，又因脉沉不可发汗。故先用四逆汤温里，为下一步服发汗剂准备条件。而少阴表证的发热轻，只需微发汗，故可趁里证未出现之前，用麻黄细辛附子汤，于温经之中微发其汗，表证即可消失。

由于麻黄细辛附子汤中没有桂枝，是微发汗之剂，所以像第92条那样的头痛发热脉反沉，即使用了此方，也解决不了问题。

有的讲义讲："本条（第92条）虽只提到脉沉，并无里虚里寒症状，但从脉测证，还有下利清谷等症状。"是这样的吗？

答：这样解释《伤寒论》，就把生动活泼的《伤寒论》讲成了教条。因为只要能确实说明里虚里寒，一脉一症都可以定治则、定方剂。"少阴病脉沉者，急温之，宜四逆汤"，就是据脉不据症所定的方剂。这并非据脉而否认症，因为这正像柯韵伯解释本条脉象所说："必有里证伏而未见。"里证伏而未见，就应当据脉温经，早作预防，何必等到下利清谷、手足厥冷等症状完全齐备之后再作处理呢？须知张仲景对于《伤寒论》中的方证，虽然也列举了一些典型范例，但对任何汤方，都从来不要求读者，或者说怕读者在心目中形成一个固定不变的刻板模式。

桂枝汤内用芍药，是否为了敛汗？

答：因为桂枝汤是治太阳中风的主方，太阳中风的主症有"汗自出"，服桂枝汤愈后又会汗自止，所以解桂枝汤者，有"桂枝发汗又用芍药敛汗"之说，其说直到现在，还多为注解方剂时所采用。桂枝汤内之所以用芍药，是为的敛汗吗？这是一个值得研究的问题。按太阳中风之所以自汗出，是由于外邪伤卫，卫气失和，荣阴失护所致。只要发汗解表，驱除外邪，卫气得和，能固护荣阴，其汗就自会停止，并不需要敛汗。芍药的性味，《本经》称为苦平，后世多称为酸寒，即使是酸寒，也并不能敛汗，试看临床常用的止汗药，如麻黄根、牡蛎等，何尝是酸味药？而酸味药也常不能敛汗。即使退一步说，芍药确实能敛汗，那么敛汗岂不怕敛邪？"太阳病发汗，遂漏不止"，用的是桂枝汤加附子，而不是加芍药，这不更说明芍药不能敛汗吗？桂枝汤之所以用芍药，是因为汗出而阴弱，芍药配甘草，酸甘化阴能补充阴弱，才用之。因此，认为芍药用于桂枝汤中是为了敛汗，是错误的。

第 205 条既然是阳明病，又心下硬满，为什么不可攻之？

答："攻之"，是指大承气汤说的。硬满在心下，不在腹部，是宿食在胃而未入大肠，尚未形成燥屎或硬便，若用大承气汤，为病轻药重，故有"利遂不止者死"之戒。虽然也能"利止者愈"，但此属侥幸，只有体质壮实者才能这样，其实不可取。

"不可攻之"，只是说禁用大承气汤，并不禁用小承气汤。因大承气汤峻下为攻，小承气和调胃承气汤缓下为和。如第 251 条就说："烦躁心下硬，至四五日，虽能食，以小承气汤少少与微和之。"就是证明。

半夏泻心汤所治的心下痞硬，其病理是寒热互结吗？

答：因为干姜辛热，黄连苦寒，半夏泻心汤中姜连合用主治心下痞硬，因此有的注家就把半夏泻心汤证心下痞硬的病理，说成是寒热互结。其实"寒热互结"这个词，并不妥当。因为凡称"结"，都必须有物质基础，如大结胸是热与水结，小结胸是热与痰结，寒实结胸是痰水与寒结，热入血室是热与血结，这些虽然寒热属性不同，但都有相结的物质基础。此外还有脏腑之气自结者，则热亦能结，寒亦能结。如柴胡证之胸胁满微结和白虎加人参汤证舌上干燥而烦的热结在里，都是热结。阳衰阴盛的脏结，则是寒结。这些，或因热而结，或因寒而结，可就是没有寒热互结者。因为撇开物质而言寒热，则寒热只是两种不同的属性，寒和热的属性，恰恰相反，只能互相抵消，不能相结，所以说"寒热互结"这个词，至少涵义不够明确。

气痞之兼表阳虚者，表未解者，都有恶寒症，二者如何区别？如何治疗？

答：第 7 条已经说过："病有发热恶寒者，发于阳也；无热恶寒者，发于阴也。"凡恶寒而兼有发热，即使是微热也罢，都是表未解。只恶寒而不发热，尤其是无热而汗自出，就是表阳虚。凡气痞兼表未解的，当先解表，然后攻痞，解表宜桂枝汤，攻痞宜大黄黄连泻心汤。其兼表阳虚的则宜附子泻心汤。

《伤寒论》学习法

整理者按：独特的分析思维与学习方法，是先生治学的又一特点。《伤寒解惑论》中那些独到见解的阐述，大都以如何正确分析认识问题的角度而提出的。后来先生又专门为如何学习《伤寒论》，写了《〈伤寒论〉学习法讲活》一文，连载于《山西中医》，以通晓朴实的语言，把那些晦涩深奥、歧说纷纭的问题，分析得颇为透彻，旨在深入浅出地给青年学者指明学习的方法与研究的门径，收到了极好的效果。我们摘录其中部分论述，目的在于不但能获取正确的学习方法，还能从中体会先生独特的思维特点。

学习方法主要包含着以下几条原则：第一，理论体系、思想根源和《内经》《难经》统一起来；第二，辨证论治、处方用药和临床实践联系起来；第三，突出作者的时代性。综合分述如下：

一、要与《内经》《难经》《本草经》《金匮要略》相结合，但不要牵强附会

张仲景在《伤寒杂病论》的"自序"中已经说过："撰用《素问》《九卷》《八十一难》《阴阳大论》《胎胪药录》……"因此，我们要正确理解《伤寒论》作者的主导思想，就必须结合这些著作来探讨。《阴阳大论》有人说即《素问》中的运气七篇，《胎胪药录》虽然不一定就是《神农本草经》，但从该书的古远年代上来考虑，至少是接近于《神农本草经》的。至于《金匮要略》，则是《伤寒论》的姊妹篇，同出张仲景之手，对于论证《伤寒论》中的一些问题，更有帮助。因此，结合这些古籍来研究《伤寒论》是很有价值的。下面列举一些简单例子来说明这个问题。

（一）脉分阴阳

《伤寒论》有"阳脉涩阴脉弦""脉阴阳俱紧""脉阳微阴浮"等脉分阴阳的论述。对于脉之阴阳，注家有解作浮取沉取的，有解为关前关后的，讲《伤寒论》多有两存其说者。殊不知《难经·二难》明确指出："从关至尺是尺内，阴之所治也；从关至鱼际是寸内，阳之所治也。"《三难》曰："关之前者，阳之动，脉当见九分而浮；关以后者，阴之动也，脉当见一寸而沉。"明明指出脉分阴阳是从部位上分。而《难经·五难》对于轻按重按，则不叫脉有阴阳，而称"脉有轻重"。再从论中所有称阴脉阳

脉的条文来看，也只有以寸候阳，以尺候阴，才都能讲得通，否则便有不少讲不通处。例如"少阴中风，脉阳微阴浮者为欲愈"，阳微讲作寸脉微，标志心火降，阴浮讲作尺脉浮，表示肾水升，水升火降，为水火既济，故少阴中风，心中烦不得卧等症必自愈。如果讲作轻按重按，重按脉反浮，那岂不成了笑语。再看张仲景的另一著作《金匮要略》，他在"五脏风寒积聚"篇提到五脏死脉是："心死脏，浮之实，如麻豆，按之益躁疾者死"；"脾死脏，浮之大坚，按之如覆杯，洁洁状如摇者死"。此外，"肝死脏"脉等，对于脉的轻按重按，都称"浮之""按之"，而不叫阴脉阳脉。仲景用词是一致的，不能把脉之阴阳，在这里讲成尺寸，在那里又讲成浮取沉取。

（二）少气

少气这个词，在《伤寒论》中凡两见，一见于虚烦的栀子豉汤证："若少气者，栀子甘草豉汤主之"。一见于"差后劳复"篇："伤寒解后，虚羸少气，气逆欲吐，竹叶石膏汤主之"。有的讲义，把少气讲作短气，这是非常错误的。少气是气息微弱，短气是呼吸困难，二者根本不同。少气这个词，来源于《灵枢·五味》："故谷不入半日则气衰，一日则气少矣。"由气衰到气少，就像饿着肚子劳动了一天一样，是气息不足，所以栀子豉汤内加甘草，竹叶石膏汤内用人参，都是补中益气之品，而不是宽胸理气之味。这也说明，不结合《内经》《难经》，连名词的解释也容易致成错误。

以上所举的例子来看，学习《伤寒论》要结合《内经》《难经》《金匮要略》是很重要的，但要注意的是，不要牵强附会，不要把不宜作解释、作证明的《内经》《难经》之文，生搬硬套地强拉进来，因为这样就会貌合神离，似是而非。更要注意的是，不要把《内经》《难经》之文领会错了，如果把作证的资料领会错了，那么得出的结论也必然是错的。这里也举几个例子作为说明。

（三）悍气

"悍气"是陈修园用以解释阳明三急下证的病理的。陈氏认为，阳明急下证三条的条文中，并没有大实大满等严重的里证，为什么要用大承气汤急下？这里下的是什么，他认为这里下的是"悍气"。根据《灵枢·动输》："胃气上注于肺，其悍气上冲头者。循咽上走空窍，循眼系，入络脑，出颜，下客主人，循牙车，合阳明，并下人迎，此胃气别走于阳明者也。"此段经文结合阳明三急下证中"目中不了了，睛不和"，陈氏认为这就是"悍气上冲头"，"循眼系入络脑"的临床证明，所以要急下，就是下的"悍气"。陈修园这种说法对吗？查"悍气"这个词，见于《灵枢·动输》《灵枢·邪客》和《素问·痹论》。这本来是形容卫气性质的剽悍，以与荣气之冲和相区别。所以"痹论"说："卫气者，水谷之悍气也，其气剽疾滑利，不能入于脉也。"《灵枢·邪客》说："卫气者，出其悍气之剽疾而先行于四末、分肉、皮肤之间而不休者也。"据此可见，悍气就是卫气。从其性质言，则为悍气，从其功能言，则为卫气。怎样把悍气当成邪气，把"冲头"看成病态呢？所以用"悍气"解释急下证之"目中不了了，睛不和"，实质是生搬硬套。

凡急下证都是下的燥屎。陈修园为什么不从燥屎方面考虑，却偏偏找到毫不相干的"悍气"呢？这是因为急下三条，有的没有提到腹满、腹痛、不大便等症状，有的虽然提到了，也不突出，所以陈氏才考虑到"悍气"。陈氏没有考虑到急下证之所以"宜大承气汤"，是大承汤的主症腹满、腹痛、不大便等已经包括在内的。但是一般情况下的腹满腹痛，还不必急下，下之所以要急，就急在"目中不了了，睛不和"，就急于"发热汗多""腹胀不大便"等。所以仲景只标出急下诸证的特点而不及其他。这也可以看出，用"悍气"解释急下证，不但牵强附会，也没有从字里行间找问题。（从字里行间找问题，这属于读法的问题，这个问题，下面还要专讲）自称是善读《伤寒论》于无字处的陈修园，也无法自作解释了。

（四）两感

"少阴病，始得之，反发热，脉沉者，麻黄细辛附子汤主之。"有的注家把本条说成太阳病加少阴病，但本条乃是少阴表证，并没有太阳病。试问条首明明标的是"少阴病"，怎能叫作"两感"？发热称"反发热"，如果是兼太阳病的话，发热则属于正常现象，还能称"反"吗？明明说"始得之，反发热"，说明这样的发热，只是少阴病初得时的暂时现象，不会持久。尤其是"脉沉"，已暴露出这是少阴病而不是太阳病。所以把本条看成太阳病加少阴病，称为太少两感，是错误的。

查"两感"这个词，来源于《素问·热论》，原文是"两感于寒，病一日则巨阳与少阴俱病，则头痛口干而烦满"。可是本条不是头痛、口干、烦满，而只发热、脉沉。《热论》还说："其两感于寒而病者，必不免于死。"在本条少阴病初期表证的反发热，则决不是死证。所以用《热论》两感来解释本条，实属张冠李戴。

（五）中阴溜腑

少阴病三急下证的成因，注家有说是"中阴溜腑"的。也就是说，病邪本来是中于少阴的，中于少阴之后又溜入阳明之腑，才成了急下证。是这样的吗？我们先探讨一下"中阴溜腑"这个词的来源及其涵义，再看看这个词用于少阴三急下证是否妥当。

"中阴溜腑"这个词，系出自《灵枢·邪气脏腑病形》："中于面则下阳明，中于项则下太阳，中于颊则下少阳，其中于膺背两胁，亦中其经。"又说："中于阴者，常从臂胻始。夫臂与胻，其阴皮薄，其肉淖泽，故俱受于风，独伤其阴。"又说："身之中于风也，不必动脏，故邪入于阴经，则其脏气实，邪入而不能容，故还之于腑。故中阳则溜于经，中阴则溜于腑。"

《灵枢·邪气脏腑病形》这段论述，是古人病因学的一部分，古人认为：人身头面膺背，分布着全身各阳经的经络，阴经的经络则不上于头，所以凡邪气中于头、面、颊以及胸膺背部等处，病变必出现在三阳，而三阴经络之在四肢者，是分部在臂或胻的内侧面，内侧而属阴，其肌肉又软嫩，所以容易受邪而入三阴。阳主外，阴主内，阳经受邪，病变又必反应在躯壳肤表等外部；阴经受邪，病变就必在躯壳之内。外部躯壳之病，叫着经病，躯壳内部之病，叫着腑病，这就是"中阳则溜于经，中阴则溜于腑"的道理。可是臂胻内侧的经络是直接通于脏的，为什么中阴不溜于脏，却溜于腑呢？《内经》又解释说：凡邪气伤人，都是伤正气之虚者，如果脏气不虚，邪气在那里就留不住脚，就必找退路。恰好五脏各有一个与之相合的腑，是泻而不藏的，所以，邪气只好随着其相络的经络而溜入其腑了。这就叫"中阴溜腑"。

中阴溜腑之"中阴"，其真正涵义是中于臂或胻之阴侧面，而不是中于少阴。即使真正中于少阴而少阴不受邪的话，溜腑也应当溜入膀胱的，如"少阴病八九日，一身手足尽热者，以热在膀胱，必便血也"，这算是中阴溜腑吧。但是这条之少阴病已经八九日了，还能说脏气实不受邪吗？所以用"中阴溜腑"来解释少阴三急下证，不但是牵强附会，连《内经》中"中阴溜腑"这个词，也理解错了。

二、要结合临床来体会

初学中医的人，在临床上都是空白，而《伤寒论》却是临床总结，因此，学习时要尽可能结合临床来体会，而不仅仅是浮光掠影地从文字表面一掠而过。因为只顺文解释，不能形象化，收效是不大的，而且容易形成教条。例如，学习阳明急下证之"身微热，大便难"，就得从大便难的"难"字上去体会：是频频如厕，用力努责，痛苦万状，仍不大便，这才是急下证。如果只讲成一般的大便费力，何用急下？又如："发热汗多者，急下之。"必须从汗多的"多"字来体会：是随拭随出，被褥皆湿，仍有不尽不止之势，这才是亡阳脱液的征兆；如果只讲成一般的汗多，那么与"汗出多微发热恶寒者，表未解也"的汗多，又有何区别？其他如"腹胀不大便"，以及少阴篇中的"下利清水色纯青""口燥咽干"等急下证，也都要围绕"急"字，体会其特点。

举一例，热入血室之谵语，与阳明病之谵语，病理不同，症状也绝不会相同，二者也必须结合临床鉴别清楚。阳明病是病在胃家，属气分；热入血室是病在子宫，属血分。气属阳血属阴，所以阳明病的谵语不分昼夜，而日晡益甚，舌苔黄燥，谵语时处于半朦胧状态，呼醒后亦能言语有序，但一闭目即答非所问。而热入血室之谵语，则是昼日明了，动作谈话与常人差不多，但一入夜即妄言妄见，似有鬼神作祟。舌苔无变化，舌质或赤。这就是二者的绝对不同处。这种情况，临床并非常见，所以更要讲得形象些。不然的话，如有的讲义，竟疑为迷信，删而不讲，真是太可惜了。

"如见鬼状"，阳明病中也提到，如第212条："伤寒，若吐若下后不解，不大便五六日，上至十余日，日晡所发潮热，不恶寒，独语如见鬼状。若剧者，发则不识人，循衣摸床，微喘直视……"这是阳明发展到阴气将竭时神识不清的危证，与热入血室之幻觉而谵语者，亦自有别。此外，除兼有循衣摸床等真阴将竭的特征以外，也决不会昼日明了。所以这是气分重证，与血分无关，二者不难鉴别。

三、要体现《伤寒论》的时代性

《伤寒论》成书于汉末，那时的名词、术语、风俗习惯、文化水平，都和现代不同，如果仍用现代的眼光去阅读古代的书，就必然问题百出。譬如我们讲"食正常"，《伤寒论》就叫作"能食"；我们讲"食欲亢进"，那时叫作"消谷善饥"；我们说"小便量正常"，《伤寒论》时代叫做"小便利""小便自可"。我们读《伤寒论》时必须注意这些问题。又如有人认为《伤寒论》是狭义的伤寒，这也是撇开时代去看《伤寒论》。其实，《伤寒论》里也包括温病，黄芩汤、白虎汤不就是治温病吗？桂枝二越婢一汤，不就是辛凉解表之剂吗？不过由于时代在前进，科学在发展，温病学说也逐渐由低级到高级，由不完整到完整，最后终于脱离《伤寒论》而成为一门新学科，这就显得《伤寒论》好像只讲伤寒不讲温病似的，因而看成狭义的伤寒。再举一个撇开时代去看《伤寒论》的例子。有人曾对我说，厥阴病是伤寒的最后阶段，是外感病的危险期，其中下利便脓血，就是厥阴的危证之一。现代临床上的中毒性痢疾，在高倍显微镜下就能见到大量脓细胞、红细胞，这就是厥阴病的下利便脓血，也确实是濒临死亡的危急之证，可见《伤寒论》是伟大的宝库。这样来吹嘘《伤寒论》，太不恰当了。《伤寒论》是中医的经典，是宝库，这是当之无愧的。但仲景时代，只能见到肉眼脓血，那时还没有显微镜，怎能把显微镜下的脓血，等同于厥阴病篇的下利脓血呢？厥阴病篇中讲厥的段落不少，"厥"指的是什么？论中明明说："厥者，手足逆冷者也。"可是有的人却说，厥阴篇中之厥，除指手足逆冷外，还应当包括痉挛抽搐，或昏不知人等，因为这些也属于厥阴肝病的缘故。这个说法对吗？按近代中医的习惯，这种划分是有的，温病学说就是这样。但我们所讲的，是汉代的《伤寒论》，不是现代的《伤寒论》，更不是现代的温病学。仲景的《伤寒论》，其痉厥抽搐，如循衣摸床、惕而不安等，都写在阳明篇，叫作阳明病。我们怎能撇开时代去看《伤寒论》呢？其他如六日为一经，这体现了古人对疾病的观察方

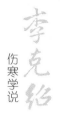

法，我们现在虽然不大注意这种方法，但学习《伤寒论》时也应该探讨这其中的道理。

又如"以丸药下之""熨之熏之""冷水灌之"等，都应从时代上加以分析，不能以我们现代的医疗水平的观点对古人指这指那，这样，才有助于我们真正理解《伤寒论》。

医论

山东中医药大学
九大名医经验录系列

李克绍

整理者按："医论"部分是先生除伤寒学说与临床经验外，对中医其他学科重大的理论专题或重要的疑难问题的论证与阐发。体现了先生在中医理论及各个领域的博学多识与诸多贡献。综观先生医论的内容，主要有以下几方面：其一，比较重大理论专题的阐述。如关于五行学说的"五行的产生、应用及前途"，关于冲脉的"冲脉粗谈"等。这类专题的论述，大多从源到流、从内涵到外延、从古义到今用。论述的特点是系统、全面、深刻。其二，重要疑难问题的辨析。如"谈清阳下陷与阴火上冲"及《金匮·五脏风寒积聚》的探讨等，这类问题探讨的特点是思维独特，逻辑性强，见解新颖，往往使人读后深受启迪。其三，相关学科与中医学的讨论。如讨论《周易》与中医学的关系的"易与医"。这类专题往往是先生在深厚的古代文学、哲学功底的基础上，有感而发，知识性很强。其四，关于中医分析思维方面的见解。如"评《灵枢·阴阳二十五人》的年忌"。这类问题所讨论的重点，往往不在问题的本身，而是通过问题的讨论而引发的诸

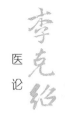

如辨析思维、治学态度及分析方法等。总之，先生的医论内容丰富，数量较多，我们限于篇幅，难以一一列述，只能从几个方面，选择其有代表性的几篇，以从中窥探先生的学术思想特点。

五行的产生、应用及其前途

一、五行的产生到具体概念的形成

五行并不是由什么哲学家独出心裁发明出来的。它的产生，也和其他事物一样，由初级到高级，有一个发生、发展和成熟的过程。最初，广大群众把日常生活中的物质，归纳为金、木、水、火、土等，这就是五行的起源。如《尚书·大禹谟》："德维善政，政在养民，水、火、金、木、土、谷维修。"《国语·郑语》："故先王以土与金、木、水、火杂，以成百物。"《鲁语》："地之五行，所以增殖也。"《左传·襄公二十七年》："天生五材，民并用之，废一不可，谁能去兵？"这些都足以说明，那时的金、木、水、火、土，是指生活上的各种不同物质，就像现在说油、盐、酱、醋一样，成了顺口溜，可以脱口而出。也可以看出，最初是"水、火、金、木、土、谷"，并不限定是五个，以后习惯成了五个，或称"五材"，或称"五行"。连五行的"行"字也不固定，更不用说它能代表什么，和相互之间的生、克、制、化了。

古代劳动人民从直观感觉到的物，总是有声有色，可以望及、闻及、触及的。各种不同的事物，也有其各不相同的性能。因此，在这之后，又把五行连类到声、色、性、味等各个方面。如《左传·昭公二十五年》就有"生其六气，用其五行，气为五味，发为五色，章为五声"的记载。在此基础上，五行就逐渐超出日常生活的物质，而成为某些事物的综合概念了，《尚书·洪范》对于这些概念，做出了这样的总结："五行：一曰水，二曰火，三曰木，四曰金，五曰土。""水曰润下，火曰炎上，木曰曲直，金曰从革，土爰稼穑。""润下作咸，炎上作苦，曲直作酸，从革作辛，稼穑作甘。"

这个总结，除了把五味联系在五行之内外，还说明了事物的这样的一些不同性能：润、下、炎、上，表示升、降、寒、热；曲、直表示事物的屈、伸；从、革表示事物的刚、柔；稼、穑表示人工予以利用。

这个总结，对于五行顺序的意义，就如《尚书注》所引唐孔氏所说的那样："万物生成，以微、著为渐，五行先后，亦以微、著为次。五行之体，水最微，为一；火渐著，为二；木彩实，为三；金体固，为四；土质大，为五。"这段注释的实际意义是：物的生长过程，起初最微，其形不显，以水来比拟；渐著可见，就以火来比拟；再著就可以触到，就以木来比拟；更发展到坚固，就以金来比拟；最后成材有用，就以土来比拟。也就是这样一个公式；分子→壮大→成材→坚固→适用。这样一个顺序，没有采取我生、我克或生我、克我的公式，也足说明，这时的五行，还没有形成生克关系。

这个总结，也不是把水、火、木、金、土都列于平等地位，旧《尚书注》就提到："润下、炎上、曲直、从革，以性言也；稼穑，以德言也。""稼穑独以德言者，土兼五行，无正位，无成性，而其生之德，莫盛于稼穑，故不曰'曰'，而曰'爱'。"土既然"无正位，无成性"，就不是与水、火、金、木并列，这和"先王以土与金、木、水、火杂，以成百物"同样是突出"土为万物之母"，"五行离不开土"这一概念。五行脱离物质，作为事物性能的抽象综合概念，就从这里开始。

［附注］

《洪范》是《尚书·周书》的篇名，据说是周初的商朝遗老箕子所作。但据范文澜《中国通史简编》说："《尚书》是历代政治论文集……相传共有百篇。事实上有些篇（如《禹贡》），是后儒补进去的。"（见第一编第212页）又说："经书文辞，分散文与诗歌两类，散文分质言、文言两体。质言如《周书：大诰、康诰、酒诰》等篇，直录周公口语，词句质朴，不加文饰，凡朝廷诰誓，钟鼎铭文，多属质文体。文言如《周书·洪范、顾命》，以及《仪礼》17篇，都是史官精心制作，条理细密，文字明白。"（见第一编第282页）据此可知：《洪范》可能是后儒补进去的。即使真是箕子所作，也是经过周史官加工而成，其中五行学说，想是在这时掺进去的，不可能是箕子时代（公元前1100多年以前）的产物。

二、五行生克的应用及其流弊

五行概念的形成，既然来源于各种不同性能的物，而各种不同性能的物，相互之间发生着不同的关系。譬如燃木以炼铁，用铁以伐木，用水以灭火等。因此五行也随着产生了相生相克的说法，并用这种说法以比拟自然现象和社会现象，而且作为说理工具，用以解释各种问题。例如《左传·昭公三十一年》："火胜金，故弗克。"《哀公九年》："水胜火，伐姜则可。"就是以火和金、水和火分别代表相敌对的双方，而以生克关系推断其胜负。五行的生克学说，见之于文献的以此为最早。

用五行学说解释问题，是否真有说服力，关键在于其所代表的事物是否真正具备了各该五行的性能。譬如第二个例子，如果一方利用火攻，一方利用水来抵御，那当然是"水胜火"了。可是这里所说的火，是指齐国。齐侯姓姜，是神农氏的后人，神农氏号炎帝，所以便把姓姜的人比作五行的火。这说明：五行的生克学说从一开始，就有一部分陷入了唯心论的形而上学。

在唯心论的影响下，到了战国时代，齐国人邹衍作《五德终始论》，更具体地把历代帝王的更朝换代，也纳入了五行生克之中。他把太昊伏羲氏作为五帝之始，属于木，又按五行相生的顺序，依次把炎帝神农氏属于火，黄帝轩辕氏属于土，少昊金天氏属于金，颛顼高阳氏属于水。扁鹊著《难经》，在《五十三难》中又提到"母子相传"之说。后来到了汉朝武帝时（公元前140~前87年），董仲舒作《春秋繁露》，根据母子相传之说，更正式地把伦理学也纳入五行之中。譬如他说："此其父子之序，相受而布，是故木受水而火受木、土受火而金受土、水受金也。诸授之者，皆其父也，受之者，皆其子也。常因其父以使其子，天之道也……故五行者，乃忠臣孝子之行也。"再后到了公元79年，班固作《白虎通义》，又把封建道德的仁、义、礼、智、信，也归属于五行。这样，就不仅把五行原有的那点朴素的辩证因素冲淡，而且在形而上学的道路上越滑越远了。

五行发展为生克关系，从一开始就不是完美无缺的。譬如"土生金"，土岂止生金？不是万物土中生么？它又被儒家所糟蹋、利用，用以解释帝王受命于天，用以维护封建的宗法观念，就更成为反动、落后的糟粕，阻碍社会的进步。譬如旧社会的子平、星相、堪舆、卜筮等唯心论的先验论，都是这种流毒的衍续。从以上可以看出，五行的产生和发展，是这样的一个公式：物质→事物性能的抽象概念→朴素的辩证工具→形而上学。

五行的产生和发展，都是在春秋时期，最初只是五种不同的物质，逐渐开始作为事物性能抽象概念，以后又以生克之说作为朴素的辩证工具，也就在这时，逐渐滑入了形而上学。到了汉代，就更成为反动、落后的糟粕。祖国各种古典文化学术，或多或少都受到五行的影响。其以接受五行形而上学的，都已被淘汰。祖国医学是宝贵的经验积累，是以实践为基础，不是建立在形而上学上的，因此能不被淘汰。但是中医学中的理论解释，也采用了五行学说，其中有合乎辩证法的，依然有保留的价值，其流入形而上学的部分，迟早也必然在淘汰之列。

三、五行在中医学方面的影响

五行既然在文化领域随着历史而逐渐发展起来，也必然渗透到医学中去。在医学中的五行，也和五行自身有着不同的发展阶段一样，起着不同的作用：或者作为某些生理、病理的抽象概念；或者作为简单的说理工具；也有的流入形而上学，走上机械五行论，成为医学中糟粕。因此，我们对于中医学中的五行，应根据其应用情况，有分析、有批判地分别对待：有的可以保留，或者暂时可以保留；有的应当加以改进；还有的干脆应该废除。下面就谈谈这些问题。

五行在中医学方面，首先是作为生理活动功能的综合概念而用于五脏。这就是：肺属金、心属火、脾属土、肝属木、肾属水。讲到中医的五脏，首先要把五脏的概念弄清楚。中医的五脏与西医学的脏器不同。西医学的脏器，是从解剖学上发展起来的，因此它不但有实体脏器可指，而且有生理活动的科学根据。而中医学的五脏就不同了。它是根据感官得到的正常的生理活动情况，结合患病时的病态现象，综合推理而得出来的概念，所以有时和解剖学上的五脏距离很大。譬如心、肺、肾三脏，从解剖学的角度来看，中西医所指，并无分歧。但是在肝脾二脏就不同了，中医学的脾，是指消化系统吸收营养的功能而言，并不是造血器官的脾了。肝，是部分情志现象和部分生理活动的综合，也不是解剖学上的肝。甚至就连心、肺、肾三脏，虽然在解剖学上中西医并无分歧，但是在生理功能方面就不尽相同。譬如"心主神明""肾为作强之官""肺为水之上源"，西医学就不这样讲。

由于中医学中的五脏，是从正常生理现象，结合患病时的症状表现，综合推理而来，所以虽然解剖学上的脏器实际距离很大，但是对于辨证施治，却有很大的实用价值。正由于这个原因，所以中医学中的五脏辨证，尽管暂时还得不到现代科学的正确解释，却一直保持到现在，仍然为临床所重视、所采用。

人体的正常生理和临床观察到的疾病现象，以五脏归类之后，也同别的事物一样，可以比类、取象，用五行来说明。譬如心的热能最大，就属火；肾司尿的排泄和再吸收，就属水；把舒发条达和郁结不条达的现象，用木来象征，属之肝；从咳嗽痰红、上气喘息是肺的病态，推理到不咳嗽、不上气算是清肃下降，是肺的正常现象，就用凉而质重的金来比拟肺；脾能吸收营养运送全身，有似土生万物，就把土属于脾。这样，就把五行分属于五脏，在中医学的术语上，五脏的概念就是五行，而五行也就成为五脏的代名词了。有人主张废除五行，其实，只要中医的五脏涵义不变，五行的影子就依然存在。

把五脏归属于五行，这叫作五行归类法。五行在中医学方面，除了作为生理、病理的归类法之外，还有另外一个作用，就是作为疾病现象的说理工具，下面就分别谈谈这两个问题。

（一）五行归类法的应用

用五行把各种生理现象和病理现象归类于五脏，这种归类法，自成系统，容易掌握。譬如以肝来说吧、如眼球的黑睛、妇女的乳房、男子的阴囊、脏器的韧带，都属肝。因为这些器官，非筋即膜，而筋膜都能伸能缩，所以只有以"木曰曲直"来说明，才最为概括，最为适合。又如，五志分属于五行，归类于五脏，也最能说明问题。怒是由于心情不条达，怒的本身，就有要求疏泄之意，就属于木，归类于肝；悲则气消，消就是肃杀、沉降之意，就属于金，归类于肺；心主喜，喜是心里亮堂，兴奋向上，故属火；脾主思，思是上下四旁无所不想，类似土生万物，故属土；肾主恐，恐有伏匿蛰藏之意，犹水之就下，故属水。这样分类，除了容易掌握之外，还为纠正这些特点，治疗五志过极的疾病，提供了五脏辨证和制方用药的根据。譬如刘河间云："五行之中，惟火有笑，昔人治笑不休，口流涎，用黄连解毒汤加半夏、姜汁、竹沥而笑止。"这显然说明笑不休是火有余又挟痰涎。又如治恐，除少数用壮气或镇神者外，也大都以补肾为主，如六味丸加枸杞、远志，或肾阴虚用八味地黄汤等就是。《素问·举痛论》云："恐则精却。"精就属水而归于肾。而且恐有伏匿蛰藏之意，所以治恐就绝对不可用治怒那样的镇静药。治怒需要平肝、镇肝、疏肝，如生铁落饮、柴胡疏肝汤等。丹溪治怒用香附末六两、甘草末一两，每白汤下二钱，也是治肝。《金匮要略》治悲伤欲哭，用甘麦大枣汤。张路玉常用生脉散或二冬膏加生姜、大枣，治肺燥欲哭。凡此都是凉润药。主要是润肺燥，也稍有甘凉泻火的作用。依五行来说，肺属燥金，最怕火刑。依此类推，凡治善悲症，除极个别是由于情志不舒形成痰郁欲吐者外，一般禁用金石燥烈药。

在《灵枢》"本神""九针论"还有心藏神、肺藏魄、肝藏魂、肾藏志的说法，也是五行分类法的反应。"本神"说："生之来，谓之精，两精相搏谓之神。"这是说，伴随"生之来"的形体，叫作"精"。生之来的形体之精，得到后天物质之精的营养，就会"两精相搏"，产生聪明智慧。聪明智慧就叫"神"。精和神都是要活动的。神的活动有外向和内向两种，想到远处，想到未来，创造发挥，演绎推理，属于外向，这叫作"往"；考虑现在，思维眼前，归纳问题，总结经验，属于内向，这叫作"来"。或往或来，都是神在活动，就叫作"魂"。形体的活动也是这样，有内向，有外向。动作是外向的，叫作"出"；感觉是内向的，叫作"入"。或出或入，都通过形体，这就叫作"魄"。因此"本神"又说："随神往来者谓之魂，并精而出入者谓之魄。"可见精、神、魂、魄，是人体脑力活动和体力活动的综合，是不可分割的一个整体。从本体来说，叫做神和精。若从其作用来说，又叫作魂和魄。而神又是生于精的，精衰神也衰，精足神也足，二者不能孤立存在。魂和魄又是互相协调的，有思维才有动作。如果不相协调，如做梦吧，是魂动而魄静。梦游，是魄动而魂静。这就是精神互相脱离，就是不正常，甚至是病态。

由于神虚（非物质）而精实（物质），所以神属火（火于卦为离而中虚）而归于心，精属水（水于卦为坎而中满）而归于肾。魂升（无形，容易消散）而魄降（有形，常在），就魂属木而归类于肝，魄属金而归类于肺。同样是大脑皮质的作用，静而不动就叫作神而属于心，动起来就叫作魂而属于肝。可见依五行而归类的五脏，不一定是指各个不同的实际脏器，有时只是生理或病理的说明，或分类法罢了。正因为这样，所以李东垣学派有所谓"肺之脾胃虚"，"心之脾胃虚"，"肝之脾胃虚"等等，那一脏缺乏营养，就叫作那一脏的脾胃虚。《难经·四十九难》有"肾主湿，入肝为泣，入心为汗，入脾为液，入肺为涕，自入为唾"的说法。"湿"，即水的同义语，这说明哪一脏都有水有津液，就有肾入到哪里。反之，哪里缺乏津液，就是哪里肾虚。所以筋膜失于濡养，痉厥瘛疭，叫作水不涵木；心中烦热，躁动不安，叫作心肾不交。可见中医学中的五脏，虽然有时是指实体脏器说的，而也有的只是生理或病理的提示。同样，药物的归经，实际也是五行分类，基于这样一些体会，就会发现中医学中的五脏辨证，就是五行辨证，从而对于五脏的实际意义，能有新认识。

今以腹泻为例，作以说明。先说肾泻。肾泻是五更泻中最常见的一种，主治以四神丸。古人对于四神丸的作用，曾作过这样的解释：补骨脂之辛燥，入肾以制水；肉豆蔻之辛温，入脾以暖土；五味子之酸收，收坎宫耗散之火，使少火生气以培土；吴茱萸之辛温，以顺肝木欲散之势，为水开滋生之路。一个下焦阳衰阴盛的腹泻，却分成水、火、土、木，这只能是病理分析，而不是不同脏器之间的相互作用。

又如傅青主治完谷不化，饮食下喉即出，日夜数十次，甚至百余次，用清凉泻火药不效时，用熟地、白芍各三两，山茱萸、茯苓、甘草、车前子各一两，肉桂三分，叫作补水以降火。所谓"补水"，包含着现代输液的意思；所谓"降火"，就是兼能缓解肠蠕动过速（古人认为火性急速）。从以上可以大体看出，在中医学中，不管是生理、病理或者药理，都可以用五行来归类。

（二）五行说理的应用和评价

五行的第二作用，是用于临床说理。下面仍以腹泻为例，说明五行说理的具体应用及其优缺点。张景岳治脾肾虚寒作泻，或甚至久泻，腹痛不止，冷痢等症，用白扁豆、白术、炙甘草、干姜、吴茱萸、熟地、山药，名胃关煎。为什么叫"胃关煎"？是因为"肾者，胃之关也"，所以除了用扁豆、白术、甘草、干姜补脾温中之外，还要用熟地、山药补肾以巩固胃之关。

易简胃风汤，治风冷乘虚入胃，出现水谷不化、泄泻注上、腹胁虚满、肠鸣疠痛，或肠胃湿毒，下如豆汁，或下瘀血，日夜无度，及妇人妊娠久痢、胎漏黄汁等。方名"胃风汤"，说明病灶在胃而病理是风邪。风邪属于肝木，克土就水谷不化，肠鸣腹痛。风性数变，就肠动过速，日夜无度。肝气不宁，就腹胁虚满。肝不藏血，就下如豆汁，或下瘀血。因此，方用当归、川芎、白芍养肝，肉桂平肝，人参、白茯苓健脾，粟米留恋肠胃。总之，方名胃风，"风"就是肝木之邪，全部病因、病理、症状、治则，全包括在这个"风"字之中。

痛泻要方，是刘草窗的方剂，治肠痉挛腹泻，痛一阵，泻一阵，虽泻而痛仍不减。肝的变动为"握"，"握"即痉挛，大腹的部位属脾，因此把痉挛性的腹痛叫作"木克土"。"木克土"既是病理的说明，也是处方用药的指导，以防风、白芍泻木，白术补土，陈皮调气。如果体会到平肝就能制痉挛，那么痉挛性呕吐，同样可以用本方加半夏、生姜。

以上几例腹泻，病灶都在肠胃道，可能是肠胃自身不同病理的不同反应，也可能是肠胃外的某些因素作用于肠胃。不管怎样，只依据脉证，归类于五行，并用"火衰""火盛""水亏""木旺""土弱"等五行或五脏来说理，就可以得出相应的有效的方剂。而且关、风、肝、脾、火、土等及方名，都是说理，这可见五行说理的本身，就包括在五行归类法之中。

明末罗国纲治一患者，木旺克土，脾虚发泄，每春发夏止，肝脉弦、脾脉弱，一早泻10余次，病程20年，凡补脾止泻之药，遍尝不效。为制平肝补脾汤，即从胃风汤中去粟米，加炙甘草，去川芎加木瓜，去人参加沙参，再加白豆蔻，一服立止，永未再发。这一医案，若以西医学来分析，还不容易把病理做出完整而明确的说明，自然也就没有特效的治法。但用五行作说明，春季木旺，夏属火，子盗母气，肝气渐平，所以春发夏止。早晨寅卯升发之时属木，肝脉弦是木旺，脾脉弱是土弱。总之，是木旺克土。因此，用归、芍柔以养肝，用肉桂辛以平肝，沙参、木瓜养肝和胃，白蔻、白术、茯苓、甘草健脾止泻，这样，使肝不妄动，脾气不虚，就能达到"一服立止，永未再发"这样的效果。这说明，有一些在西医学还不能解决的问题，用五行说理却能圆满地解决，足见在今天，五行说理仍然有极为重要的临床价值。

五行说理，在某些情况虽然能很恰当地解决问题，但是如果运用不当，就会形成机械教条，或者穿凿附会，似是而非。譬如五行学说中的子为母复仇就是这样。如说金克木，木能生火以克金；木能克土，土也能生金以克木……这叫作子为母复仇。实际这远不如《素问·至真要大论》中所说的"亢则害，承则制"更为科学。"亢则害"，是说任何事物，走入极端，就会导致有害的结果。但是另一方面，正是事物过亢的时候，该事物的本身内部，承之而起的新生力量，就是该事物的制约者，这就是"承乃制"。人体在疾病过程中，往往会自然痊愈，这叫作自然疗能。自然疗能，就是"承乃制"的效果。又如西医学中的血清、疫苗吧，它就是亢则害的产物，而产生"承则制"的效果。若以"子复母仇"和"承乃制"相对比，显然五行复仇说是落后的。

又如，古人的处方有名左金丸的，就是利用五行学说来说明药物的性能。"左"代表肝，"金"代表肺，方义是：肝火犯胃，胃痛泛酸，须要平肝。能平肝的只有肺金，肺又怕火，所以用黄连泻心火，把肺金从火里解放出来以制约肝木，肝木受肺金克制，不敢凌土，胃病也就好了。这叫作"治在左而制从金"，所以名左金丸。这是多么迂回曲折、繁琐教条的解释呀！如果这样陷进去，那么五行之中子又有子，母复有母，生克交叉，往复循环，就必然像陆逊进入诸葛亮的八阵图一样，处处是路，却又始终走不出来，如果撇下五行，更简单地说，这是湿热胃痛，用黄连燥湿清热，少加吴茱萸以为反佐，苦温降利，使守而不走的黄连更容易发挥作用，不是更容易为人们所理解，更容易为人们所接受吗？

以上说明，以五行生克指导临床，如果运用不当，就可能流入迂曲繁琐的泥坑。而更需要注意的是：要防止走上机械五行论，陷入形而上学的邪路。这个问题，后面再讲。

四、如何正确理解中医学中的五行

由于中医学中的五脏，以及五脏有关的各个方面，都是以比类、取象的方法和五行联系在一起的，所以对待中医学中有关五脏和五行的论述，就不可死扣字面，而是要求理解它的真实涵义。譬如前面所提五志分属于五脏，就有人反对，认为五脏不会有智慧、性情，只有大脑皮层才是智慧、性情的根源。这就是不能正确理解五行的缘故。五志和五脏，是以比类而联系在一起的，并不是说每一脏都有它自己的智慧和性情。试看造字，喜、怒、忧、思、悲、惊、恐，除了喜字从"壴"从"口"，属于会意字以外，其余都属于形声字。只有"惊"属外因，从"马""敬"声，其余属内因的都从"心"。可知古人把五志分属于五脏，是另有依据，并没有把这些智慧、性情和心及大脑皮层脱离开。

《素问·刺禁论》有这样一段话："肝生于左，肺藏于右，心部于表，肾治于里，脾为之使，胃为之市。"这里的左、右，是代表升、降；表、里是代表浮、沉。而升降浮沉，又离不开脾的营养和运化，所以又说"脾为之使"。这正好是五行各种性能的综合，对于生理和临床病理，都有很深刻的启发作用。可是竟有人机械地把左、右看成是解剖的部位那样，竟创出左胁痛属肝当治血，右胁痛属肺当治气的谬论，就是由于不能正确理解五行和五脏的关系的缘故。

也有人喜欢把五行生克，说成是五脏之间互相依存和互相制约的关系，这样的说法仍然接近于教条。因为中医学中的五脏，并不一定是指的实体脏器。而且像前面所说的那样，每一脏器本身的生理、病理的特点，都可以分属于五行。因此把五行生克说成是五脏之间的相互关系，不如更确切地称为"人体内各种功能之间的矛盾与协调作用"更有说服力。这些功能，包括气血的升降与循环，饮食的吸收与排泄，热能的产生与消耗，以及新陈代谢，精神调节。

《慎柔五书·师训》有这样一段话"夫地黄丸为肾家之剂。盖肾水枯则肝木不荣，木不荣则枯木生心火。"周学海注云："五行字面，乃医家循例之辞，读者当随其文而求其义。此所谓肾水，即津液也；肝木，即血汁也；心火，即亢炽燥热之气也。津不濡血，则血滞且干矣；血不涵气，而气亢愈悍矣，故曰枯木生心火。"周氏此注，可能还有不甚妥善之处，但是值得学习的是，他说"五行字面，乃医字循例之辞，读者当随其文而求其义"，是要根据其文的实际内容，来体会其所说的五行究竟代表的什么。这就是正确对待中医学的方法。反之，如果把五行看成僵死的、教条的，就会走向机械五行论，成为中医学中的糟粕，变成阻碍医学发展的绊脚石。

五、机械五行论的不同表现形式及其结果

（一）为理论而理论

五行用在临床上，其重要性并不是互相处于同等的地位。如以病因为例，在内伤方面，由于饮食不节或情志刺激的最多。而情志刺激的发病率也不相同，譬如喜就很少发病，怒就最容易致病。因此在临床上以肝病为最多。肝又是将军之官，发作起来不但能凌脾，而且能影响所有脏腑的功能。譬如《伤寒论》中就有"乘脾""乘肺"的描述。又如肺为娇脏，如果说金能侮火，也是没有的事。因此，五脏之间的生、克、乘、侮关系，不应当列成刻板的公式，有就是有，没有就是没有，不应当把本来没有的关系也强凑上。

（二）五行自身的僵化

以五行代表五脏，本来就不是完美无缺的，因为五行代表五脏，有时只是采取了五行涵义的某一个方面，而不是所有方面。譬如以金代表肺，只代表其凉降之性，并不代表其坚实。金，质重而下降，但肺体却剔透空虚。如果不明白五行只是代表一两个方面，而强把火、木、土、金、水等同于心、肝、脾、肺、肾，就成了机械五行论。例如《难经·三十三难》就有这样一段问答："肝木象青，肺白象金，肝得水则沉，木得水则浮，肺得水而浮，金得水而沉，其意何也？"这里直把肝看成木材，把肺看成铁块。在中医学中这样的例子是不少的。

（三）五行数字的僵化

五行是五个单元，而世上的事物，并不是都可以用五来划分的，有的可能多些，有的可能少些。譬如季节，一年中只有春、夏、秋、冬四个，而不是五个；六气，就是风、寒、暑、湿、燥、火六个，也不是五个。若勉强纳入五行之中，就有分配上的困难。人们把四季之中最后一个季月，属之于脾；把六气之中的暑，合并于火。在讲到心和心包络时，又把火说成君火、相火，以求符合五这个数字，这都很勉强，也不妥当。这也是机械五行论的另一种表现形式。

除此以外，还有五行本身所代表的数字。如《素问·金匮真言论》就

提到：木数八、火数七、土数五、金数九、水数六。这些数字怎样产生的呢？前面提到《尚书·洪范》总结五行是："一曰水、二曰火、三曰木、四曰金、五曰土。"由于土无正位，无成性，而能成百物，为万物之母，其顺序又列在第五，因此人们就用"五"这个数字来代表已成而可用之物，把不包括五的一、二、三、四等，代表水、火、木、金的不同性能。代表不同抽象性能的数字，叫作"生数"，代表可用的具体之物的数，叫作"成数"。譬如"一"虽属水，却只代表寒；"二"虽属火，却只代表热，都不能代表具体可用的水和火。只有一加五等于六，才表示真正可以饮用的水；二加五等于七，才算真正可以燃烧煮饭的火。《伤寒论》有"发于阳者七日愈，发于阴者六日愈，以阳数七，阴数六故也"的论述，柯韵伯谓："七日合火之成数，六日合水之成数。"其理论根据就在这里。依此类推，三是木的生数，八是木的成数，四是金的生数，九是金的成数。至于土，从性能来说，虽然"无成性、无正位"，不能与水、火、木、金并列，但若从物质来看待，究竟也是五种物质之一，所以也把五作为土的生数，十作为土的成数。

《尚书·洪范》的一、二、三、四、五等，本来也是顺序的先后，并不表示数量的多少，也仅仅是一种简单的示意，并没有深入钻研的必要，但却有人偏偏从数字上做文章，蔓衍支离，牵强附会。譬如有人以雪花六出来证明六是水的成数，以蝎子腹部有八个点，来解释蝎子能入肝止痉挛，就是典型例子。把五行套上数字，这是机械五行论的又一种表现形式。

（四）机械五行论的结果

"古代的辩证法，带着自发朴素的性质，根据当时的社会历史条件，还不可能有完整的理论，因而不能完全解释宇宙，后来就被形而上学所代替。"（《毛泽东选集》第 291 页）机械五行论者就是这样，他们不明白五行是最简单、最朴素的工具，只能用来说明极简单的问题，却总想用以解释所有的问题和问题的所有方面，这就必然解释不通，因而也必然走入另一个极端，把五行加以否定。譬如新安程芝田《医学心传》中的"颠倒五行解"就这样说："木亦能生水，肾水枯槁，须清肝以滋肾是也。木能生火，火亦能生木，肝寒木腐，宜益火以暖肝是也。火能生土，土亦能生火，心虚火衰，宜补土以养心是也。土能生金，金亦能生土，脾气衰败，须益气以抚土是也。"又说："如金可克木，木亦可克金，肝木过旺则刑肺金也。木可克土，土亦可克木，脾土健旺则肝木自安也。土可克水，水亦可克土，肾水泛溢则脾土肿满也。水可克火，火亦可克水，相火煎熬则肾水销烁也。火可克金，金亦可克火，肺气充溢则心火下降也。"这就是对于五行生克的否定，也是机械五行论的必然结果。

六、五行的存废问题

五行的存废问题，是当前中医界正在争论的一问题。有人认为，以五行阐发中医学理论，指导中医临床，由来已久，如果废了，便无所适从，所以主张保留。也有人认为，五行已是落后的东西，囿于五行，便阻碍中医学的发展，因此主张废除。两种争论，相持不下，迄无结论。作者认为，任何事物，其进入历史舞台和退出历史舞台，都是其当时的历史条件和本身的作用所决定的，五行也必然如此。当中医学发展到在五行还能说明问题的时候，和只有用五行才能说明问题的时候，五行就应运而生，想废也废不了。但是任何事物，其历史使命，都有其局限性。中医学继续发展，当发展到五行已经不能说明问题的时候，或者发展到另有更好的说理工具的时候，以及五行自身已经僵化的时候，五行就必然地要退处于无用武之地。这就是五行存废的关键所在。如果撇开这些条件去空谈存废，就必然是行不通的。但是以上所说的这些条件，有的可能由于历史的不断发展而逐渐形成，也有的譬如说更好的说理工具，可能通过人们的主观努力而创造出来。尤其是在现代，有科学的认识论和方法论，把日新月异的现代的科学医疗技术，同丰富多采的中医学遗产结合起来，通过实践，上升为更深刻、更正确、更完全的理论，取代五行学说，丰富医学的内容，为创祖国新医学做出贡献，不但是必要的，而且也是可能的。

要创造新理论，就要团结中西医。一方面要防止由于五行学说尚有部分指导临床的优点而抱残守缺的保守主义，另一方面也要批判废医存药的民族虚无主义。因为这两者是中西医之间的最大鸿沟，是创造祖国新医学的最大阻力。不铲掉阻力，要想前进是不可能的。

整理者按："五行学说"是与"阴阳学说"并列的属于中医学术中的重要的基础理论概念。尽管关于五行的存废的争论几起几落，但至今仍尚无定论。为什么会这样？如何看待五行？五行学说的前途究竟如何？这些问题，如果不站在唯物史观的立场上，不运用辩证法去分析认识，恐怕是很难得出合理的结论的。而我们认为先生的这篇医论的最为可贵之处有两点：其一，全文始终运用唯物辩证法分析问题、认识问题、解决问题。其二，全文从源到流、从概念到运用、从广义到中医、从优势到短处、从形式到结果，以至从存到废，几乎涉及五行的所有问题，均系统而全面地进行了论述。确实是关于五行学说的一篇很有分量、很有价值的论文，很值得一读。

全文显示了先生对五行学说的全面的思考和深刻的认识。从第一个题目"五行的产生到具体概念的形成"，到第五个题目"机械五行论的不同表现形式及其结果"，这是全论的第一大部分，主要内容是有关五行学说的产生、演变、运用、引申、形式及结果等。中心是五行学说本身的探讨问题。第二大部分，即是论文的最后题目"五行的存废问题"，这实质是如何看待五行的归结问题。我们十分欣赏也完全同意先生的观点：任何事物，其进入和退出历史舞台，都是其当时的历史条件和其本身的作用所决定的，五行也必然如此。可以说，五行学说的存废问题，不能人为地规定，也不取决于几次争鸣和讨论，它必将伴随着中医学的发展历史，自然而然地走向自己的归宿。

冲 脉 粗 谈

一、冲脉的特点、作用及循行路线

冲脉属于奇经。凡属奇经，就和十二正经不同，它没有表里阴阳的配合，也没有与之相络属的脏腑。但是它"受纳诸经之灌注，精血于此而蓄藏"（景岳），又"主渗灌溪谷"（《素问·痿论》），"渗诸阳，灌诸精"，"渗诸络，温肌肉"（《灵枢·逆顺肥瘦》）。而且"上自头，下自足，后自背，前自腹，内自溪谷，外自肌肉，阴阳表里，无所不涉"（景岳），因而"为五脏六腑之海，五脏六腑皆秉焉"（《灵枢·逆顺肥瘦》）。

冲脉不但作用与十二正经不同，就是它的起止和经行的路线，也较为特殊。它不与其他经脉相衔接，而是自成一支。根据《内经》与《难经》的记载，有："冲脉、任脉皆起于胞中，上循背里，为经络之海，其浮而外者，循腹右上行，会于咽喉，别而络唇口。"（《灵枢·五音五味》）"冲脉者，起于气街，并少阴之经，夹脐上行，至胸中而散。"（《素问·骨空论》）"冲脉者，起于气冲，并足阳明之经，夹脐上行，至胸中而散。"（《难经·二十八难》）这说明：冲脉从胞中起而上行，共分两支，前支循腹夹脐上行，后支循背里上行。冲脉除了上行的前后两支外，还有下行的一支。《灵枢·逆顺肥瘦》说："其下者，注少阴之大络，出于气街，循阴股内廉，入腘中，伏行骭骨内，下至内踝之后属而别。"（《灵枢·动输》与此略同）至此又分两道，一道后而下："其下者，并于少阴之经，渗三阴。"在阴交穴与太阴、少阴合。一道前而下："其前者，伏行出跗属下，循跗入大指间，渗诸络而温肌肉。"冲脉不但有上行下行的主支，而且上行至胸中而散后，还有一些末梢、别络，与其他经络有关系。它有一支别而络唇口（《灵枢·五音五味》），一支在咽喉与阴跷脉交会（《难经·二十八难》），还有一支出于颃颡，渗诸阳，灌诸精（《灵枢·逆顺肥瘦》）。此外，《灵枢·海论》还说："其输上在于大杼，下出于巨虚之上下廉。"《素问·痿论》又说："与阳明合于宗筋。"大杼是足太阳穴，上下巨虚是足阳明经穴，这样看来，冲脉与其他经络也有不少的关系。

二、冲脉为病的症状、病机与脉象

冲脉虽然可以分为上行、下行和主段的一些支络，但其中的主要部分却是上行循腹、循背的两支，所以本节所提冲脉之为病，也主要是在这一段上。《素问·骨空论》云："冲脉为病，逆气里急。"这就是冲脉为病的特点。但是逆气里急，是怎样表现出来的呢？其病理和治则又是怎样的呢？下面就谈这些问题。

根据古代医籍的论述，逆气里急有以下几种表现形式：

（一）"青龙汤下已，多唾，口燥，寸脉沉，尺脉微，手足厥逆，气从少腹上冲胸咽，手足痹，其面翕热如醉状，因复下流阴股，小便难，时复冒者。"（《金匮要略·痰饮咳嗽》）

（二）"心胸中大寒痛，呕不能饮食，腹中寒，上冲皮起，出见有头足，

上下痛而不可近。"(《金匮要略·腹满寒疝宿食》)

（三）"烧针令其汗，针处被寒，核起而赤者，必发奔豚，气从少腹上冲心者……"（《伤寒论·太阳病》）

（四）"奔豚，气上冲胸，腹痛，往来寒热。"（《金匮要略·奔豚气》）

（五）"奔豚病，从少腹起，上冲咽喉，发作欲死，复还止。"（同上）

（六）"阳衰之后，荣卫相干，阴损阳盛，结寒微动，肾气上冲，咽喉塞噎，胁下急痛。"（《金匮要略·水气》）

（七）太阳病，无汗而小便反少，气上冲胸，口噤不得语，欲作刚痉。"（《金匮要略·痉湿暍》）

（八）"伤寒阴阳易之为病，其人身体重，少气，少腹里急，或引阴中拘挛，热上冲胸，头重不欲举，眼中生花，膝胫拘急者。"（《伤寒论·阴阳易》）

（九）"胃脉四道为冲脉所逆，胁下少阳脉二道而反上行，名曰厥逆。其症气上冲咽，不得息，而喘息有音，不得卧。"（李东垣）

（十）"假令得肾脉，其外证面黑，善恐，欠，其内证脐下有动气，按之牢若痛。其病逆气，少腹急痛。"（《难经·十六难》）

除此以外，还可以列举一些，但仅从以上几条也可以看出，其中有一个共同点，就是逆气而里急。也就是李东垣所说的："凡逆气上冲，或兼里急，或作躁，皆冲脉也。"逆气里急虽然是冲脉之病，但是根据上列各条，都只说是通过其他脏腑迫使冲脉气逆，而不是冲脉自身受病。如《难经·十六难》的一段，虞注就说："肾气不足，伤及冲脉，故逆。""伤"，就是影响的意思。因此，这里主要研究一下，都有哪些脏腑，什么病因能影响到冲脉。

叶天士云："凡冲气攻痛，从背而上者，系督脉为病，治在少阴。从腹而上者，系冲任主病，治在厥阴，或填补阳明。"（引自徐玉台《医学举要》）这是把冲脉为病联系到其他内脏的具体提法。叶氏把冲脉病逆气里急的病机，推原到肝和肾，其理论根据实来源于《素问·阴阳离合论》，论中说："圣人南面而立，前曰广明，后曰太冲，太冲之地，名曰少阴。"这可以推想循背的一支，融会于肾脉。又说："少阳之前，名曰厥阴。"这又提示循腹上行必与肝发生关系。所以叶氏才根据从背、从腹，分别治疗少阴或厥阴。至于填补阳明，则是因为阳明脉行身之前，胃脉四道为冲脉所逆的缘故。

叶氏把冲脉的前后两支分别联系到肝和肾，除在理论上有《阴阳离合论》作根据外，也有临床实践的体会。譬如前面所列举的几条中，（一）（三）（六）都应治少阴，（四）（五）都应治厥阴，而（二）就要填补阳明。但是从背而上，从腹而上，诊断上并不容易分析清楚，于是也有不分前后，把肝肾的作用统一起来作为冲脉为病的机制的。如张寿甫说："冲脉为肾脏之辅弼，气化相通，是以肾虚之人冲气多不能收敛而有上冲之弊。况冲脉上系，原隶阳明胃腑，因冲气上冲，胃腑之气亦失其息息下行之常，或亦转而上逆，阻塞饮食，不能下行，多化痰涎，因腹中膨闷，嗳气，呃逆，连连不止，甚则两胁胀痛，头目眩晕。其脉则弦硬而长，乃肝脉之现象也。盖冲气上冲之症，固由于肾脏之虚，亦由于肝气之横恣素性多怒之人，其肝气之暴发，更助冲、胃之气上逆，故脉象如此。"这样，他把冲脉说成是肾虚，只有其中之甚者，是素性多怒之人，兼肝气横恣之故，其脉亦弦硬而长。张寿甫把冲脉说成是肝、肾、冲、胃统一体的因果关系，与叶氏有所不同，但都把病机归之于肝肾，则是一致的。临床治逆气里急，既可以温肾纳气，有时又要平肝镇肝，更有的应当温摄与潜镇并用。不管怎样治疗，都需要脉证合参，仅凭不易掌握的从背从腹，或以为冲病本肾虚，病甚由肝旺等教条般的分析，是不妥当的。

逆气里急，不但可以由肝肾通过冲脉而出现，实质是不论哪个脏器，只要受邪后引起脏气不安，就都可能出现。如《灵枢·四时气》："腹中常鸣，气上冲胸，喘不能久立，邪在大肠……小肠控睾，引腰脊，上冲心，邪在小肠者，联睾系……善呕，呕有苦……邪在胆，逆在胃……饮食不下，膈塞不通，邪在胃脘；小腹肿痛，不得小便，邪在三焦约。"以上出现病灶都不在肝肾，这说明导致逆气里急的原因是很广泛的。

下面再谈谈冲病的脉象。张寿甫论冲病肝旺的脉象是弦硬而长，这与《脉经》同。《脉经》云："两手脉浮之俱有阳，沉之俱有阴，阴阳皆盛（轻按重按皆有力），此冲督之脉也。"又说："脉来中央坚实，径至关者，冲脉也，动苦少腹痛，上抢心，有疝瘕遗尿，胁支烦满，女子绝孕。"（此本于《素问·骨空论》）又说："尺寸俱牢，直上直下，此乃冲脉，胸中有寒也。"张锡纯和《脉经》，都以弦牢为冲病的脉象，也只是提示逆气里急时的一般脉象，并不是说所有的逆气里急都一定脉象弦牢。李东垣说："盖此病随四时寒热温凉治之。"冲病既然有寒热温凉的不同，脉象自然也不能一致，譬如《金匮·痰饮咳嗽》服小青龙汤之后出现的气冲，就是寸脉沉、尺脉微，而不是弦牢或弦长。因此，对于冲病的脉象，应该说主要是弦长或弦牢，但也不排除其他脉象，如脉沉、脉微或浮大无力等。

这里还要说明一下，肝气横逆，肾气不摄，并不都叫冲脉病。譬如肾不纳气，而只是短气，肾水凌心，只是心下悸，肝气犯胃，只是呕吐，却不出现逆气里急的症状，就只叫肾虚或肝气，而不叫冲脉病。只有出现逆气里急，如气上撞心、上冲咽喉等，才算冲脉之为病。

三、逆气里急的治法

冲脉既然有从腹从背之别，受有少阴、厥阴之逆的结果，因此，凡能潜纳肾气、平肝镇肝的药物，就是降冲的药物。也可以说，除了安肾镇肝的药物以外，就很少有所谓降冲的药物，如果有，也只是一些降胃的药，如半夏、赭石之类。由于安肾、镇肝可以降冲，所以这一类的治法，有时也叫降冲、镇冲、安冲等。治冲既然是或治肝或治肾，李东垣也说："随四时寒热温凉治之。"这就说明治冲需要辨证，没有成方可守。譬如前面所提的古医籍所载的 10 段，就有火、有寒、有寒邪挟水之异，没有可以通用的方剂。这就要重新认识"诸逆上冲皆属于火"的问题。"诸逆冲上，皆属于火"，见于《素问·至真要大论》中的病机 19 条。张景岳解释说："火性炎上，故诸逆上冲属于火。然诸脏诸经皆有逆气，则其阴阳虚实有不同矣……虽诸逆上冲皆属于火，但阳盛者火之实，阳衰者火之虚，治分补泻，当于此察之矣。"从这段解释来看，张景岳已经很明白，诸逆上冲并非皆属于火，只是要为病机 19 条圆其说，才提出火分虚实，治分补泻。但试问，火衰也能算火吗？

诸逆上冲，未必皆属于火，这已很清楚。然而如果是冷气上冲的话，则又毫无疑问是确属于火，这又是一条定理定则。如朱丹溪说："上升之气，自肝而肺，中挟相火，自下而出，其热为甚，自觉其冷，非真冷也，火极似水，积热之甚。"余师愚也说："病人自言胃出冷气，非真冷也，乃上升之气，自肝而出，中挟相火，自下而上……阳亢逼阴，故有冷气。"至于治法，丹溪主张投以辛凉，行以辛温，制伏肝邪；治以咸寒，佐以甘温，收以苦甘，和以甘淡，补养阴血，阳自相附。

逆气上冲，有从丹田起，急速撞击而上，发为呃逆，对比之下，其他冲逆反觉势缓力弱，这是冲脉逆气的典型症状，也必属于火。《临证指南医案》中邹时乘曾说："丹溪谓呃逆属于肝肾之阴虚者，其气必从脐下直冲上出于口，断续作声，必由相火炎上，挟其冲气，乃能逆上作呃，用大补阴丸峻补真阴，承制相火。东垣尝谓阴火上冲而吸气不得入，胃脉反逆，阴中伏阳即为呃，用滋肾丸以泻阴中伏热。"

由此可见，只有上冲之觉有冷气者，或自下焦急速上冲呃逆连声者，才必属于火。其余逆气上冲诸症，属火的固然不少，而属虚寒者，亦常有之。则"诸逆上冲皆属于火"，自不能教条式地看待。

四、其他冲脉病

"逆气里急"，这只是冲脉为病的主要表现，并非除此以外再无所谓冲脉病。根据《内经》，冲脉还能有如下的一些病理表现。

（一）月事衰少及时时前后血

《素问·上古天真论》："女子……二七而天癸至，任脉通，太冲脉盛，月事以时下，故有子。""七七任脉虚，太冲脉衰少，天癸竭，地道不通，故形坏而无子也。"这说明冲脉与月经有关系。冲任脉旺盛，月经就会按时而下，反之，冲任脉虚，就会经闭不来。张景岳说："胞络者，子宫之络脉也。"又说："胞中之络，冲脉之络也。"冲为血海，所以子宫之胞络出血，或月事不来，都是冲脉为病。张寿甫有理冲汤、理冲丸、安冲汤、温冲汤等方，其方之所以名冲，就是因为都是治的冲脉病。尤其是固冲汤和安冲汤，都治月经多而且久，过期不止，或不时漏下，更证明是治的子宫络脉损伤，也就是冲任脉之络损伤。

张氏固冲汤、安冲汤的立方本旨，来源于《素问·腹中论》的四乌贼骨一藘茹丸。该方治"少年时有所大脱血，若醉入房中，气竭肝伤，故月事衰少不来"及"时时前后血"之病。《腹中论》把冲脉损伤称为肝伤之病，可见冲脉、子宫、肝经三者，在中医学的术语中，有时所指相同，不能强分。

（二）子喑

《素问·奇病论》云："人有重身，九月而喑，此为何也？岐伯曰：胞之络脉绝也。"张景岳认为，胞之络脉，就是冲任之络。就是说，子宫中冲任之络脉，受已发育到9个月的胎儿的压迫，致使与肾脉阻绝不能相通（冲脉起于肾下），肾气不能上达喉咙与舌本，所以声音不出而形成子喑。这样看来，子喑虽然是由于肾脉阻绝，但其所以阻绝，则是胞中冲脉受压迫，不能与肾相通的缘故。

（三）无须

《素问·五音五味》提到：冲脉能充肤热肉，淡渗皮毛，其浮而外者，循腹上行，会于咽喉，别而络唇口，所以唇口生髭须。在妇女则由于月事以时下，屡屡脱血。在宦者则由于却其宗筋，使冲脉受伤，血泻不复，都不生髭须。此外，还有天阉，虽然未脱血，也未去其宗筋，但是先天就冲脉不足，所以也不生髭须。

（四）跗上脉不动

《灵枢·动输》云："冲脉者，……并少阴之经，下入内踝之后，入足下。其别者，邪入踝，出属跗上，入大指之间，注诸络，以温足胫，此脉之常动者也。"《灵枢·逆顺肥瘦》认为："别络结则跗上不动，不动则厥，厥则寒矣。"这里所说的冲脉别络结，很像下肢脉管炎。

（五）两股如沃汤之状

《灵枢·百病始生》云："其着于伏冲之脉者，揣之应手而动，发手则热气下于两股，如沃汤之状。"这是由于冲脉"其下者，注少阴之大络，出于气街，循股内廉"，所以病在伏冲之脉，能出现这样的症状。两股如沃汤之状，亦见于胞痹。《素问·痹论》云："胞痹者，少腹膀胱，按之内痛，若沃以汤，涩于小便，上为清涕。"全元起本"内痛"作"两髀"。"髀"，即股，与上文"热气下于两股"相同。

冲脉病能致热气下于两股的最好说明，是《金匮要略·痰饮咳嗽》的一段："青龙汤下已，多唾口燥，寸脉沉，尺脉微，手足厥逆，气从少腹上冲胸咽，手足痹，其面翕热如醉状，因复下流阴股，小便难……"这是说咳逆倚息不得卧的病人，本来就肺气不降，逐渐加重，就更令肾不纳气。冲脉起于肾下，"为肾脏之辅弼，气化相通"，肾气本来就不固摄，又予以发越的小青龙汤，就更容易助长肾气上冲之势，所以致成"气从少腹上冲胸咽"，面部也"翕热如醉状"。当药力已过之后，倏又热气下于两股，如沃汤之状。这样的上冲下溜，证明了冲脉有上行、下行的两条路线，也证明了肾气不摄的冲脉易动，这也就是叶天士所说的"冲脉之伏脊而行者治在少阴"的举例。热气下于两股，很像西医学所说的"李文斯顿（Livingston）三角"，这个三角在缝匠肌内缘，大腿内侧缘，以及腹股沟韧带下一半所构成之三角区。在急性肾盂肾炎或输尿管炎急性梗阻时，此三角区之皮肤，对粗糙刺激感觉过敏，并且此区内体温稍高，皮肤发红。皮肤划痕、温热感觉过敏，亦可能存在。此等证候，只限于三角内，并以中心部最显著。尿自梗阻之肾冲出后，72 小时内，此等证候消失。这种情况，西医学称之为"腹内疾病之皮肤征候"，还没有令人信服的解释，但这与冲脉起于肾下，热气下于两股，非常符合。

（六）便难

便难，是伴随逆气里急所出现的症状，不出现逆气里急，也就不会出现便难。由于逆气里急，则不但胃失其息息下行之常，所有的气、血、津、液，也都随着受到影响，所以"便难"，也是胃脉四道为冲脉所逆的结果。便难随着逆气里急而出现的有：《素问·骨空论》："此（伏冲）生病，从少腹上冲心而痛，不得前后（大小便）为冲疝。"《金匮要略·痉湿暍》："太阳病，无汗而小便反少，气上冲胸，口噤不得语，欲作刚痉，葛根汤主之。"《金匮要略·腹满寒疝宿食》："趺阳脉微弦，法当腹满，不满者小便难，两胠疼痛，此虚寒从下上也。"这几条之所以出现便难，都是由于气上冲，或"虚寒从下上也"，致使气机不能下降所促成的。不过欲作刚痉的气上冲胸，是外邪郁闭所引起，其病机与《伤寒论》中"太阳阳明合病不下利但呕"相同，而"虚寒从下上""两胠疼痛"，则是下焦虚寒所致成，所以重点都不治冲。但是主症愈后，冲气自平。冲气既平，大、小便也就不难了。

（七）喘动应手

这是指的按压腹部深处，腹主动脉喘动应手，未必是病态。《素问·举痛论》："寒气客于冲脉，冲脉起于关元，随腹直上。寒气客则脉不通，脉不通则气因之，故喘动应手矣。"

五、关于冲脉的名称问题

目前《中医基础学》对于奇经的论述，冲、任、督三经名称固定，路线分明。循腹中央直上的为任脉，夹脐上行的为冲脉，循背上行的为督脉，循行路线不同，名称、主病也各不相同。但在《内经》的不同篇章中，名称就不统一，有时还混淆不清。如《素问·骨空论》论督脉云："其少腹直上者，贯脐中央，上贯心，入喉，上颐，环唇，上系两目之下中央。"这实质就是现在所说的任脉，但《骨空论》仍称之为督脉。又如："此生病，从少腹上冲心而痛，不得前后，为冲疝。"这就是伏冲之脉，而《骨空论》也属于督脉。启玄子云："任脉循背，谓之督脉。自少腹直上者，谓之任脉，亦谓之督脉。由此言之，则是以背腹分阴阳而言任督脉，若云脉者，则名虽异而体则一耳，故曰：任脉、冲脉、督脉，一源而三歧也。"他又说："三脉本同一体，督脉即冲任之纲领，任冲即督脉之别名耳。"这说明古人言督脉，可以概括冲任，而言冲任，则只是指出督脉的某一分支。

然而也有的认为，并非循背就叫督脉，循腹就叫任脉。循背者有督脉，也有任脉，循腹者有督脉，也有冲脉。甚至冲脉与少阴脉合而盛大之后，仍然不能以少阴脉代替冲脉，仍然少阴是少阴，冲脉是冲脉。如《太素·骨空论》："其少腹直上者，贯脐中央……"杨上善注："有人见此少腹直上者，不细思审，谓此督脉以为任脉，殊为未当也。"又，《灵枢·百病始生》张景岳注伏冲之脉云："其上行者，循背里，络于督脉。"既云络于督脉，即督是督，冲是冲，虽相络，但不是一脉。

又，《灵枢·动输》："足少阴因何而动？岐伯曰：冲脉者，起于肾下……并少阴之经，下入内踝之后，此脉之常动者也。"杨上善《太素·卷十冲脉》注："其下行者，注少阴之大络下行，然不是少阴脉。"这说明

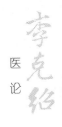

冲脉与少阴脉已合而为一脉，仍是少阴是少阴，冲脉是冲脉。可是《素问·疟论》启玄子注："伏膂之脉，谓膂筋之间，肾脉之伏行者也。"又把冲脉和少阴看成一脉。

又，《难经·二十八难》："冲脉者，起于气冲，并少阴之经，夹脐上行，到胸中而散。"

"并"，平行的意思，平行，仍不等于冲脉即少阴脉。但《针灸大成》认为，横骨、大赫、气穴、四满、中注、肓俞、商曲、石关、阴都、通谷、幽门左右 22 个少阴经穴，是少阴冲脉之会。这些穴位，主治腹痛、哕、噫、呕逆、大便不通、逆气肠鸣、气抢胁下等逆气里急的症状，也是冲脉的主病。这又证明冲脉和少阴不能分家。

六、关于冲脉的一些不成熟的看法

（一）根据《素问·上古天真论》，女子二七任脉通，太冲脉盛，就月事以时下；七七任脉虚，太冲脉衰少，就天癸竭，地道不通。《灵枢·五音五味》又提到冲脉络口唇，男子就生髭须，女子有月经，宦者去其宗筋，伤及冲脉就不生髭须，可见冲脉与副性征有关系。尤其是男子的脐中行，上至胸，下至曲骨，多毫毛密布，而女子则无此现象，这既与副性征有关系，也与冲脉夹脐上行至胸中而散相符合。因此，可以假设，冲脉的作用，是指性激素而言。

（二）人身的气血津液活动，是有升有降的，升而不冲，降而不陷，才能达到矛盾的统一。如果在某些情况下，但降不升，或降多升少，就是气下陷。反之，若但升不降，或升多降少，就是气上冲。前者可以说是冲脉之不及，后者可以说是冲脉之太过。不论陷或冲，都是腹内脏器在某种病因作用下所呈现的不同反应。那么存在不存在冲脉之为病，决定于有没有逆气里急这一症状。也就是说，出现了逆气里急这一症状，就算冲脉病。譬如说，由于肠梗阻而出现了腹痛呕吐，也影响到冲脉，那么冲脉之为病，实质是所有内脏冲逆的概念。后世医书，对于逆气上冲之证，多归属于肝肾，而且冲脉没有对立的穴位，其并少阴之脉下行，离开少阴也找不到冲脉，都可以对冲脉的有无打个问号。

（三）冲脉可能是束，而不是线。如果确实存在冲脉，但根据腹部毫毛及唇口髭须的分布，以及渗诸阳，温诸经，充肤热肉，温足胫等冲脉作用，都不是线。"至胸中而散"，可能是束的松散。另据冲脉夹脐，既可并阳明之经，又可并少阴之经，也足以作为束的证明。

整理者按：此文虽曰粗谈，实质上涉及了冲脉的所有问题，而谈的还极为深入细致。冲脉非属正经，乃奇经八脉之一。从中医著作来看，对其论述颇为杂乱，互为矛盾。先生在探讨中，分为两步，首先抓住常规，突出重点，确立基本概念。从第1个题目"冲脉的特点、作用及循行路线"到第3个题目"逆气里急的治法"，就是如此。讨论的方法是以说理为据，疏理条辨，去伪存真，揭示了冲脉的生理特点，包括功能、循环等；病理特点，包括症状、病变等；治疗特点，主要是降、镇、安冲诸法。全文的第二步，是从第4个题目"其他冲脉病"到第6个题目"关于冲脉的一些不成熟的看法"，着重讲冲脉的特殊情况、变证变法及对冲脉的假想。在学术上重点体现了冲脉的复杂性。特别是最后对冲脉的三种假想，很有意思。因是假想，尚且不论对错，但从中反映了先生善思的治学特点。由于冲脉本身的问题，先生此文对冲脉的探讨虽非尽善尽美，但仍不失为有关"冲脉"问题研究的一篇极为重要的论文。尤其围绕冲脉提出的涉及脏腑、病证、治疗、名称问题，颇能开人思路，为后学开展冲脉的研究奠定了基础。

谈清阳下陷与阴火上冲

什么是清阳？什么是阴火？阴火为什么会上冲？清阳下陷与阴火上冲又都表现出哪些症状？李东垣说得很明白。他说："内伤饮食不节，或劳役所伤……脾胃不足，荣气下流而乘肝肾，此痿厥气逆之渐也……既下流，其心肺无所秉受，皮肤间无阳，失其荣卫之外护，故阳分皮毛之间虚弱，但见风见寒，或居阴寒处，无日阳处，便恶之也。"他所说的"荣气下流"，正如他在《内外伤辨惑论·辨阴证阳证》中所说的"元气、谷气、荣气、清气、卫气、生发诸阳上升之气……其实一也"，是清阳下陷的同义词。清阳本应发腠理，若不发腠理，而反下流肝肾之分野，就会皮肤无阳，因而恶风恶寒。他又说："但避风寒，及温暖处，或添衣盖，温养其皮肤，所恶风寒便不见矣。"这是他把内伤清阳下陷的恶寒，和外感表证

"重衣下幕"尚不能彻底消除的恶寒，作了明确的鉴别。

他解释阴火上冲说："是热也，非表伤寒邪皮毛间发热也，乃肾间受脾胃下流之湿气，闭塞其下，致阴火上冲，作蒸蒸而躁热。"其症状是："上彻头顶，旁彻皮毛，浑身躁热作，须待祖衣露居，近寒凉处即已，或热极而汗也亦解。"这说明，促成阴火的物质基础，是下流肝肾的脾胃之湿，而其所以化为阴火，并使之上冲，关键在于"闭塞其下"。因为脾湿下流，在一般情况下，只不过是清阳下陷，只有在脾湿下流的同时，又闭塞其下，如下窍或下部某些脏器湿热肿胀，脾湿不能外泄，才能滞留不去，化为阴火。因为"火之为物，本无形持，不能孤立，必与一物相附丽，而始得存"。（费晋卿语）也就是说，脱离开病理组织或病理产物，火是不存在的，而下流之湿，闭塞其下，正好郁遏下焦阳气的升发运行，使其附丽而化为阴火。

阴火既不是生理的需要，就必受正气的排斥，不能下泄，就必然上冲，所以才上彻头顶，旁彻皮毛，浑身躁热。这段文字对于阴火的成因与症状，解释得很具体。

清阳下陷与阴火上冲，具体说明见于东垣《内外伤辨惑论》，但其理论根据，实创始于《内经》。《素问·阴阳应象大论》云："清阳出上窍，浊阴出下窍；清阳发腠理，浊阴走五脏；清阳实四肢，浊阴归六腑。"这里出上窍、发腠理、实四肢的清阳，是指饮食物消化后营养物质之轻清者。走五脏的浊阴，是指营养物质之稠浊者。出下窍的浊阴则指饮食物被消化吸收后残留的糟粕。归六腑的浊阴，则当是稠浊营养物质与糟粕之间尚未分解的混合体。这就是健康人对于饮食物消化后的吸收与排泄过程。如果营养物质之清者，不走上窍，不发腠理，不实四肢；而营养物质之浊者以及糟粕之类，不走五脏，不归六腑，不出下窍，这就叫作清阳不升，浊阴不降。《素问·阴阳应象大论》又说："清气在下则生飧泄，浊气在上，则生䐜胀，此阴阳反作，病之逆从也。"这就形成了病态。

"飧泄"和"䐜胀"，这只不过是"阴阳反作"之后所出现的症状重点举例而已。临床所见，清阳下陷与浊阴上逆，都各有其一系列的症候群。清气在下，除了出现常见的飧泄以外，还能出现带下、淋浊或崩漏下血等症状。同时由于肤表无阳，就时时恶寒，喜暖就温，以及惨惨不乐、声乏气怯、饮食乏味等。飧泄、淋浊、崩带等症，近代医学都归属于下部某些器官组织的慢性炎症，这些炎症的渗出和排泄物，也是浊阴，也出下窍。因此飧泄、带、浊等患者，不一定都出现阴火上冲。只有这些浊阴不出下窍，或者下窍不利而受到壅遏，即所谓"脾胃下流之湿闭塞其下"，才郁而化火，逆而上冲，这就叫作阴火上冲。阴火上冲常致胸中痞满，满闷也是䐜胀之类。同时火寻出窍，这就会或从三焦找皮毛为出路，能出现不定时的躁热，倏又自汗，使郁火得泄而躁热暂解；或出肝窍而两眼昏花、头昏脑涨；或出肾窍而耳鸣、耳聋等等。《素问·四气调神大论》所谓"阳气者闭塞，地气者冒明"，对于这一症候群也是最恰当的写照。

从以上所述可以看出，荣气上升，则为清阳，清阳是属于生理性的；而荣气下流，则为脾湿，脾湿是属于病理性的。其所以由生理变成病理，关键是劳伤脾胃，使脾不升清的结果。脾胃之气越下陷，下焦湿越重，越容易闭塞其下，出现阴火上冲的机会越多。反之，如果脾健气升，则湿化阳升而阴火就不容易产生。这就形成了一个公式：脾健→阴火衰，脾弱→阴火盛。这种关系，东垣称之为"火与元气不两立"。

生理性的清阳，既然可以由于劳伤脾胃而转变为病理的脾湿，那么要从病理状态的脾湿恢复正常的清阳，就理所当然地要求之于脾胃了。因此，治疗清阳下陷，必须补中益气。参、术、芪、草是必用的药物。在出现阴火的情况下，酌加苓、泽以利下窍，也是必要的。中医学中有所谓"甘温除大热"一法，就是指用参术芪草补中益气以治疗清阳下陷的发热而说的。

东垣补中益气汤，是治清阳下陷的一首示范方剂。其余如调中益气汤、清暑益气汤、升阳除湿汤、益气聪明汤、除湿补气汤，都是在补脾升阳的基础上随症加减而成。而补脾胃泻阴火升阳汤，则是兼治阴火上冲。东垣《脾胃论》深得《内经》之旨。古人云："不读东垣之书，则内伤不明。"这是深入体会的评语。

整理者按：李东垣的"清阳下陷""阴火上冲"理论与补中益气汤诸方的"甘温除热，"是中医学争鸣已久的问题，说法很多，至今尚无定论。先生探讨这个问题，不以其他理论妄作推测，而是紧紧围绕李东垣的原文原意进行分析（这就是正本清源，也是先生探析疑难问题的常用方法之一）。但仅此还不够，上挂还须下联，唯此其分析推论才条理、逻辑、系统。所以先生又联系《内经》关于清阳与浊阴的升降及脾胃的生理病理论述，最后得出脾健→阴火衰，脾弱→阴火盛的结论。脾虚不能升清，则清阳下陷；脾湿闭塞于下，则化为阴火；阴火冲逆于上，则发为燥热。因此治疗就必须补脾益气，升阳散火。补中益气汤等方的组成正本于此，也是"甘温"之所以能"除热"的原因所在。

其实，"阴火"之名，很不妥当。火本属阳，何以名"阴"？李东垣乃医学大家，不会不晓此理，然而所以冠以此名，是有深意的。我们认为，可以从两个方面体会之，一是相对清阳而言，清者属阳，浊者属阴，不为清阳（正气），则为阴火（邪气）；二是取义火生于湿浊下流，生于湿浊闭塞，下本属阴，湿又属阴，火生于阴，故名。

总之，我们认为先生关于清阳下陷与阴火上冲的探析及结论，是令人信服的。

《易》与医

一、从《易》与医的起源谈起

《易》是讲卜筮的书，医是"治病工"（见《说文》）。卜筮和治病，是两种不同的职业，但在中国古时，却都是巫的事。巫，是跳大神的人。《说文》："祝也，女能事无形以舞神者也，象人两袖舞形。"（按：巫亦包括男巫，《楚语》："在男曰觋，在女曰巫。"《周礼·春官神仕疏》则说："男，阳，有两称，曰巫，曰觋；女，阴，不变，直名巫，无觋称。"）"筮"字从巫。"医"字繁体作"醫"，《集韵》作"毉"，亦从巫，可证。

卜筮和治病，虽然都是巫的事，但在分工上也有所侧重，如《吕氏春秋》就说："巫彭作医，巫咸作筮。"当时虽然有的人信巫，有的人信医（《史记》"病有六不治，""信巫不信医"就是六不治之一），但大多数巫医并重，就在贵族中也是这样。如《左传·成公十年》中晋侯病，就请了桑田巫，同时也请来当时名医医缓。学术是不断发展的，卜筮由技术上升为理论，医学由简单到复杂，这就不是巫的事了。这样，不但思想体系二者各有不同的发展，就是作为职业来说，也都离开了巫，而各自成为专业。在《周礼》，医师隶于冢宰，筮人隶于宗伯，就是已分了家。

二、易学的发展及其思想内容

《易》与医虽然分了家，但是易学在哲理方面的发展，至今还明显地与医学有着千丝万缕的联系。为了讲明《易》与医的这种关系，首先要简要地介绍一下《易》的发展与思想内容。

《易》的最初，只有占卜的形式，以后才逐渐形成哲理，谈哲理有文字可查的是从孔子的"系辞"上、下传开始的。尤其到了宋代一些著名的理学家，对《易》的哲理的形成影响更大。总起来说，"易"有变易之义。"系辞传"："生生之谓易。"注："阳生阴，阴生阳，其变无穷。"也就是说，自然或人事，都不断地变化，有正常的变化，也有不测的变化，《易》就是这些变化的预测和解释，所以说："讲易见天心。""天心"亦即自然界的奥秘之意，"见天心"就是发现和解决这些奥秘。

"系辞上传·第十二章"："形而上者谓之道，形而下者谓之器。"这里所谓的"道"和"器"，也就是理论的技术之意。八卦，重之为六十四卦，三百八十四爻分阳爻阴爻，撰蓍、灼龟等都是技术上的问题，是可以看到的，所以是"形而下"者。而从这些卦爻中，推衍到一切事物发展变化的哲理，这就是"道"。"道"是难用图象作说明的，所以称之为"形而上"者。但哲理是从事物现象推衍而来，所以形上之道，不能离开形下之器。也就是说，如果没有形下之器作依据，是不能升华为形上之道的。

《易》既然从占卜的技术发展成一种哲理，于是学《易》者也就形成了两派：一派仍停留在占卜上，以撰蓍问卦作为职业；一派则推衍道理，研究宇宙的变化。因为易的卦爻有数也有理，前者重数不重理，必然走入唯心论的泥坑；后者则是借数说理，其重在理，就形成了一种朴素的哲学思想。在祖国的学术思想和文化遗产上，几乎每一领域都受《易》的影响，中医学自然也不能例外。所以医学虽然与卜筮早分了家，但在哲理方面，甚至其他方面，仍然与《易》有着千丝万缕的关系。这种关系，张景岳在《类经附翼》中就有《医易》一篇作了专门的论述，他说："天人一理者，一此阴阳也；医易同源者，一此变化也。岂非医易相通，理无二致？可以医而不知易乎？"

此外，日本《东洋医学会志》[29（2），1978]西泽道允在其《自然科学与阴阳五行的生理和中医治则》一文中就提到：想真正领会和运用针灸、《伤寒论》《内经》的精神实质，就要先读《易经》。这也说明了医易关系的密切。

《易》的流派，最初有三家，即《连山》《归藏》和《周易》。《连山》相传为神农所作，一说夏易《连山》。它是以艮为首，象山之出云，连绵不绝。《归藏》相传为黄帝所作，也有的说殷易《归藏》的，是以坤为首，象万物归藏于地。《周易》相传为文王、周公、孔子所作，因伏羲所画八卦，重之为六十四卦，三百八十四爻。秦焚书，《周易》独以卜筮得存，故于诸经中最为完善。其所以名为《周易》，有人说是因为易的道理周普，无所不备。也有的说，周指岐阳，是地名，即"周原朊朊"（《诗·大雅·文王之什·绵九章》）之周，所以别于殷易。《连山》《归藏》均已佚，现只存有《周易》。凡我国文化学术受有易学影响的，都是由于《周易》一书。

（一）《周易》简介

现存之《周易》，共分"上经""下经""系辞上传""系辞下传""说卦传""序卦传"及"杂卦传"等7篇，上经三十卦，下经三十四卦，每卦之六爻，相传为伏羲所画。卦下所系之辞，称为卦辞，是文王所作，以断一卦之吉凶。每爻下所系之辞，称为爻辞，是周公所作，以断一爻之吉凶。文王所系之辞，孔子又加以解释与发挥者，称为"彖曰"，亦即彖之含义的意思。其解释每卦卦象之辞，称为"象曰"，亦即"象辞"，亦系周公所作。但卦内各爻之"象曰"，有人认为是孔子所作。

"系辞上传"12章，"系辞下传"亦12章。"系辞"的本意，系指卦下所系之彖辞与爻下所系之爻辞。上下两篇所系之系辞相传都是孔子所作，系综合性地论述彖辞与爻辞的体例，并加以阐发者，因为无经可附，故独立成篇，称为"系辞"。这纯属于哲理方面。

"说卦传"，是比类推广八卦之象，属于《易》之形而下者。

"序卦传"，共上下两篇，解释卦名的涵义与卦之次序。

"杂卦传"一篇，简释卦名之意义。

（二）《易》的思想基础

全部《周易》讲的是阴阳。因为"阴阳者，天地之道也，万物之纲纪，变化之父母，生杀之本始"。阴阳的来源，基于太极，太极是阴阳之未分。所谓"太极"，也只是一种抽象概念，它不是指的任何事物，但任何事物都可以用太极作解释。譬如天地之未分，便是太极。分了，则轻清者上升而为天，属阳；重浊者下凝而为地，属阴。依此类推，任何事物的阴阳未分之时，都有一太极。宋代理学大师周敦颐就说："无极而太极，如吾心寂然无思，万善未发，是无极也。然此心未发，自有昭然不昧之本体，是太极也。"也就是说，当我们头脑未作活动时，就是一个太极，一旦动起来，或向好处想，或向坏处想，也就是太极分阴阳。又如，一个鸡子，就是一个太极，孵出小鸡可分雌雄，就生阴阳了。所以太极一分为二，就是阴阳；阴阳合二为一，就是太极。

但阴阳是复杂的，以阴或阳各作为一个太极，则阴阳之中复有阴阳。这样，阴阳就数之可千，推之可万了。

八卦之上，复各加以八卦，即成六十四重卦。不是简单相加而成的，而是在八卦的基础上，依照一分为二的增一倍法，由下至上，阴阳交错而自然形成的。"系辞上传"谓："刚柔相摩，八卦相荡。"邵康节称："八分为十六，十六分为三十二，三十二分为六十四。"也就是"数之可千，推之可万，万之大，不可胜数"的意思。

外卦加内卦形成六十四个独立的新卦，也有这样一种涵义，即任何事物的发展与变化，都是可以分阶段的。由第一阶段进入第二阶段，是属突变，突变可能会有波折。也就是说，分阶段看一切事物的发展与变化，每一阶段都是渐进的，量变的；而从前一阶段进入后一阶段，则往往是突变的，质变的。

内卦加外卦而定新名，"三多凶，四多惧"（"系辞传·第九章"），提示凡事物由第一阶段进入第二阶段的困难性与不稳定性。二与五多吉，是得内卦与外卦之中，且已稳定的缘故。

八卦中的三个爻，在某种意义上还有个主爻（六十四卦每卦也同样有个主爻），主爻都是从乾坤二卦而来。乾卦自始至终，自下到上，都是阳爻，得阳之全，故比之为父。坤卦自始至终，自下至上，都是阴爻，得阴之全，故之为母。震卦是一阳在上，即乾卦的初爻，初是第一的意思，降生的第一个男子，自然是长男了。巽卦是一阴在下，即坤的初爻，降生的第一个女子，也自然是长女了。其余坎为中男，艮为少男，离为中女，兑为少女，也都是根据阴或阳的主爻，在坤卦或乾卦中所处的位置而言的。

主爻之外与主爻阴阳相对立的两个爻，则是画家"烘云托月"之意，都是为主爻定位的。

三、《易》对中医学的影响

祖国所有的文化遗产，都受到易学的影响，其流入占卜、星相、堪舆之类的不必论，就是对于医学，影响也是很大的。如《左传·昭公元年》："晋侯求医于秦，秦伯使医和视之，曰，是谓近女室，疾如蛊……于文，皿虫为蛊，谷之飞亦为蛊，在《周易》，女惑男，风落山，谓之蛊，比同物也。"这是以《易》谈医的最早记载。下面再分别从生理、病理、药名、方名等加以陈述。

（一）生理方面

"说卦传·第九章"："乾为首，坤为腹，震为足，巽为股，坎为耳，离为目，艮为手，兑为口。"这是"近取诸身"，意义不大。

艮有止义，为山，鼻不动，故鼻梁称山根。

兑有缺义，为口，故唇上端称兑端。

山雷颐：艮上震下，艮为山，有止义；震为雷，有动义，故颐卦有上止下动之义。颐，又名辅车、牙车、颔车、类车等，即上下颌骨交合处。张口闭口时，上颌骨不动，只下颌骨动，也是上止下动，故名颐。

风地观：巽为风，在上，有动义；坤为地，在下，有静义。观，需用目，目的启闭，就是上睑动而下睑不动。

水火既济：坎为水为上卦，离为火为下卦，水升而火降，为水火既济。在中医学中，水火既济指心肾相交。

（二）病理方面

水火未济：离上坎下，与既济相反，为火水未济，即心肾不交。

《说卦传·第十一章》："巽……其于人也为寡发，坎……为忧，为心病，为目痛。"

鼓胀：亦称蛊胀，取义于山风蛊卦。《易》曰："蛊，坏极而有事也。""下卑巽而上苟止。"下卦为巽有顺从之义；上卦为艮，艮有静止不前之义。在下者只会顺从，在上者静止不动，就什么事也办不了，所以说："坏极而有事也。"

上卦坤，为地；下卦离，为火，称地火明夷。有人解释阳明病三急下证之"伤寒六七日，目中不了了，睛不和，大便难，身微热"，为火入地中，为明夷。

（三）用作药名

益母草又名坤草，取"坤为母"之意。脐带名坎气，坎气指肾中之阳。震为雷，故雷击木名震烧木，雷公藤名震龙根。

（四）用作方名

交泰丸，取义于地天泰卦。

清宁丸，又名乾坤得一丸，取《老子》"天得一以清，地得一以宁"之义。以乾坤代表天地，一即纯一不杂之义。

清震汤，震为雷，主治雷头风。方中有荷叶，荷叶有仰盂之象。故名。

巽顺丸，取义于"说卦传"中有"巽为鸡"之义，治妇人倒经。药用乌骨白毛鸡、乌贼骨、蘑茹等，以鲍鱼作丸。李时珍曰："乌鸡，益产妇，"故以乌鸡为主药作丸，名巽顺丸。

丽泽通气汤，《张氏医通》方。治久风鼻塞。药用羌、防、苍、升、葛、麻、芷、草、葱、椒、姜、枣。取义兑卦象辞："丽泽兑，君子以朋友讲习。"注："两泽相丽，互相滋益，朋友讲习，其象参此。"丽泽通气，即使两鼻孔互相通气之意。

资生丸，张锡纯方。取义坤卦象辞："至哉坤元，万物资生，乃承顺天。"

贞元饮，张景岳方。乾卦象辞有"元亨利贞"之文，"贞元"，有贞下起元之义。即到贞完了，又重新从元开始。

此外尚有坎离丸、坎官锭子、坎离既济丸、震泽汤、震蛰丹、兑金丹等，皆是以卦名作方名。

（五）用作书名

《履霜集》，清·达德著。是提倡有病早治之书，取义于坤之初六："履霜，坚冰至。"

《坤元是保》，宋·谢宗昂撰。取义于坤为母。坤卦象辞："至哉坤元，万物资始乃顺承天。"

《历代医学蒙求》，宋·周守忠撰集。取义于蒙卦象辞："蒙，亨。匪我求童蒙，童蒙求我。"

（六）解释六气

章虚谷云："六气并非六种不同元素，实不出乎阴阳。"他认为阴或阳之或多或少，或进或退，是形成六气的根本原因。并按《周易》的六十四卦对风、寒、暑、湿、燥、火进行了系统的解释。

又，《伤寒例》云："是故冬至之后，一阳爻升，一阴爻降也（指地雷复卦）；夏至之后，一阳气下，一阴气上也（指天风垢卦）。斯则冬夏二至，阴阳合也；春秋二分，阴阳离也。"也是以卦来解释一年的二十四节气。

以上所列，仅仅是为了帮助初学者领会医易同源的一些浅显的例证，若讲到深奥处，推论其广泛性，则医学上的一切正常生理和异常的病理变化，无一不与易理相关。举例说：《伤寒论》中的戴阳证之"郁冒汗出而解，病人必微厥"，不也正是坤卦上六之"六龙战于野，其血玄黄"的道理吗？明白了坤卦初六之"履霜，坚冰至"，就会知道"少阴病，脉沉者"，为什么要"急温之"了。明白了剥极而复，就会理解厥阴病的阴尽阳生。从此可知，易者，正如本文前面所说"有变易之义"。自然界的任何事物，无不变易，就无不与易理密切相关。

整理者按：中医与《周易》确实有千丝万缕的联系。岂止中医学，在中国科技与文化发展的历史长河中，可以说无不受到《周易》思想的影响。伴随着近年《周易》热的兴起，在中医学界也掀起了研究"易与医"的热潮。我们之所以选入先生的《易与医》一文，就是因为此文从《周易》的起源、发展、内容、思想及其对中医在生理、病理、方药诸方面的影响与联系，作了较为全面客观、深入浅出的阐述，是目前易与医学术探讨中比较好的一篇专论。

对于易与医及目前中医界的《周易》热，我们是有不同看法的，一是不必要"热"，二是有点"热"昏了头。《周易》原本是讲卜筮的书，尽管包含着朴素而丰富的哲理及阴阳变化的辩证法思想，但它究竟是讲天地自然及社会人生哲理的书，尽管中医深受其影响，但它终究不是中医专著。探讨一下易与医的理论渊源及相互关系是有益的。但其一，不能把中医学本来十分简明清楚的理论与概念，非要再用《周易》的语言或道理"注解"一番。因为《周易》本身就比中医深奥晦涩，用深奥晦涩的理论去解释简明清晰的概念，结果必然是越解越玄。表面上看，理论是"深奥"些了，实质上把浅显明白的东西给搞艰深难懂了，这是反科学的。其二，"热"点可以，但不能过火。易与医有联系，但《易》终究不是医，这个辩证关系必须摆正，孙思邈、张景岳均强调过：为医者要通易，这只不过是提示为医者应该知道中医思想及发展受《周易》的影响，学一点《周易》对中医理论的理解有所裨益，但决不是说为医者必须精通《周易》，一者没有必要，二者不太可能。所以目前中医界的《周易》热，似也应该降降温，学术探索也应实事求是。

评《灵枢·阴阳二十五人》的年忌

读《内经》的人，在承认这部古典医著是中医的精华的同时，也大都承认其中有糟粕。认为全部《内经》都是天经地义、白璧无瑕，这样的人是少的。但究竟哪些是精华，哪些是糟粕，则往往见仁见智，各不相同。这其中固然有些依目前条件还不能过早下结论的问题，在这种情况下存疑待考是应当的。但也有一些，明明是唯心主义的、反科学的，也不许定为糟粕，这就不对了。《灵枢·阴阳二十五人》的"年忌"之说，就属于后者，是典型的糟粕。

《内经》中的糟粕，虽然很少，也决不止"年忌"这一点，为什么单单把它提出来作为糟粕来对待？是有原因、有目的的。我在《山东中医学院学报》1980年第4期发表的，以后又收入《名老中医之路》第1辑的"学医行医话当年"一文中，曾把该年忌之说作为典型的糟粕来举例，说："《灵枢·阴阳二十五人》认为人从7岁起，每加9岁，如16岁、25岁、34岁、43岁、52岁、61岁，皆形色不相得者的大忌之年这更是形而上学。"后来有读者来信，不同意这种看法，认为这段年忌"是我国古代医学家，对人体生理、生化和种种机能活动周期节律变化的最早探索，是生物节律学的萌芽阶段"。又说："生物节律学，是一门新兴的学科，越来越多地引起生物学家、生理学家、临床医学家和心理学家的注意。""宇宙节律和生物节律，二者有密切的关系。"并举例证明："木星、金星、地球和水星这四颗星的起潮力，占到行星对太阳起潮力的 97%，他们彼此聚会（指这四颗行星运行中在太阳的一侧排成一线）机会较多，大约 3 年一次。这一天文现象，对地球气候虽不引起太严重的反应，但还是有一定影响的，如使许多旧病复发…就显示出他们的周期节律，而且是一种自然的规律，因而便有生物钟之说。"还说："很多疾病的发生，是由节律造成的。如一日、一月、一年、一生之中，人体内的内分泌变化是很明显的，而且这种变化，造成机体在一定时间内抵抗力的薄弱而容易生病。如妇女在月经期间，就要注意调养，不要受寒、过于疲劳和精神刺激，还要禁忌房事，月经就是女性中一个节律性周期反应。一个人从婴儿到少年、青年、中年、老年，在不停地发生着规律的变化，他们的交接、继续，在生物钟上有没有准确的规律和反应？还应作深入的研究。"该读者根据上述看法，认为："《内经》关于年忌方面的论述，恐怕与这方面的研究有关。""至于是不是像《灵枢·阴阳二十五人》说的那样，也还值得再作科学的分析，不过这种变化若存在，就不是 9 年，而是 5 年、7 年、10 年，也不失《内经》在这方面的意义，因为它反映了生命节律的存在，已被古人所注意，而且在两千多年前就涉及了目前医学研究中的尖端问题。"归纳一下上述文章，主要有两个内容：①不同意将"年忌"看成糟粕，至少定为糟粕为时太早。②这是现代尖端科学生物钟学说在我国古代的萌芽，不但不是糟粕，而且是可贵的，它增添了我们的民族自豪感。是这样的吗？下面提出我的看法：

"年忌是糟粕"不是定论太早而是早该定论的问题。之所以说"年忌"是糟粕，不是根据别的，而是因为其缺乏物质基础和事实根据。把没有物质基础和事实根据的"年忌"，作为生物钟来认识，这是非常糊涂的。因为任何"钟"的概念之形成，至少得先有"钟"的事实，然后才能追究"钟"的道理。例如该读者所提女子的月经，按月行经，这是事实；所提四行星的"聚会"，也有"三年一次"的事实。除此以外，如一年之中的生、长、化、收、藏；女子的"七七"，男子的"八八"，都有事实可查，所以才能说成"钟"。可是《内经》这段年忌的事实在哪里呢？在我来说，是从未听说过，更没有见过人有每 9 年必倒一次霉者，不知读者们曾见过这样的人否？如有只介绍一二，也算"钟"事实上的存在。至于说"就不是 9 年，而是 5 年、7 年、10 年……"都行，那又是什么"钟"呢？"天有不测风云，人有旦夕祸福"，仅就世界之一角的中国来说，人口已过 10 亿，其中 1 岁、2 岁、3 岁、4 岁……乃至百岁，任何人，哪一岁都有出现病痛、不适以及其他不幸事件的可能，而且何止千计万计，这其中的规律性在哪里呢？"5 年也行，7 年、10 年也行"，总而言之，不论何年，倒一次霉就行，没有规律性，只有偶然性，也能算"钟"吗？

"五百年必有王者兴"，这是孟子得出的规律，但孟子以后就不灵了。宋朝柴望认为中国的多乱之年，常是丙午、丁未之年，他统计了从秦庄襄王五十二年丙午，至五代后汉的天福十二年丁未，这一千二百六十年中，属丙午、丁未之年共二十有一，都是中国有乱事之年。因丙丁属火色红，午于十二生肖中属马，未于十二生肖中属羊，遂有"红羊赤马悲沧海"之说，后世亦简称"红羊劫"。这像是国家之乱是有规律地出现了。但实质他是把不是红羊赤马之年的变乱不计算在内而得出的结论，这本身就没有说服力。证之近代史，庚子赔款，辛亥革命，都不是在红羊赤马之年。《内经》年忌之说，是否也把不是 9 年倒一次霉的人排除在统计之外？这值不值得深思？总而言之，"规律"不是巧合，也是不可强凑的。

《内经》之成书，人所共知，不少是汉代作品，而西汉末年，以迄东汉，正是谶纬学说盛行之时。《内经》"年忌"这段文字，与谶纬学说几乎没有差别。谶纬学说虽然在东汉以后的某一时期，在中国的某一角落，有时还有残余，但总的来说，早已被广大群众所唾弃。"年忌"之所以能千余年未淘汰，是因为它依附于中医宝库的《内经》之中，瑕依瑜存故也。如果仅仅因为它是《内经》中的资料可以不问是否有物质基础，不问是否有事实根据，就认为可能是精华，这显然是错误的。

中华民族之伟大，并不在于她有些预言正好与后世的尖端科学相吻合，不吻合也并不影响她的伟大。更不应当把根本不是科学的东西硬说成是古人的科学预见。我们认识事物，首先要有事物现象的存在，譬如气功，在目前还是难以解释的，但事实俱在，便否认不得。如果什么也没有，却硬讲是什么规律，则"君子可欺以其方，难罔以非其道也"。

本文虽然只对"年忌"这一学说作某些议论，但中心目的是借"年忌"的论证来探讨如何正确认识我国古典医籍中的精华与糟粕的问题，这些问题，有暂时尚不容易解决的；也有本早应解决，但受唯心论的干扰，以致仍争论不休的，本文就是属于这一类。

整理者按：先生对《内经》的研究，也颇有心得。我们之所以选入《评〈灵枢·阴阳十五人〉的年忌》一文，真实意图，倒不在"年忌"问题本身的探讨。而是通过"年忌"的讨论，从中反映先生治学的思路和求是的学风。并由此申明我们对中医经典问题研究的基本态度。

在当前中医现代化的热潮中，运用新技术、新思维、新学科（包括边缘学科）探索中医已取得很大成绩，但在探索中也存在一种倾向，就是不分糟粕精华、不论真伪、不求实质，生硬地把新学科的概念与中医的概念（或片言只语）牵拉在一起，以说明中医早就固有这种思想（或思想萌芽），然后再"现代化"一番，结果往往是只浮于表面的联系，而难探及本质。"年忌"与生物钟联系在一起，就属于此。

总之，先生本文的实质，就是要求我们要以科学的态度对待中医，同样也要以科学的态度对待中医的现代化。

读《金匮要略》札记

一、读"五脏风寒积聚"篇后

《金匮要略》中的"五脏风寒积聚"篇，历代注家或缺疑不释，或随文敷衍抓不住要害。近人陆渊雷对本篇有一段话，可以说是代表了大多数注家和读者的意见。他说："《金匮》所论杂病，此篇最为难晓，风也、寒也、积也、聚也，为四种病因，然篇中所论，究不知其为何种病。"我于讲课医疗之余，曾将本篇反复研究过，最初也觉得不易理解，后来发现，所谓五脏中风或中寒，并不是论的何种病，而是最原始的五脏辨证法，它和"水气病"篇中的五脏水，"痰饮咳嗽病"篇中的水在五脏一样，都不是具体的病名，不过是提供一些症状，为临床作为五脏归类的依据罢了。

全篇以五脏为纲，以中风中寒代表寒、热为纬，来分别论各脏的临床见症。其中也提到了六腑辨证，如三焦、大肠、小肠等。如用现代语加以意译，就很明显看出是这样一些内容：肺热是以口燥而喘为主症，或兼身体（原文作"运"）动而沉重，甚则头目不清（冒），全身肿胀等。肺寒是以吐浊涕样的痰涎为特点。肝热见症是头目瞤动，两胁疼痛，痛甚则行走时常呈佝偻状态。如果肝盛侮土，土虚求救，还可能令人嗜甘。肝寒的见症是肝寒筋急，则两臂不举。肝脉贯膈、布胁肋、循喉咙之后，又能有舌本燥、胸中痛、难以转侧等症。肝失条达，就喜太息，不能疏土，就食则吐而汗出。心热的见症是，或翕翕发热，或嘈杂易饥，食则呕吐。心寒的见症是，胃中觉痛，如啖蒜状，甚则反射到背部，有如虫蛀，有时自己将痰食吐出，亦可暂时缓解。

至于六腑的辨证，噫气是上焦病的见症，不能消谷是中焦病的见症，遗尿、失便是下焦病的见症。肺痿是上焦热，大便坚是中焦热，尿血、淋泌不通是下焦热，大便溏是大肠寒，便肠垢是大肠热，下重便血是小肠寒，痔是小肠热等。由于有这样一些辨证基础，所以篇中又提出了五脏的具体病"肝着""肾着""脾约"等为例说明。这些病，除了肾着之病，由于篇中已脱去"肾中风"和"肾中寒"，难以指出哪些症状可以作为证明外，其余如肝着病的"其人常欲蹈其胸上"，脾约病的"大便则坚"，都提示了上述辨证基础的应用。

可以看出，这样的辨证法，若与目前中医基础学中的脏腑辨证法比较起来，显然是非常粗疏的。所列举的一些症状，既缺乏概括性，也不够典型。尤其是"心中风"和"心中寒"两节，中医学早已改称"胃热""胃寒"，而在仲景时代却仍属五脏之心，就更显得落后了。

把胃脘叫作心，包括不了神明之心，因此篇中又提出："邪哭使魂魄不安者，血气少也，血气少者属于心。"又说："心气虚者，其人则畏，合目欲眠，梦远行而精神离散，魂魄妄行。"这些，实质是精神失常，用寒热辨证已经包括不了，所以又提出"血气少""心气虚"，此以虚实辨证，已超出"中风""中寒"的寒热辨证范围。篇中所提到的心，唯一可以看作与主血之心相近似的，是第10节："心伤者，其人劳倦即头面赤而下重，心中痛而自烦，当脐跳，其脉弦，此为心脏伤所致也。"这可以看出，那时所谓心，有神明之心，主血之心，连胃脘也称作心。

篇中还提到积、聚的辨证法和五脏死脉。积聚实质是风寒之久留而不去者。其辨证法是：部位固定者为积，属于脏病；部位不定，辗转痛移，发作有时者为聚，属于腑病。所列五脏死脉，"肺死脉，浮之虚，按之弱，如葱叶，下无根者"，是无胃气之浮脉，也就是后来所说的"散"脉，或十怪脉之"釜沸"。"肝死脉，浮之弱，按之如索不来，或曲如蛇行者"，这是无胃气的弦脉，即十怪脉之"偃刀"。"心死脉，浮之实，如麻豆，按之益躁疾者"，这是无胃气的洪脉，即十怪脉之"麻促"。"脾死脉，浮之大坚，按之如覆杯，洁洁状如摇者"，这已与柔和之缓脉相反，似是十怪脉之"弹石"。"肾死脉，浮之坚，按之乱如转丸，益下人尺中者"，这是无胃气的沉脉，相当于十怪脉之"转豆"。总之，五脏死脉，都是脉无胃气，其中如"偃刀""弹石""转豆"等，实质也无法强为区分，这和《素问·平人气象论》《素问·大奇论》以及《难经·十五难》等所论的死脉，基本都是一回事，只不过是所用的形容词各有不同罢了。

篇中只肺、肝、心三脏有中风，也有中寒，脾脏只有中风而无中寒，肾脏则中风中寒皆无，残缺不全，注家多引以为憾。残缺不全是客观现实，但就这些尚存的部分和现行的中医诊断学比较起来，已显得非常落后。落后的东西受到淘汰，这只是对于研究医学发展史来说，是缺乏了重要的研究资料，无从窥及全貌，但对于学术本身来说，价值也就不大了。

二、从"阴脉小弱其人渴"想到的

《金匮·妇人妊娠》第一节云："师曰：妇人得平脉，阴脉小弱，其人渴，不能食，无寒热，名妊娠，桂枝汤主之。于法六十日当有此症，设有医治逆者，却一月加吐下者，则绝之。"

注家有认为"渴"当作"呕"的，这是只知恶阻有呕症，不知亦有渴症。按张杲《医说》载："一妇人暴渴，唯饮五味汁，名医耿隅诊其脉，曰，此血欲凝，非疾也，而果孕。"

"则绝之"三字，注家有不同的解释，有认为是禁绝医药，听其自愈的，有认为是随症治疗，断绝其病根的。俱不能令人满意。按喻嘉言《寓意草》曾载有一医案，大意是：一妇人严重呕吐，20余日，从未大便，尺脉已绝。病家屡令其通利大便，但喻氏认为：尺脉不见，莫可验其受孕与否，不应攻下，只用六君子汤加旋覆花，调赤石脂末与服。服后呕稍定。

3日后渐渐不呕，又3日，饮粥渐加，最后终于孕形的渐显。（辨黄咫旭乃室案）据此，"则绝之"若指为尺脉绝，就更觉得辞理通顺。盖因正常孕脉，应当是"阴搏阳别"，即尺脉有力，与寸脉迥别。上文"阴脉小弱"，已经容易误诊，如果又加吐下，不管是病人自吐自下，或由误药致成吐下，都可能使小弱的阴脉渐绝而不见，这样就更容易误诊。因此，"则绝之"三字，应与上文"阴脉小弱"联系起来看，是孕脉的特殊情况，也是提示临床者加以注意。是否应作如此解，书此供读者参考。

三、对于"寒气厥逆"与赤丸的分析

"寒气厥逆，赤丸主之。"见于"腹满寒疝食宿"篇。病理是"寒气"，症状是"厥逆"，过于简单，赤丸方临床又不常用，所以注家对本条多抱怀疑态度。《医宗金鉴》也认为必有脱简。忆我36年前初临床时，曾遇一病人，男性，年四旬余，自述胸中及鸠部结塞满闷，坐卧不安，两手冰冷，直至肘部。脉搏弦迟，搏迟有力。自称是饮冷烧酒后得病。我当时经验缺乏，未与处方，经他医诊治亦无效，终于死去。后阅《金匮》至本条，恍悟上述患者，就是"寒气厥逆"，赤丸应当有效。因为"寒气"在古代医籍中，是指寒痰水饮，凉酒结于胸中，也属寒饮之类。弦主饮，迟主寒，搏指有力，即为寒实结胸，胸阳被遏，所以肢冷。赤丸方中，茯苓半夏治心下结痛，膈中痰水；乌头味辛大热，《本经》称其"破积聚寒热"，《别录》称其"消胸中痰冷"，细辛辛温散结，《别录》称"破痰利水道，开胸中结滞"。四味合用，消痰开结之力更大。加真朱（即朱砂）为丸，辛散之中，寓有安神之意。用酒送服，是加强药物运化之力。所以应当是本症最理想的对证之方。可惜当时未予试用，致使此方至今缺乏实践证明。

寒气厥逆之症，在《伤寒论·厥阴病》中也有一条，其文是"病人手足厥冷，脉乍紧者，邪结在胸中，心下满而烦，饥不能食者，病在胸中，当须吐之，宜瓜蒂散"。和本条相比，病理症状极为相似，不过"脉乍紧者"，必有时还能乍不紧，说明邪气结而不固，可用吐法一涌而愈。而本条则痼结已甚，非大辛大温之品，不能取斩关夺门之功罢了。

整理者按：其实，先生在伤寒学说的研究中，对很多问题的探讨，都是从《金匮要略》引发或取证的，如热入血室证、桂枝附子汤证与去桂加茯苓白术汤证等。说明先生对《金匮要略》也有很深的造诣。在"医论"部分，我们只选入"读《金匮要略》札记"一篇，力求反映出先生对《金匮要略》的一些疑难问题的辨析思路及独到的见解。

"五脏风寒"实质与《伤寒论》六经分中风与伤寒的涵义是一致的，是古代五脏及病证阴阳寒热分类原始理论的残留。正如先生所言："这样的辨证法，若与目前中医基础学中的脏腑辨证法比较起来，显然是非常粗疏的。"

"阴脉小弱"到"则绝之"，这种述脉的相对性及运用脉象阐明病理的例子，在《伤寒论》中比比皆是，所以符合仲景论述问题的习惯，应该是有道理的。

至于"寒气厥逆"的赤丸证，联系《伤寒论》的寒实结胸的三物白散证及痰食厥逆的瓜蒂散证，均能说明其机制与药理。所不同的是，赤丸证寒邪太甚而已，故用乌头大辛大热之品以祛寒。另外，"寒气厥逆"属寒实证，又与少阴阳虚寒化证之寒厥有所不同。

古医籍释名

选释祖国医籍的名称，往往取材于一些古老、隐僻的文学典故，寓意较深，往往不易理解。本文试选一些此类书名，加以简释如下。

一、难经

旧题秦越人（扁鹊）著。本书以问答形式，解释《内经》和其他一些疑难问题，共81个，所以亦名《黄帝八十一难经》。"难"，是问难，有问疑辩驳之义。《难经》若释以现代语，应该叫作《内经难题解答》。

二、金匮要略

东汉·张机（仲景）著。《周书·金縢》："乃纳册于金縢之匮中。"篇中叙述周武王病重，他的弟弟周公祷告祖先，愿意替周武王死，史官把祷告的文辞，保存在金縢之匮中。金縢之匮，是匮用金封缄起来，即极宝贵、极保密之意。故多用"金匮"来表示宝贵的资料。

三、医学从众录

清·陈念祖（修园）著。《论语》："麻冕礼也，今也纯，俭，吾从众，"冕，古时帝王的礼帽；纯，是丝织品；俭，是省工省事；从众，是随大流。意思是：冕用麻做成，这是古礼，现在多用丝来做，这不合古礼，但丝比麻加工省事，所以我不反对，而是随大流。陈氏厚古薄今，最推崇经方，对后世的时方，多有贬辞，但也承认时方亦有可取之处，也只好随大流，故名其书曰："从众录"。

四、霍乱燃犀说

清·许起撰。释义见下。

五、杂病源流犀烛

清·沈金鳌（芊绿）撰。《晋书·温峤传》："而后旋于武昌，至牛渚矶，水深不可测，世云其下多怪物，峤遂毁犀角而照之。须臾，见水族复火，奇形怪状。"所以"燃犀""犀照""犀烛"，是看得真、看得透的意思。

六、赤水玄珠

明·孙一奎（文垣）著。据《四部总录医药编》记载，此书"书成未有名，会有方士挟仙术游里中，一奎请名，有仙称纯阳子者，名之曰赤水玄珠，遂定名焉"。按《庄子·天地》："黄帝游乎赤水之北，登乎昆仑之丘，而南望还妇，遗其玄珠。""乃使象罔，象罔得之。"玄珠，是宝贵的珠子；象罔，是不聪明的意思。是说黄帝遗失了一颗珠子，被一个最不聪明的象罔找到了。所以"赤水玄珠"，含有愚者得道的意思。

七、医林指月

清·王琦辑刻。本书为医学丛书。包括《医学真传》《质疑录》《医家心法》《易氏医案》《芷园臆草存案》《伤寒金镜录》《疟论疏》《达生编》《扁鹊心书》《本草崇原》《侣山堂类辨》《学古诊则》，共 12 种。一年有 12 个月，所以《医林指月》若释以现代语，应当是《医学丛书十二种》。

八、金匮翼

清·尤怡（在泾）著。"翼"，是辅佐的意思。《书·益稷》："予欲左右有民，汝翼。"意思是我想有众多的老百姓，你帮助管理。《金匮翼》意即《金匮要略》的辅导、补充读物。

九、肘后方

晋·葛洪（稚川）辑。葛洪先著成《玉函方》100卷，后为携带方便，又将其简要适用部分摘要写成《肘后救卒方》。再后又经梁·陶弘景补其缺漏，得101方，故又名《肘后百一方》，简称《肘后方》。金代杨用道又增补一次，名为《附广肘后备急方》。"肘后"即可以经常挂在胳膊上，便于携带，随时选用。亦即有"袖珍""手册"之意。

十、历代名医蒙求

宋·周守忠撰集。"蒙"，谓童蒙，即幼稚无知的儿童。《易·蒙卦》："匪求我童蒙，童蒙求我。"本书根据大量文献，搜集、介绍了自上古至宋以来一些名医的轶事，及其对于医学的贡献和特长。对于后学颇多启发，足资取法，故名"蒙求"。

十一、医学津梁

明·王肯堂（宇泰）撰。"津"，是渡口；"梁"，是桥。是说本书像过河必须有桥一样，是学医的必读之书。

十二、医经溯洄集

元·王履（安道）撰。《诗·秦风·蒹葭》："所谓伊人，在水一方。溯洄从之，道阻且长；溯游从之，宛在水中央。"是说：隔着河水有一个美人，水流弯弯曲曲，把美人隔绝开来。如果逆着河水上行去追求她，路途险阻又漫长；如果顺着河水下行去追求她，那她就清清楚楚地站在那里，但却周是水，可望而不可及。本书对于医学有探本求源，贯彻源流之义，故名《医经溯洄集》。

十三、保赤存真

清·余含撰。《书·康诰》："若保赤子。""赤"，泛指婴幼、儿童，为"赤子"的简称。"保赤"，就是保育婴幼、儿童的健康的意思。凡书名"保赤"者，多系儿科专著。

十四、慎疾刍言

清·涂大椿（灵胎）著。《诗·大雅》："询于刍尧。"刍，饲牲畜的草。刍言，即放牧人所讲的话，在旧社会有不高明的意思。这是作者的自谦。慎疾，即预防疾病。《慎疾刍言》，是作者总结了对预防疾病的见解。

十五、医学薪传

清·凌奂（晓五）撰。《庄子》："指穷于为薪火传也。""薪"，即烧材。古时求火种困难，常将烧材燃着，材尽火将灭时，再加入另一些薪，以保持火种经常不断，这叫作"薪火传"。"薪火传"有继续传下去的意思，所以后来师傅传授学术或技术给徒弟，叫作"薪传"。

十六、金匮钩玄

元·朱震亨（丹溪）撰。韩愈《进学解》："记事者，必提其要；纂言者，必钩其玄。""钩玄"，即阐幽发微的意思。

十七、伤寒来苏集

清·柯琴（韵伯）撰。《商书·仲虺之诰》："徯予后，后来其苏。""徯"，等待；"后"，国王；"苏"，即复活。是说：夏朝的老百姓，生活在水深火

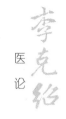

热之中，都盼望商汤去解救他们，说道：等待我所爱戴的商王来吧！王来了，我就从黑暗中转到光明，像死而复苏一样。《伤寒来苏集》，即学会了这部书，可使患伤寒的人死而复苏的意思。

十八、折肱漫录

明·黄承昊（履素）撰。《左传·定公十三年》："三折肱知为良医。""三"，意味着多数、多次。是说多次折断胳膊的人，一定有丰富的治疗经验。"折肱漫录"，即治疗经验随笔的意思。

十九、病机沙篆

明·李中梓（土材）著。"沙篆"，是思路丰富、绚丽多彩的意思。《五代史·王仁裕传》："仁裕善为诗，尝梦剖肠胃以西江之水涤之，顾见江中沙石，皆篆籀之文，由是文思益进。"

二十、银海精微

唐·孙思邈著。道家称眼睛为"银海"。苏轼诗有"光摇银海眩生花"之句。"银海精微"，有眼科精华的意思。

二十一、寿世保元

明·龚廷贤（云林）撰。元元，即老百姓。《战国策》："制海内，子元元。"《史记·文帝本纪》："以全天下元元之民。""保元"，即保护群众健康的意思。

二十二、兰室秘藏

金·李杲（东垣）著。《素问·灵兰秘典论》："黄帝乃择吉日良兆，而藏灵兰之室，以保传焉。""兰室秘藏"，即宝贵的医书，值得藏于兰室的意思。

二十三、格致余论

元·朱震亨（丹溪）著。《大学》："致知在格物。"是说：想求得真正的知识，在于穷研各种物理。"格致余论"，意即医学科研方面的补充论述。

二十四、女科经纶

清·肖壎（赓六）撰。《易》："君子以经纶。"制丝的加工法，一根根分开叫经，一缕缕合起来叫纶。"经纶"，即条理、系统的意思。

二十五、达生编

清·亟斋居士撰。《诗·大雅》："诞弥厥月，先生如达。""先生"，即头胎。"达"，是生小羊。"先生如达"，是说头胎分娩，就很顺利，像羊生小羔一样。本书是论胎产的专书，故名《达生编》。

二十六、痘麻绀珠

清·熊立品编。书名取自宋·米胜的《绀珠集》。米胜杂抄说部，以备随时检阅。绀珠，是青紫色的珠子。相传张燕公有绀珠，见之则能记事不忘，故名《绀珠集》。"痘麻绀珠"，若释以现代语，可以叫作"天花麻疹证治备忘录"。

二十七、麻痘蠡言

近人陈伯坛著。蠡，即瓢。《汉书》："以蠡测海。"蠡言，是说所知太少，像大海里一瓢水一样。是作者谦虚之辞。

二十八、医碥

清·何梦瑶（报之）著。碥，是上马上车的踏脚石。"医碥"，意即学医的阶梯。

二十九、医贯

明·赵献可（养葵）著。《论语·卫灵公》："予一以贯之。"一以贯之，就是千头万绪之中，有一条共同道理，像一条绳串起来一样。赵氏以六味丸、八味丸为补阴补阳的要药，借以通治百病，故名《医贯》。

三十、医经允中

清·李熙和撰。本书论及《脉经》《内经》《伤寒论》《本草》等书。《书·大禹谟》："惟精惟一，允执厥中。"《医经允中》，即对于经典著作不偏不倚的持平之论，和"论衡"的意思相同。

三十一、医垒元戎

元·王好古（海藏）撰。本书以十二经为纲，论述伤寒与杂病证治。垒，是防守的营垒；戎，即战士；元戎，是比喻良医之用药，犹如临阵之用兵。"攻守不常，出没无定，不啻胸中自有十万精锐，其敌可却，其胜可决，而其安可图，故曰《医垒元戎》。"（曹炳章《中国医学大成总目提要》）

三十二、中风斠诠

清·张山雷著。本书以《内经》"血之与气，并走于上，是为大厥"之文，来阐明中医的中风（相当于西医学的脑血管意外），并详述其治法。测量升、斗等量器合乎标准叫斠。诠，是解释、发挥的意思。本书评比了各家对于中风病因、病理的论述，并对《内经》的"大厥"加以阐发，故名"斠诠"。

三十三、医醇賸义

清·费伯雄（晋卿）撰。此乃内科之书，初名《医醇》。费氏谓："天下无神奇之法，只有平淡之方，平淡之极，乃为神奇。否则炫异标新，用违其度，欲求近效，反速危亡。"故费氏此书所载方药，"求其纯粹而精，不失和缓之意"。有似没有杂入水分的浓酒，故名"医醇"。《医醇》刻板印行后，不到半年，即遇兵燹，刻板与底稿全遭焚毁。刻印本发行量又太少，因此搜求两年，仍未求到。乃通过回忆，重写刊行，估计还不及原书十之二三，因改名《医醇媵义》。

三十四、诊宗三昧

清·张登（诞先）著。三昧，是梵语，其义为正定。正定，就是屏绝一切诸缘，专于虚无寂灭的意思。所以"三昧"一词，有奥妙的涵义。"诊宗三昧"，有诊断的秘诀之意。

三十五、春脚集

清·文瑞（荇洲）辑（已收入《珍本医书集成》）。张景岳《求正录·春阴论》有云："邵子曰：'三月春光留不住，春归春意难分付。凡言归者必有家，为问春家在何处？'夫阳春有脚，能来能去，识其所归，则可藏可留而长春在我矣。"这段话的大意是：随着时令的变迁，春能到来，又能归去。能来能去，必是阳春有脚；春归到哪里去了？必是春也有个家。如果能随着春的脚迹，走到春的家里去住下，那就"长春在我"了。本书搜集了一些名方，取名《春脚集》，实即妙手回春、回春有术的意思。

三十六、鬼僦术

清·陆锦燧（晋笙）著。鬼，即鬼臾区，黄帝臣；僦，即僦贷季，神农时人，二人都是上古的名医。所以《鬼僦术》是关于医学理论方面的著作。

整理者按：这是一篇知识性与趣味性很强的文章，显示了先生极其深厚的古文功底和对中医传统理论、名词术语的熟练掌握。选用此文，意在为后学提供读书时解惑的钥匙。

山东中医药大学
九大名医经验录系列

李克绍

医话

整理者按：先生从事中医工作50余年，自著《伤寒解惑论》，人多誉为伤寒专家。其实他不仅在《伤寒论》研究方面有突出的贡献，对中医的其他各科也有很深的造诣，在理论与实践上颇多独到之处，撰写发表了很多分量较重、耐人寻味、短小精辟的医话，尤能表现其理论与实践紧密结合，反对空谈的治学态度。经反复研究，我们从40余篇医话中，选取最能反映先生学术思想特点的27篇，全文选录，以体现内容构思的全貌，反映其学术思想的总体。

不服药　得中医——兼谈误药救治

"不服药，得中医"，是古人提示用药不当，易成医疗事故的警戒性成语。药能治病，但用药不慎，亦能加重病情。治好病为上医，致病加重为下医。那么，不服药虽不能愈病，但也不至于出事故，就等于请中等医生看过了。病因药误，自古有之，如《伤寒论》之坏病，《平脉法》中有"灾怪"，都是误药造成的。《金匮要略·血痹虚劳》之薯蓣丸，张璐认为是纠正药误之方，他说："薯蓣丸专主表邪不解，误用凉药，侵犯肺胃，自上而下之虚劳……其主方全在桂枝汤和荣散邪，合理中丸兼理药误，君以薯蓣，大理脾肺。"可见虚劳病"风气百疾"，都有由于药误造成的。至于后世因药误致使轻病转重，简单变为复杂的例子就更多了。现举《续名医类案·肿胀门》中一例为证："胡念庵治愈翰林母，七旬余，患咳喘痰红，常服滋阴凉润之剂，秋月忽患水肿，喘急难卧，日见肿胀，饮食少进，进则喘急欲死，诸治无效。诊之，六脉弦大而急，按之益劲而空。曰：'此三焦火气虚惫，不能归根而浮于外，水随气奔，致充郛廓而益皮膜，必须重温以化，否则不救。'乃以肉桂、附子、干姜、吴茱萸、五味、人参等药调治而愈。"

按：此案的病理，认为是"三焦火气虚惫"是对的，但忽视了病因的研讨。一个素病咳喘、痰红之体，为什么忽然三焦火气虚惫而形成肿胀呢？原因在于案中所说"常服滋阴凉润之剂"。因为凉药清火，润药养阴，对于嗽喘痰红来说，固然有其有利的一面，但凉药伤阳，润药滞腻，特别是"常服"，日积月累，必致阳气被遏，气机不畅，导致三焦失职。三焦是决渎之官，上连肺而下连肾，三焦火气虚惫，肺就不能肃降以通调水道，肾也不能蒸动膀胱以化气行水，致使水随气奔，充盈皮膜，日见肿胀而喘急难卧，方以姜、附、肉桂等刚燥之药，扶阳抑阴，解救药误，故能获愈。

下面再举几例个人有关药误方面的治疗体会。

1. 教师梁某，偶感咽喉不利，一医给以大剂量的麦冬、元参、生地等药，服后自觉胸中闷热难忍，周身无力，烦躁不安，但抚摸体表，并无大热，知为风热失于表散，过用凉润，邪热遏伏所致。我给予越婢汤1剂，烦热顿解，全身轻松。

2. 吕姓妇女年近5旬，患膨胀半年，骨瘦如柴，腹胀如鼓，腹皮崩紧，扣之有鼓音。初病时还轻，逐渐加重，以后竟至每进食一口，即腹胀难忍，以致不敢进食，甚至进食后也要想法吐出。观服过药方一叠，尽是神曲、麦芽、五谷虫、木香、青皮之类的破气消导药。诊其脉象，软而无力。知为克伐过重，中气大伤，随处张景岳圣术煎原方：白术（微炒）30g，炮姜6g，上肉桂3g，陈皮6g，药只4味，共服2剂，即胀消食进，恢复正常。陈修园极推崇此方，谓治蛊胀用此方，守服四五十剂，不增胀方可议治。今此证竟以两剂收功，显然这不是什么水蛊、血蛊之类的难治之证，而是屡经克伐之后，气虚不运所致，所以用辛温峻补，纠正药误，能迅急收效。

3. 体校教师刘某，女，年近3旬，患胸闷气短已数月，愈治愈重，渐至上楼也很吃力，我诊其脉象沉迟，查看病历，所服尽是枳壳、青皮、厚朴等宽胸降气药。栝楼仁一药，每剂皆有，初是每剂三四钱，渐增至每剂五六钱，粗略统计，共服栝楼仁已近0.5公斤，其他破气药尚未统计。此显系开破太过，胸阳受挫，大气下陷。因用甘草干姜汤合张锡纯之升陷汤，去知母加桂枝与服。数服后，症状显著见轻，服至10余剂后，基本痊愈。

根据上述诸例，对药误变证的救治，归纳为以下几条经验：

1. 一般情况下仍是寒者温之，热者清之，虚者补之，实者泻之，即"知犯何逆，随证治之"。

2. 在个别大实有羸状，至虚有盛候，真寒假热，真热假寒，诊断确有困难时，查看过去的病历，找出其致误的药剂，反其道而行之。

3. 在变证错综复杂，寒热不时，头绪纷繁，不可名状的情况下，以健脾保元为主。因脾为四脏之主，营卫生化之源，灌注四旁，运输上下，在误药之后，阴阳气血功能紊乱，难抓主症，没有重点，无可措手时，健脾保元，有助于充实四脏，恢复其正常功能。所以古人治坏病，有专用参术等药，如四君、六君、理中、保元等方者。正如周慎斋云："诸病不愈，必寻到脾胃中，方无一失。""诸病不愈，寻到脾胃，愈者甚多。"薯蓣丸中用薯蓣，其中且有理中及四君，即寓有此意。

误药致病，不但可以用药纠偏，且可停药以俟自愈。《临证指南医案·痞门·孙案》有云："寒热由四末以扰胃，非药（指不对证之药）从口入以扰胃，邪热津液，互交成痰，气不舒展，阻痹脘中，治法不但攻病，前议停药，欲缪药气尽，病自退避三舍耳。""停药"这一着，可以算是纠正药误的又一条经验了。为纠偏而不服药，这就不仅仅是"得中医"，而堪称为上医了。

整理者按：此文示医者诊病立法遣药，当精益求精，力求避免药误，并举例阐明误药救治之法及误药救治的体会。说明为医者，既能治病，又可致病，临床当慎之又慎。

谈"肺为水之上源"的体会

李克绍

中医学的理论，是通过临床总结而来，又经临床加深理解。今以"肺为水之上源"为例，谈谈个人的临床体会。紫菀，苦辛而温，止咳化痰，人人知是肺经药，而《本草通元》云："小便不通及尿血者，紫菀为末，服一两立效。"（按：此本《千金方》"治妇人小便卒不得出者，紫菀为末，井华水服三钱即通。""小便血者，服五撮，立止。"）这说明肺与水有密切关系。但是这还可以说紫菀苦辛温润，能宣通窒塞，疏导血分，本身就治血尿，未必与肺有关。而《张氏医通》云："若寸脉独大，小便点滴而下者，此金燥不能生水，气化不及州都，生脉散去五味子，易大剂紫菀，可一服而愈。"既然"寸脉独大"，就无可辩驳地说明这一效果与肺有密切关系。临床治小便不利或癃闭，有用独参汤少加陈皮的；有用五苓散加人参的；有用大剂量黄芪少加甘草的。参芪都是能益肺气的药物，足以说明肺气与小便是有密切关系的。除此以外，我又有一治肺痈医案，更可以证实"肺为水之上源"的论述，现述如下：

1938年，在原籍（牟平县）星石泊村任小学教员，农民常雨水（年约56岁）求诊。病人卧床数日，胸部隐痛，咳吐脓痰，痰中带血，腥臭难闻，脉象洪数，肺痈症状明显。我初搞临床，只会照搬成方，便照抄《济生》桔梗汤。汪讱庵《汤头歌诀》云："桔梗汤中用防己……"当时想，防己是利水药物，对于肺痈并无重要意义，便将全方抄上，只删去防己。病人服药后，一夜间，几次大吐脓血，势甚凶猛，几至吐满一陶罐。一切症状，顿觉轻松。但周身上下却浮肿起来，好像风水一般。这实出意料之外。因仔细推想，古人制方，每味药在配伍上都有一定的意义。本方的防己，不但辛寒可散肺家经络之壅滞，更重要的是利水下行，预防肺痈溃后之水湿停留。第2剂仍将防己加入，一剂即浮肿全消，症状继续好转。后继服清养平补的方剂收功。

药物一减一加，立即出现效果，使我对"肺为水之上源"的认识加深了。中医学就是这样发展起来的，也必然这样发展下去。

整理者按：先生通过桔梗汤加减治疗肺痈的病情观察，联系方剂配伍、药物性能，使"肺为水之上源"的理论与临床实验紧密结合起来，阐明中医学是从实践到理论，又指导实践的科学发展过程。桔梗与

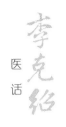

防己，一升一降，虽相反却相成。故只用桔梗，则必致只升不降，非但脓血溢冲，水气亦泛滥皮肤而致水肿。此说明方剂药对配伍的意义不容忽视。

略谈肺气肿的治法

肺气肿，中医学谓之肺胀，常并发于支气管炎或支气管哮喘。肺气肿可随着这些疾病的反复发作而逐渐加重，故本病的治则，初期大都离不开解散风寒和宣肺平喘。但随着肺气肿病情的发展，就不仅是内寒，而更重要的是肺胀缩无力，以致换气困难，这在中医学上属于肺虚。肺气虚，则下降无力，更进一步加重肺气肿。同时肾虚不能纳气，也是肺气不降之原因。故对久喘的肺气肿患者，当补肺、敛肺、纳气归肾。我曾拟一方，用以治肺气肿，效果尚好。

处方：红人参 9g，麦门冬 12g，五味子 4.5g，炙甘草 3g，清半夏 9g，核桃肉 12g，冬虫草 9g，杏仁 6g，厚朴 4.5g，苏子 3g，桂枝 6g，生姜 2 片。

肺瘀血者去厚朴，加莪术 9g，黄酒 120 克。外感未尽者加苏叶 9g，陈皮 6g。

此方由生脉散、人参胡桃汤、厚朴生姜半夏甘草人参汤、苏子降气汤等方组合而成。生脉散补肺气不足，养肺阴之枯竭，敛肺阴之耗散，为主药；桂枝通阳而降逆气；半夏配麦冬，开结而不燥；厚朴、杏仁治胸满；核桃肉、冬虫草纳气归肾，兼能润肺、补肺；生姜、苏子散水降气。合而用之，有补气、敛肺、降气、纳气的作用，故疗效较好。

孔某某，男，50 岁，干部，曲阜人，1972 年夏季邀诊。

患者胸满气短，咳嗽，活动后更甚，已数年，西医曾诊为肺气肿，服过西药，服过降气、宣肺等中药，如苏子降气汤、三子养亲汤、麻杏石甘汤之类，效果不显，或虽小效，旋又复发。我诊视后，知其肺气虚，即予以上方，服四五剂，症状显著减轻，患者自称此方比以前服过的中药方都好，服后发作的时间间隔延长（数月或半年）。即使发作，症状亦轻，且再服上方仍可迅速好转。

整理者按：肺气肿病久难治，先生以补益肺肾扶正，宣肺降气祛邪，标本同治组方，临床值得效仿。

谈桔梗开提气血的体会

一老年女性，胃脘痛多年，某日到省中医院就诊。精神疲惫，面色萎黄，重病面容。自述一周来未大便，亦无胀满感，多次服泻下药未效。胃脘疼痛，不能进食，稍食则胀满难忍，须吐出才觉舒适，脉大而弱，按之无力。钡餐透视：胃溃疡，胃呈"山"字形，轻度下垂。我第一次处方，因其舌苔有湿，故予平胃散加味，但不效。继思，食不下用平胃不效，大便不通用泻药不效，其原因是胃已变形，不能受纳水谷，不能传导下行，则肠中不实，故无大便，亦不腹满。中医谓之结，当以行气散结治之。因此改用川芎、苏梗、生姜、桔梗等药。桔梗重用至 12g，其余各 9g，未用硝、黄等通便药。结果，服 1 剂即大便通畅，痛减食增。

当然，胃溃疡不会一药而愈，但桔梗开结之效值得重视。临床上桔梗多用以治咽部疾病，或祛痰排脓，很少用于大便不通。按《神农本草经》，桔梗治"腹满，肠鸣幽幽"。朱震亨云："干咳嗽，乃痰火之气郁在肺中，宜苦梗以开之；痢疾腹痛，乃肺金之气郁在大肠，亦宜苦梗以开之，后用痢药。此药能开提气血，故气药中用之。"其所谓"郁在肺中""郁在大肠"，实即气管或肠管闭塞不通，或通而不畅之意。"开提气血"即使气管或肠管扩张。据云：一蛔虫肠梗阻患者势已濒危，西医欲行手术，本院老中医用使君、雷丸、川椒等药加入杏仁、桔梗开提肺气而获愈。

整理者按：先生通过对一胃溃疡患者"食则胀满难忍，须吐出才觉舒适"的病情分析，认为病属气结，当以行气散结治之，重用桔梗获效的实例，阐述了桔梗开提气血，以散气结的见解，可供临床参考。另外，桔梗通肠腑，又体现了肺与大肠相表里、下病上取及由升达降的整体辨证论治观。

谈控涎丹的临床应用

控涎丹又名子龙丸，系甘遂、大戟、白芥子等份，炼蜜作小丸。《外科全生集》用以治疗瘰疬初起，并治横痃、贴骨疽等症。予不谙外科，但曾用此方治疗 1 例舌下囊肿及 3 例膝关节囊肿，俱取得彻底治愈的效果。本方价钱极便宜，疗效可靠，服用安全，确实值得推广，但目前各药房，多不备此成药，用时必须自己配制，今举例并将服法介绍如下。

1957 年在羊亭卫生所时，一 4 岁男孩，患舌下囊肿，经西医用针管抽取囊中液体，当时症状消失，但不久又肿又抽，始终不能根治。西医某大夫认为，根治须将囊肿切除。但患儿太小，不能合作，因劝其转中医治疗，病家当即找我诊治。我想舌下囊肿，中医名曰舌下痰核，《医宗金鉴》主以二陈汤治疗。过去在烟台行医时，曾用二陈汤加味治疗一陈姓男青年，服药四五十剂，虽有效果，但痰核终未消除。今患儿只 4 岁，即使其父母不嫌麻烦，每日 1 剂，坚持服药亦有很大困难。因配制子龙丸 30g，丸如黄豆大，嘱其从 2 粒开始，日服 3 次，开水送下。次日查其大便，如不溏，每日加服 1 粒，再不溏，次日又加服 1 粒，直至大便似泻而非泻为度，后即以此为标准量，每日接服下去。结果服药不到 10g，囊肿即消失无芥蒂，后未再发。

后以此方治疗 3 例膝关节囊肿，因俱悉成人，令其从 3 粒开始，逐渐加量，取得标准后，即连续服用至症状消失。皆获圆满效果，无一例失败者。

1974 年春治一胸腔积液老人，西医透视因积液太深，未行穿刺，转中医院门诊治疗。予嘱自配子龙丸，如法服用，1 月后透视，积液全部吸收。

整理者按：控涎丹为攻逐痰饮之剂。舌下囊肿、关节囊肿及胸腔积液之症，中医认为均为停痰伏饮所致。先生据此，皆以此丸治之获愈，提示中医处方用药只要符合医理、治理、药理，即使简单小方亦可愈顽疾。提供了辨证重在病机及异病同治的范例。

从半夏汤谈失眠的证治

《灵枢·邪客》篇说："卫气者，出其悍气之剽疾而先行于四末、分肉、皮肤之间而不休者也，昼行于阳，夜行于阴，常从少阴之分间行于五脏六腑。今厥气客于五脏六腑，则卫气独卫其外，行于阳不得入于阴。行于阳则阳气盛，阳气盛则阳跷陷（《甲乙经》"陷"作"满"。按："陷"是"满"字之误）。不得入于阴，阴虚，故目不瞑。黄帝曰：善！治之奈何？伯高曰：补其不足，泻其有余，调其虚实，以通其道，而去其邪。饮以半夏汤一剂，阴阳已通，其卧立至。"

这是中医学对失眠症病理、治则的最早论述。半夏汤也是治疗失眠症的最早方剂。"行于阳，不得入于阴"，即"阳不归阴"。阳之所以不得入于阴，是因"厥气客于五脏六腑"，而五脏六腑之厥气，又有虚实之分，于是根据虚实，"补其不足，泻其有余"，以"去其邪"而"通其道"。"阴阳已通"，"则其卧立至"。这说明治疗失眠症大法，重在调治五脏六腑的虚实，消除内因，疏通阳气出入之道，故半夏汤方后注云："汗出则已矣。""汗出"，就是"阴阳已通"的证明。

李时珍曰："半夏体滑而味辛，性温也。涎滑能润，辛温能散亦能润，故行湿而通大便，利窍而泄小便，所谓辛走气，能化液，辛以润之是矣。"秫米，即粟米之黏者，李时珍谓："能益气阴而利大肠，大肠利则阳不盛矣。"可见半夏与秫米合用，黏而且滑，有滋燥和胃之功。辛散之性，又有助于利窍而接引阳气，故能达到"病新发者，覆杯则卧，汗出则已矣，久者三饮而已也"之效。

半夏汤虽治失眠，但不是治疗一切失眠证的必效方剂。因为五脏六腑的虚实不同，究竟是何脏何腑？阴、阳、气、血、痰、火、湿、食，何虚何实？怎样才能"去其邪"？怎样才能"通其道"？还需要据情分析。不加分析，侈谈"引阳引阴"，是不能应付临床极端错综复杂的失眠症的。下面列举古人之方治，作为举一反三的提示。《伤寒论》（新辑宋本）第76条曰："伤寒吐下后，虚烦不得眠，若剧者，必反复颠倒，心中懊恼，栀子豉汤主之。"这是邪热结聚胸膈，以致阳不归阴。栀子清热除烦，豆豉宣发透达，解表除烦，有引阳入阴的作用。《伤寒论》第61条曰："下之后，复发汗，昼日烦躁不得眠，夜而安静，不呕不渴，无表证，脉沉微，身无大热者，干姜附子汤主之。"脉沉微，是下之后里阳已虚；不呕不渴无表证，是病不在三阳；身无大热，是尚有微热，这说明身微热是里阳虚导致阳不归阴。在夜间，已虚之里阳不外出与邪争，两不相涉，犹相安无事，而昼日，本有身微热，卫气又欲行于阳，这不但不能归阴，且与式微之里阳更有表里分驰之势，故烦躁不得眠。干姜温中，开里结之阴；附子善走，温通内外。尤其是干姜，性热味辛，热能温，辛能散能通，一物具备温通表里，接合阴阳之妙用。《千金方》治虚劳不眠，用干姜为末，汤服三钱，取微汗出，也是在里虚寒情况下，用以引阳引阴。

以上几例，或有身热，或身微热，都说明是卫气行于阳，不得入于阴，是典型的阳不归阴。但失眠症是精神活动的失常，精神的本体叫作神，神藏于心。精神活动起来——"随神往来者谓之魂"，魂是藏于肝的，所以失眠症从本的方面来说，虽有五脏六腑之分，但从标的方面来说，没有不通过心肝二脏的。因此，失眠症除伴有身热或身微热者，当划入阳不归阴这一类型外，还当据烦躁、怔忡、惊悸、舌色、脉象等，找出重点和特点，以心肝两藏分类。

《伤寒论》第 303 条曰："少阴病，得之二三日以上，心中烦、不得卧，黄连阿胶汤主之。"本证是心火独炽于上，下吸肝肾之阴，所以舌赤苔少，脉沉细数。这是水不济火，心肾不交。以黄连、黄芩泻心火，鸡子黄养心阴，白芍、阿胶滋肝肾之阴。这是补水泻火，使水升火降，则烦躁消失而入睡。若心火结而不降，不能与肾水相交，当用黄连泻心火，反佐少量肉桂以纠正黄连之苦寒凝敛，使之有利于心火的行散。火下行，水就会上达，阴升阳降，取义于六十四卦之地天泰，故名交泰丸。

心肾不交重点在心火过盛的，以泻心火为主，以上二方为准则。若重点在肾水不足，心烦不如前者严重，治当滋肾阴以制心火，宜六味地黄汤、丸，或其他补肾填精之药，久服以收功。这里滋肾阴只是手段，其目的仍在制心火。邵新甫所谓"壮水之主，静以制动"就是。

以上为交通心肾法，又有补脾养心法。因脾主思，忧思伤脾，必耗心血，就会怔忡少寐，心悸不安，乍寐乍醒，脉涩神虚，如《灵枢·营卫生会》说："营气衰少而卫气内伐，故昼不精，夜不暝。"此主症在心，病因在脾。除清心静养，药物当以养荣益气之药补脾化荣，或少加清火、镇静之品。养心汤、归脾汤等，随证选用。并摒绝杂念，持之以恒，日久自能痊愈。或用鹿角胶一味，热酒化服，以血肉有情之物，更易收到益血填精的效果。以上是治心安神为主，下面讲治肝安魂之法。

《金匮要略》曰："虚劳，虚烦不得眠，酸枣仁汤主之。"酸枣仁养肝敛魂，佐以茯苓，宁心安神；知母清热润燥，资肾以养肝，清热以安神；炙甘草奠安中土，以养五脏；尤妙在川芎一味，辛温走窜，在大队敛润药中，用以调达肝气，有调和阴阳的作用。本方在《千金翼》中加麦冬、干姜，治伤寒吐下后，心烦气乏不得眠，更有利于接合阴阳。

酸枣仁汤适应于肝不藏魂的虚烦证。所谓"虚烦"之虚，有两种涵义：一是无痰饮宿食，故谓之虚；二是五内枯燥，荣少血虚。肝不藏魂除肝血虚、肝阴虚之虚证外，又有肝气郁结的实证而致者。如李延昰《脉诀汇辨》载："新安吴修予令侄，烦躁发热（发热就是阳不归阴），肌体骨立，沉困着床，目不得瞑者，已三年矣。大江以南，迎医几遍，求一刻安卧，竟不可得也。我诊其肝脉沉而坚，此怒火久伏，木郁宜达也。以柴胡五钱，白芍药、丹皮、栀子各三钱，甘草、桂枝各五分，日晡方进剂，未抵暮而熟寐，至旦日午后未寤……至夜分方醒。"前证宜敛，此证宜散，前为肝虚，此为肝实，"调其虚实"，达到肝魂安于其宅，自然就目瞑了。

又《冷庐医话》引《医学秘旨》云："一人患不睡，心肾兼补之药，遍尝不效，诊其脉，知为阴阳违和，二气不交。以半夏三钱，夏枯草三钱，浓煎服之，即得安睡。"陆定圃作解曰："盖半夏得至阴而生，夏枯草得至阳而长，是阴阳配合之妙也。"什么"得至阴而生"，"至阳而长"，关键在夏枯草辛寒散肝火之结，佐以半夏，走气化液，使结散气行，阴阳气和，人得安睡。与前方相较，是结有轻重，火有微甚之别罢了。

又有痰火郁于胆经，肝胆相连，影响肝魂，必惊悸不眠，口苦心烦。有痰用温胆汤，无痰用桑叶、栀子、丹皮等清泻少阳，使胆火得清，睡眠自然安定。肝胆合病的，当肝胆同治。如《医醇賸义》载："无锡孙左，身无他苦，饮食如常，惟彻夜不眠，间日轻重，如发疟然，一载未愈。予诊其脉，左关独见弦数，余部平平……此实（少阳）与厥阴同病，甲乙同源，互相交结……为制甲乙归脏汤，连服数十剂而愈。"其方是：珍珠母、龙齿、柴胡、薄荷、生地、红枣、夜交藤等味。镇肝养肝之中，兼升散少阳之郁火。肝不藏魂，有由于肺燥的，燥则生火，金不制木。当用凉润敛降之药，方用生百合一两，养肺金以制肝木，加入苏叶三钱，下气解郁，敛而且降，安魂之中，有引阳归阴之意。

失眠治肝，凡言肝虚的，都是肝阴虚，虚则补其母，当补肾；凡言肝实的，都是肝火盛，实则泻其子，应泻心。这和补肾水泻心火的交通心肾法，实有殊途同归的道理。因此，从理论上便于学习和掌握，分为治心治肝，而在症状上有时则不容易截然分开，但临床既久，融会贯通，就能得心应手，头头是道了。

失眠症在理论上，虽然治心治肝条理分明，但在实践时，还要多方面吸收一些临床的成熟经验，才能开发思路，用方灵活，效果更好，现举例如下：

《宋史·钱乙传》："一乳妇因惊而病，既愈，目张不得瞑。乙曰：煮郁李仁，酒饮之，使醉即愈。所以然者，目系内连肝胆，怒则气结，胆横不下。郁李仁能去结，随酒入胆，结去胆下，则目能瞑矣。"此病虽属肝胆，但实质是因惊痰结，影响目系，若不用酒服郁李仁，只与温胆汤，即不理想。《脉诀汇辨》："太常卿胡幕东，形神俱劳，十昼夜目不得瞑，自服归脾汤数剂，中夜见鬼。更服苏合丸，无功。余（李士材）曰：脉大而滑，痰气胶固也，二陈汤加枳实、苏子，两日进四剂，未获痊愈。更以人参送滚痰丸，下积痰甚多，因而瞑眩。大剂六君子汤，服一月乃安。"本案形神俱劳，似应服归脾、养心之类，脉大而滑，又似应用二陈、枳实等药，但二方俱无效果，这除属胶固顽痰外，也因正虚邪实。所以单独补正，则顽痰更加壅满，单祛其痰，则正虚不能运药，故改用峻药滚痰丸，而以人参汤送服，扶正以祛邪，运药有力，才能获得显著效果。尤其值得注意的是：二陈汤加枳实、苏子，连进两日无功，可知痰为顽痰，治疗非易，治则虽然不可游移，方药则须灵活改变。

《张氏医通》载："一少年，因恐虚，两月不卧，服安神、补心药无效。余与温胆汤倍半夏加柴胡，一剂顿卧两昼夜，竟尔霍然。"此方与高枕无忧散，都是温胆汤加味，前者倍半夏加柴胡，后者加人参、龙眼肉、麦冬、炒枣仁、石膏而成，但后方中温胆汤六味药共计九钱，而加入的人参一味就用了五钱，这都是值得研究的。

从以上诸例可以看出，既要明白治疗大法，还必须灵活掌握一些用药技巧问题。

失眠症的治疗，除上述外，还有因外感而不寐的，因燥屎、宿食、痰喘而不寐的，因痛因痒而不寐的，种种原因，难以悉数。除去主因，自能入睡。此不属失眠症范围，故不一一举例。

但有的人，对各种不适的症状，耐受性不同，对上述影响入睡的主因主症，可能不甚注意，却把失眠作为唯一的主诉。医生听了主诉，易于忽视原发病，却千方百计地求救于镇静、安神等药，以致失眠症久治不愈。下面举实例证明。

李某某，女性，年约6旬，某某大学干部家属。1970年春，失眠症复发，屡治不愈，日渐严重，竟至烦躁不食，昼夜不眠，每日只得服安眠片，才能勉强略睡片刻，我应邀往诊。按其脉涩，舌苔黄厚黏腻，显系中脘湿热。因问其胃脘满闷否？答曰：非常满闷，并大便日久未行。腹无胀痛（其实已近月未正常进食）。此为"胃不和则卧不安"，要安眠，先要和胃。处方：半夏泻心汤原方加枳实，傍晚服下，当晚即酣睡一整夜，满闷烦躁等症大都好转。又服几剂，食欲恢复，大便畅行，临床治愈。

总之，失眠症从病理说虽有五脏六腑寒热虚实之分，但临床家都一言以蔽之曰："阳不归阴。"其实，若从症状严格区分的话，阳不归阴必有身热，一般是身有微热。若无身热这一症状，而以心烦、舌赤为主症，反映为水亏火旺的，叫作心肾不交；精神不振，乍寐乍醒，怔忡心悸，脉虚血少的，叫作心脾两虚；精神不安，杂梦纷纭，惊悸多怒，脉见弦牢的，为肝魂不安。类型不同，各有主方。主症主方之外，再酌加开痰、泻火、调气、解郁、导滞、潜镇、安神、和胃等药，随证选药，标本兼顾。对失眠症来说，大体离不开这些原则。

上面对失眠症的论述，已谈了不少。但临床总会遇到一些顽固失眠症，仅靠药物是不易取效的。《广阳杂记》载："马绍先，山东长白县长白山人，其尊人马负图，字希文，甲午举人。绍先尝患病，夜不得寐，医皆不效；乃自以其意为园圃十余亩，亲操耒耜，学为圃于其间，久之，疾愈。是亦可谓善治疾矣。"可见有些顽固的失眠症，加强体力锻炼，有时比服药更为理想。临床家请注意。

整理者按：先生从《内经》治失眠的半夏汤始，对失眠症"阳不归阴"的病理进行论述，并提出：阳不归阴必有身热特征，不能泛称阳不归阴的观点。又引用前辈医家及个人的临床经验，详细论述了失眠当辨心与肝。特别对肝脏与失眠的关系的论述，颇开人思路。又总结出诸如心肾不交、肝魂不安、心脾两虚等失眠症之病机及其用药技巧。最后指出顽固失眠症，当加强体力锻炼，以调整阴阳气血脏腑功能，其效优于服药。这些理论探讨、用药技巧及辨证思路，可以说是先生几十年对失眠症辨证论治的经验结晶，是十分珍贵的。总之，通过对失眠症的辨证施治及锻炼治疗，体现了先生治病深研病机，精心处治疾病的整体观。

遗精治法漫谈

关于遗精的治疗，何梦瑶曾说："以涩治脱，未止，不如泻心；泻心不止，不如升阳。"他又说："升阳最妙，肾气独沉者宜升，脾湿下溜者宜升，肝郁者宜升，不止一途也。"他把遗精的治法归结为固涩、泻心、升阳三法。通过临床实践，我的体会是：固涩不愈，宜通精窍；泻心不愈，宜泻相火；升阳不愈，宜敛浮阳。

遗精的形成，从西医学的观点看，有因房事不节，致性神经衰弱的；有因劳心过度，或淫思梦想，致大脑皮层兴奋抑制失调的；也有因精囊炎、输精管炎、前列腺炎或盆腔其他炎症而引起的。其中性神经衰弱滑泄频繁的，通常当涩以固脱，或再加入补肾壮阳药。但滑泄不止，除虚证外，还有属于精窍不利的实证，若误用涩法，必然愈涩愈剧，治宜通因通用，采取利精窍一法。《冷庐医话》载一案："鄞医周公望，治一梦遗几死，百补不愈，以滚痰丸一两行之，即愈。"又载："王官寿遗精，闻妇人声即泄，瘠甚欲死，医者告术穷。缪仲淳之门人，以远志为君，莲须、石莲子为臣，龙齿、茯神、沙苑蒺藜、牡蛎为佐使，丸服稍止，然终不能断。缪加鳔胶一味，不终剂而愈。"前案用礞石滚痰丸通窍利痰，后案于清心剂中加入鱼鳔胶通窍活血散瘀，俱能应手取效。说明遗精既久，精窍或有未尽之败精留滞，邪不去则正不安，故通利精窍则效。

劳心过度或淫思梦想，心火炽盛，不能下交于肾，导致遗精，远志、茯神、石莲子等清心安神药亦确有疗效。但遗精伴有心神不安，肝魂妄动以致淫梦颠倒的，又当区分标本。劳心过度，或所思不遂，以致淫思梦想而遗精，当以泻心、清心为本，治遗精为标，可使火熄神清，精自安位。但又有病源不在心神，是由生殖器官炎症，即所谓"厥气客于阴器"，阳强不痿影响心神而妄梦的，是相火为本，妄梦为标，清心、泻心就无济于事，此当泻相火。如有梦而遗，采用龙胆泻肝汤疏泄肝经湿热，就是一例。这种梦，因阴器的湿热刺激，相火妄动，肝魂不安而作，其梦也必是交合一类，与劳心过度之杂梦无章者不同。如不影响肝魂，无梦而泄，单用封髓丹以知母、黄柏泻相火，遗精亦止。

至于升阳一法，脾湿下溜，迫精外出者，当升脾阳；肾阳不举，精气下陷者，当固肾佐以升提；肝气不畅，郁而求伸，疏泄无度者，当升达肝气，这些都是必要的方法。但又有滑泄既久，导致阳气浮越，不能潜藏，阳气不潜，固摄无权，精更不固。这样恶性循环，若再升之散之，岂非坠井下石？在此当用潜阳一法。《金匮要略》云："脉得诸芤动微紧，男子失精，女子梦交，桂枝加龙骨牡蛎汤主之。"芤是精虚阳浮，芤而兼动，则相火有不安之势，微紧是阴阳不交，荣卫不和。桂枝合甘草以养阳、通阳，芍药合甘草以养阴、敛阴，辅以姜枣，和阴阳而调荣卫。尤妙在加入龙骨、牡蛎，收敛浮阳之中，又有收湿固涩作用，对比以上诸方，属潜镇收涩之剂，对于滑泄既久，证虚而兼阳浮的病人，是必要的治法。

遗精频繁，多宜于固涩。久治不愈，又多邪滞精窍，法当通中有塞，塞中有通。《医林改错》云："刺猬皮一个，瓦上焙干，为末，黄酒调服，治遗精梦遗，不梦而遗，虚实皆效。"因刺猬皮味苦，能降泄；刺能走散，通窍行滞；炒炭又有收涩之用；行之以酒，通塞两用。除纯虚、纯热之证外，一般都可取效。正方之外，小方单方有时也能取得意外的效果，临床者请注意。

整理者按：通过临床，先生在何氏以固涩、泻心、升阳之法治疗遗精的基础上，总结为"固涩不愈，宜通精窍；泻心不愈，宜泻相火；升阳不愈，宜敛浮阳"。尤其补与通、升与涩的辨治关系，论述的十分精彩，体现了先生丰富而灵活的临证经验与读书体会。并指出："正方之外，小方单方有时能取得意外效果，临床者请注意。"表现出他博采众长的学术思想及丰富的临床经验。

谈肝硬化腹水治疗体会

肝硬化而出现腹水，这是本虚而标实。本虚只能缓图，标实则需急治，故消水是当务之急。消水之法，淡渗之剂已不起作用，而攻劫之品，如遂、戟、芫花之类，虽有消水之效，但走泄真气，施于肝功将竭之际，嫌有虚虚之弊，所以常是初用稍效，继续攻劫则效果不显，最后还是归于不治。至于保肝治本，必须温之养之，疏之导之，故药物务求和平，目的是希望已硬部分能有所改善，至少能保好其未硬部分。本人曾用腐泔猪胆方治疗数人，有的腹水消后数年未见反复。其方如下：鲜猪苦胆一个，豆腐浆一大碗。将豆腐浆加热后，搅入猪胆汁饮之。如无鲜猪胆，用干者置温水中泡开亦可用。豆腐浆即腐泔，系指豆浆用卤水点过成脑之后，在筐中轧榨时所滤下的水。《本草纲目拾遗》称其能"通便下痰，通癃闭，洗衣去垢腻"。腐泔除有卤水点者外，亦有用石膏点者，《药性考》称其俱能清热。但本人用时，必告病家取用卤水点者，这是因为卤碱，《本经》称其能"下蛊毒"，《别录》认为能"去五脏肠胃留热结气，心下坚"之故。

胆汁本生于肝，对肝当有亲和之力，加之腐汁兼有卤性者，有行宿水之功，而无攻劫之弊。但腹水消后，并不等于痊愈，还必须考虑治本善后。治本必须养肝，兼以活血化瘀。个人用药是这样：养肝不用峻补，而用酸温之品，如乌梅、木瓜等。疏肝不用柴胡而用生麦芽，因其具有甲木生发之气，且有消积化坚的作用。化瘀不用桃红而用生山楂，因其味酸养肝，化瘀而不峻。上述养肝、疏肝、化瘀之中，还必须佐以和胃，盖因肝病必及土故也。以白扁豆、玉竹和胃，而不用苍白术理脾者，以肝喜柔而畏劫故也。此方药量不宜过重，但要多服，因药性和平，故可久服而无弊。因此我常用此方治肝硬化，迁延性肝炎用之亦常有效，且可防治肝炎向硬化发展。

整理者按：先生认为肝硬化腹水为"本虚而标实"，"本虚只能缓图，标实则须急治，故消水是当务之急"。对消水他提出"腐泔猪胆方"，并分析其药理作用。在消水之后，必须治本善后。"治本必须养肝兼以活血化瘀"。曰："养肝不用峻补而用酸温之品，如乌梅、木瓜等。疏肝不用柴胡，而用生麦芽……化瘀不用桃红而用生山楂……化瘀而不峻。上述养肝、疏肝、化瘀之中，还必须佐以和胃……以白扁豆、玉竹和胃……"可见先生对肝硬化腹水的治疗有一套成熟的经验。

低血压病辨治一得

中医治疗低血压，必须有症状作依据，如果毫无症状，则多不作病理看待。正如有的医书记载："有不少人血压经常 90~100/50~60mmHg，却健康无病。"

病理性的血压过低，多为营养不良或久患消耗性疾病引起，一般都有原发病病史和症状作依据。依中医辨证，这些都应归属于气血不足的虚证范围之内，它和肝阳上亢或上盛下虚的高血压病正相反。故治疗大法，一般血压过高者应清降潜镇，而过低者则当温补升提。基于上述看法，临床遇到低血压病人，找出其原发病之后，在相应的处方中酌加人参、五味子，一般都会起到升压的效果。因人参能补五脏、益精气，增强心脏搏动的能力；五味子是酸敛强壮药，酸敛之性也具有升压作用，如《用药心法》说："收肺气，补不足，升也。"

用人参、五味等补益之药治疗低血压，是从生脉散的"生脉"二字悟得，也是把低血压的现行症及其可能的发展过程，联系在一起加以考虑的。人所共知，有的低血压病，是休克或昏厥的早期或边缘指征，而人参、五味子就常常是这些危急症状的抢救药。

低血压病有的用西医学找不出致病原因，而只据中医辨证便可取得疗效的。曾治 1 例低血压病，疗效甚为满意，介绍如下：

张某某，女，年 40 余，山东中医学院保健室保健大夫。10 年前感觉胸闷，找西医检查，诊断为原因不明的低血压病，治疗一年无效，请予诊治。主诉：胸闷气短。诊得：四肢发凉，舌淡，脉沉迟，证为胸中寒饮，阻遏胸阳，治宜温阳化饮。予以四逆加人参汤：红人参 9g，干姜 15g，炮附子 9g，炙甘草 9g，水煎服。服药 1 剂，症状显著减轻。连服 1 周，诸症消失，至今已近 10 年，血压一直正常。

整理者按：低血压症，中医无此病名，先生认为"病理性低血压，多为营养不良或久患消耗性疾病引起……应属于气血不足的虚证范围之内"。对其治疗，善用人参、五味子。并从人参、五味子的性味功能及治愈病例加以论证。

谈干呕、哕逆的治疗

在医学术语上，干呕和呕吐有差别：呕吐是指有呕出物说的，如能呕出食物、脓血、蛔虫等，都叫呕吐；如果患者只有呕的形态，也发出呕的声音，却呕不出什么来，或者有，也只是一些涎沫，这便叫作干呕。干呕能呕出涎沫的，多是胃中有痰饮，治疗时要温胃，促使痰饮消散；连涎沫也没有的，治疗时和治哕逆（俗称打呃忒）相同。所以把干呕和哕逆合并讨论。

一、干呕吐涎沫

涎沫是胃中的水液不能充分吸收，以致随着干呕而出。水液不能被吸收，大都由于胃寒，所以治疗吐涎沫一般是采用暖胃药。但是临床所见，吐出的涎沫也有不同。有的是水饮清稀，不黏不稠；有的却是满口黏液丝，掣不断，吐不掉，也吐不完。前者寒而清，应当用温性药把寒饮运化开，以干姜为主药，如半夏干姜散就是；后者寒而浊，应当用温性药把寒饮降下去，以吴茱萸为主药，如吴茱萸汤就是。

半夏干姜散（《金匮要略》方）：半夏、干姜各等份，水煎服。本方就是小半夏汤把生姜换成干姜。生姜止呕效果好，干姜温化水饮的力量大，所以干呕并呕出清稀水液的，用本方效果好。

吴茱萸汤（《金匮要略》方）：吴茱萸 12g，人参 9g，生姜 18g，大枣 3 枚。吴茱萸能温胃降浊，又重用生姜，止呕散水，人参、大枣是扶助正气，增强消除痰饮的功能。

二、干呕、哕

干呕如果连涎沫也没有，就用不着温化水饮，只调调气就行了。实际这仅仅是胃痉挛，止住痉挛，就可以不呕，所以有时和膈肌痉挛的哕逆相同。譬如《金匮要略》中的橘皮汤：橘皮 15g，生姜 30g，只两味药，但橘皮能调气，生姜能和胃，所以不管是干呕，或是打呃忒，本方都有效。

但是哕逆和干呕，其病机有时并不相同，因此治哕逆除了上述的橘皮汤之外，还另有一些专方。如《简易济众方》治寒呃，用丁香 49 粒，柿蒂 27 个，只两味药煎服。又如《苏沈良方》治寒呃，用橘皮、通草、干姜、桂心、炙甘草各等份，人参减半，共碾成粗渣，每付 12g，水煎服。这些方，都只治哕逆，不能治干呕。

从上面这几个治哕逆的方子看，哕逆证的病机属寒属热的都有，治疗的药物有的偏热，有的偏凉。但是有一个共同点，就是敛降与辛散合用。试看：橘皮性降，生姜性散；柿蒂收涩，丁香辛散。敛降与辛散其作用是矛盾的，但合用起来，又达到矛盾的统一，所以用于膈肌痉挛的哕逆证，一般会有良好的效果。根据这个原则，古方还有些治哕逆的单方、效方，如伏龙肝配丁香就是。此外，一些降性药，如代赭石、枇杷叶等，都可以用来治哕逆。刀豆子一味，人们都推崇为治哕逆的特效药，就是因为刀豆子性降的缘故。

治哕逆虽然列举了一些简效方，但是促成哕逆的原因，也是极为复杂的，所以有时单靠以上几个方还不够，还要临证化裁，独出巧思。譬如历来医籍的记载：有用活血化瘀法治愈的，有用消食药治愈的，还有用通利大、小便药治愈的。总之，遇到顽固的呃逆证，还是要请教医生。

一般来说，哕逆并不难治，但也不要太麻痹大意。中国古代医书《内经》就有"病深者，其声哕"的告诫。的确，哕逆有的是在病情加重的危险期出现，所以重病人出现哕，需要提高警惕，不要过于麻痹。

整理者按：本文分析了干呕、哕的病机、治疗，突出哕逆治疗虽有偏热偏凉的不同，但配伍有其共同点，即敛降与辛散合用，可收良效。并举常用古方与药物分析说明之。

略 谈 蓄 饮

蓄饮也叫蓄水，它是胃里的水，没有很好地被吸收，又没有呕吐出来，以致停蓄在胃中所致。蓄饮不一定都出现呕吐，但呕吐却常常是蓄饮症的特征之一。上面讲过吐涎沫，涎沫就是水饮，但不是蓄饮。水饮蓄起来，症状就变了。

凡呕吐一症，如果胃脘部按之似较痞硬，或口干口渴，或头晕眼花，或心慌心跳（痞、渴、眩、悸），就大都是蓄饮所致。在中医术语中，痞硬叫作水饮结聚；渴叫作水饮阻碍，正津不能输布；眩晕叫作水饮阻碍，清阳不能上升；心慌心跳叫作水饮凌心。蓄饮的形成，实际是胃脘部或上部消化道有炎症，并伴有炎性渗出物，这在中医学解释为"脾不散精，水停为痰"。也就是说，胃吸收水液的功能差，而且不断渗出，逐渐积蓄而成痰饮。

蓄饮的呕吐，一般是呕痰呕水，不常呕食，而且也不是天天呕，而是呕出一些宿痰宿水之后，再过一段时间，又蓄到一定程度，再重新呕吐。这样的呕吐，容易使人和其他原因所致成的"反胃"——如癌瘤等相混淆，往往抓不住病因，掌握不了重点，以致药不对症，缠绵难愈。因此还要掌握痰饮呕吐和其他原因的反胃之间的鉴别法。

痰饮呕吐，往往在将呕的前几天，口渴贪饮，饮不解渴。这是痰饮积蓄到一定程度，影响消化道腺体分泌功能的缘故，是将要出现呕吐的先兆。此外还有一个特点，就是：同一般的呕吐一样，呕后常感觉到口中多少有些干渴，这是因为呕吐会耗伤胃中津液的缘故。如果大量呕吐之后，口中不干不渴，像未曾呕吐一样，这也说明是蓄饮。这是痰饮未曾全部呕出来，而且呕吐之后，水饮又继续浸渍入胃的缘故。

先渴后呕，或者呕吐之后反不渴，以及胃脘痞硬、头晕眼花、心慌心跳等症伴随呕吐而出现，都证明是水饮，用前面所讲的小半夏汤止呕，再加入一味茯苓把陈旧的积水渗出，这个方子就叫小半夏加茯苓汤：半夏12g，生姜24g，茯苓12g，水煎服。小半夏加茯苓汤治蓄饮是很有效的。但是，有些比较顽固的蓄水证，渴而呕，呕后又渴，又饮水，又呕又渴，反复不已。这说明水饮不是呕一两次就呕尽了。水饮既然顽固难除，单靠小半夏加茯苓汤就不行了，还需要在除水的方剂中，加上能促使胃吸收水饮的药物——如白术，才能彻底治愈。如古方中的猪苓散就是这样一张方剂。

猪苓散方由猪苓、茯苓、白术各等份组成，共轧成细末，每次温开水冲服10~15g，每日服3次。

上述的这些治疗蓄饮呕吐方，都是一些常用药，简单方，平淡无奇，容易被人瞧不起，致使本来不是难治的一些病，却去追求大方、怪方、贵药、怪药，结果越治越重，或弃而不治，这实在是令人痛心的。

例如，某某地区有个内部资料，报道用小半夏加茯苓汤，治好一个诸药不效的多年顽固性呕吐。既然说"诸药不效""多年""顽固"，可以想象这个患者遭受了多少痛苦，浪费了多少药费，后来却服小半夏加茯苓汤治好了。

又如《新中医》1978年第1期载有四川唐爱之案例1则，摘录如下：

"杜某某，女，29岁，呕吐、呃逆已7年，近几月加剧。头眩，恶心，食则呕吐食物及痰涎，呃逆，胁下隐痛，牵及肩背，胸痞，脘胀，食少，便溏，四肢不温，口渴，喜热饮。痰浊上逆而呕吐，宜温中、降逆、和胃、止呕……"

不要把这个病例看得太复杂，也不要把7年顽固病得效看得太神奇，其实本案的呕吐，包括了痞、晕、呕、渴等症状，是典型的痰饮呕吐，其处方中就有小半夏加茯苓汤在内，所以取得很好的疗效。

通过上述，我们可以想到，有不少肠胃病呕吐，本来不是难治的，只是诊断不明确，或责任心不强，才把一些本来很容易治愈的病，当成顽固病，使病人遭受了不少痛苦。

整理者按：先生指出中焦蓄饮以胃脘痞、渴、眩、悸、呕等为临床特征，可为撮其大要耳。先生治此病常以小半夏加茯苓汤、猪苓散等小方取效。他指出："本来不是难治的一些病，却去追求大方怪方、贵药怪药，结果越治越重，这实在是令人痛心的。"反映其治病处方讲求精简、讲求实效的治学精神。

谈反胃治法

反胃，俗称"翻胃"，或称"胃反"，都是一回事。它和蓄饮的呕吐不同，蓄饮是呕吐痰水，并且是蓄到一定程度才呕吐，反胃是呕吐所进的食物，朝食暮吐，暮食朝吐，只要进食，就必吐出，而且必须吐尽，像是把胃翻过来一样。除此以外，蓄饮呕吐，多兼有渴、痞、眩、悸等症状，而反胃没有这些症状。蓄饮由于不常呕食，且常能间歇多日不吐，饮食物一般可以少量进入大肠，所以对于大便的影响不大，而反胃则由于呕吐频繁，每日必吐，饮食不能进入大肠，就会数日或十数日、数十日大便一次，而且坚涩异常，形如羊屎，人们多认为这是胃脘干枯。

胃反的形成，实际多是胃的下口——幽门梗阻。导致梗阻的因素，可能是炎症产物，如瘀血、稠痰，或炎症变形，如瘢痕狭窄、水肿，以及肿瘤或其他脏器肿瘤压迫等。此外，胃反病人往往大便干如羊屎，排便不畅。大便不畅反过来更使饮食不入，食入即出，形成恶性循环，这也是胃反不可忽视的一个重要原因。

由于大便不通畅也是反胃的重要因素之一，因此治疗反胃，就离不开消除梗阻和润肠通便，或止呕的同时又润大便等几个方面。

一、消除梗阻

李时珍的《本草纲目》载有一治胃反方：柿干 3 枚，连蒂捣烂，酒服（黄酒）甚效，切勿以别药杂进。又引用《经验方》一段记载：有一家三代，都死于胃反病，后来到了孙辈，得了一个秘方，用柿干和干米饭天天吃，绝对不喝稀饭，也不喝水，结果治好了。根据"绝对不喝稀饭，也不喝水"，而且柿干烧灰外用能治臁疮腿，敷在舌上能治鹅口疮，内服能治大便干燥或大便下血，可知柿干有清热、润便、燥湿、化痰、收敛愈合溃疡面的作用。所以这样的反胃，可能是食道或胃有腐烂面，或有黏性分泌物的缘故。

二、止呕与润肠同用

《金匮要略》记载："胃反呕吐者，大半夏汤主之。"大半夏汤组成是：半夏120g，人参20g，白蜜200g。用水600g，加入白蜜，再用勺扬水几百遍，使水和蜜混合得极匀。用此蜜水煎上面2味药，使水减一半后，取下，分两次服。

本方用半夏止呕，用人参养胃，并且蜜内加水，扬之几百遍，使水蜜融合得极匀，以润肠胃，通大便。

这就为后世治胃反提示了治疗原则。如朱丹溪治反胃，用韭菜捣汁搅在牛奶里喝，或韭汁兑入童便喝。韭汁能散结气，与半夏的作用有些相似，牛奶润肠，童便滋润，也和大半夏汤水内加蜜的作用相仿。不过韭汁还有散瘀血的作用，如果梗阻部位充血、郁滞，用韭汁就更为适宜。

三、润肠通便

《局方发挥》有这样一个故事：台州有一个医生，得了噎膈病。这人工作很勤劳，经常喝酒。面色白，脉搏涩，重按则大而无力，朱彦修叫他辞去工作，住在一个养奶牛的人家里，每天都取新牛奶用火加温饮之，每次饮一杯，一昼夜饮5~7次，别的食物一概不用，逐渐加量到每天八九次。这样，半个月以后，患者的大便就不干燥了，约有一个多月的时间，病基本上好了，仅仅有时口中发干，这是酒毒未解，令其在口干时饮少量的甘蔗汁。

从这个病案来看，朱彦修认为，患者由于工作劳心，又嗜酒耗伤胃肠津液，以致大便干燥，使食物难下大肠，才出现噎膈病。所以只用牛奶润胃肠，使大便通畅之后，饮食也就正常了。

这个医案也说明了这样一些问题，一是治反胃证的大便燥结，单靠草根树皮不行，牛奶是动物药品，最能治胃肠枯燥，而且要持之以恒，较长期地服用。二是避免过度的脑力劳动，避免燥烈辛辣的饮食，以保持胃肠的津液。因此，苦寒泻下药，辛燥止呕药，都不利于胃肠津液，都必须禁用。胃反这一病名，有时很近似于西医学所讲的胃下垂。《普济方》治胃反呕吐，用刺猬皮焙焦，研末，酒服，或者加入调味品，浸渍后烧熟了吃。《叶氏摘玄方》治大肠脱肛，用猬皮 500g，焙；磁石 15g，煅；桂心 15g。共研细末，每服 6g，米汤送下。《普济方》用猬皮治胃反呕吐，也应当是治胃下垂所出现的呕吐。记得曾有一个老药工，传一治胃下垂的秘方：猬皮，剪成小块，另将白矾入铁勺加热溶化，俟矾见热发泡，好像将沸的时候，把猬皮倾入矾中炸酥，成老黄色，再急倾入铁筛中，使矾从筛孔中漏下，净剩猬皮，取出研成细末，每服 9g，米汤送服。

由于猬皮能治胃反吐食，所以寇宗奭在他所著的《本草衍义》中说："猬"皮能治胃反，"猬"这个字，一旁是"虫"，一旁是"胃"，很有道理。

整理者按："反胃"以朝食暮吐，暮食朝吐，只要进食就必吐出为特征。先生认为其形成可能是炎症产物：如瘀血、稠痰，或炎症瘢痕，或肿瘤等，且往往大便干如羊屎，排便不畅，反之又影响饮食。对其治疗，就离不开消除梗阻和润肠通便，或止呕兼润肠通便等。并列举《本草纲目》《金匮要略》《局方发挥》《普济方》等有关记载与病案论证之，体现其博学、精读、多思及吸取众长的治学特点。

谈噎膈治法

噎膈，是食难下咽的意思，它和胃反在病理方面有时相同，如炎症、炎性分泌物及食道狭窄等，但病变部位有差别。反胃的病变部位多在下部幽门或十二指肠，而噎膈多在食道或胃上口——贲门，所以反胃是食入一段时间后，又复吐出，如朝食暮吐，暮食朝吐；而噎膈是食不得入，或食入之后又即时吐出。

由于噎膈和反胃的病理有时相同，所以治疗方药有时可以互用。周慎斋把噎膈分为痰膈、血膈、气膈等，就是根据炎症渗出物有的是痰，有的是血，而痰血又能阻碍气机升降的缘故。

徐灵胎曾说："膈乃胃脘干枯之症，百无一生。"陈修园也说过："膈证既成，只不过尽人事而已。"徐、陈两人之所以说膈证绝对不能治，这是指的现代恶性肿瘤说的。恶性肿瘤的情况下出现的噎膈，在目前来说，确实仍无办法，但是有不少噎膈患者，之所以食难下咽，并不一定在于肿瘤本身，而往往是受阻于肿瘤的大量分泌物。辨证用药，虽然不能消除肿瘤，但是消除这些分泌物，改善症状是可能的。

下面列举一些治噎膈的简效方。用这些小方消除炎症渗出物，消除癌瘤的分泌物，或消除由癌瘤阻碍所引起的瘀滞物，使食道暂时通畅，也是有益的。

1. 《中医验方汇选》：威灵仙30g，水煎，3付，每煎分两次服，4小时服1次，1日服完，连服7天，停药1天。全疗程为1个月。已治愈7人。

2. 《千金方》：常吃干粳米饭。

3. 《得效方》：治翻胃，惟食干饭饼饵，尽去羹饮水浆，药亦用丸，自不反动，调理旬日，奇效。有人三世死于胃翻，至子孙收效于此方。

4. 炭末，罗细，丸如弹子大，含少许，细细咽津即下。

5. 一患者，年过5旬，患噎膈，在济南某医院X光拍片，诊断为食道贲门癌，表示无法治。笔者处方，用月石9g，柿霜30g，共研细末，每服3g，少与温开水送服。服后大吐涎沫，满口不断，进食即觉通畅。（以后未再追访）

6. 常庄公社一噎膈患者，多方治疗不愈，后因不断饮大量浓茶，自愈。

7. 《证治准绳》记载：得药不反，切不可使与粥饭及诸饮食，每日用人参15g，陈皮6g，作汤细啜，以保胃气。

除以上诸治痰湿方以外，还有治血方。据文献记载，有的噎膈患者，饮生鹅血后，呕出大量瘀血而愈。这应当是食道内血肿。《医学衷中参西录》引杨素园的话说："此证与失血异证同源。血之来也暴，将胃壁之膜冲开，则为吐血；其来也缓，不能冲开胃膜，遂瘀于上脘之处，致食道狭窄，即成噎膈。"至于为什么血会郁滞在胃膜之下，常见的原因是：用力过猛，或卒经撞打。

古人称噎膈病为神思间病。神思间病，就是思想不解放，有顾虑，不痛快的意思。因此劝导病人放下思想包袱，也是非常重要的，用些开郁理气的药，也常取得很好的效果。下列诸方，有利无弊。

和中畅胃汤（《易氏医案》）：炒香附2.4g，苍术2.4g，贝母2.4g，连翘

（去心）1.5g，川芎 1.8g，炒神曲 3g，沙参 3g，桔梗 1.2g，南木香 0.15g。大剂煎，徐徐呷之。

启膈散（《医说》）：沙参、丹参、茯苓、川贝、杵头糠、郁金、砂仁、荷叶蒂，共捣粗末，清水煎服。

以上两方，药量不要过大，过大反影响疗效。

徐灵胎批《临证指南医案·反胃门》云："果系膈证，百无一生，不必言治。"又说："此证年过五十者不治。"这是指恶性肿瘤所形成的噎膈症。但是临床所见，肿瘤的发病率，老年人确实比青壮年多些，但是青壮年也不是绝对没有，老年人的噎膈，也并非全是恶性肿瘤。因此，我们对于噎膈病的诊断，有必要借助于西医学，但在治疗方面，既不要掉以轻心，也不要被个别的西医诊断所吓倒。因为有不少被西医诊断为癌瘤而宣判死刑的患者，却运用民间流传的单方、小方治愈，或症状得到改善。

整理者按：先生认为噎膈由炎证、食道狭窄、恶性肿瘤等引起，病变部位在食道或贲门。将噎膈与胃反的共同点与各自的特殊性梳理得十分清楚。并曰："恶性肿瘤情况下出现的噎膈……之所以食难下咽，并不一定在肿瘤本身，而往往是受阻于肿瘤的大量的分泌物。辨证用药虽不能清除肿瘤，但消除这些分泌物，改善症状是可能的。"并列举自己临床验案和有关古方、单方数则以师其法。同时指出"劝导病人，放下思想包袱……"对其诊断应借助于西医学，治疗上不要被诊断所吓倒。体现了先生实事求是、破除迷信的临证思想。又鼓励善于运用民间单方、小方，表现了先生一贯提倡的单方、小方治大病的学术思想。

谈嘈杂证治

"嘈杂"是众声喧闹的意思。它用在医学上是形容胃中像发酵一般，懊忱不宁，有似饥非饥、似痛非痛、难以名状之感。有的兼有嗳气、恶心或痞硬、胀满等症状。这些症状，只要和嘈杂一症并存，就应以治嘈杂为主，适当加入一些照顾兼症的药物。只有在不兼嘈杂的情况下，嗳气、恶心、痞满等才另有专治。嘈杂是由于平素饮食没有规律，黏、滑、腥、冷杂进，伤了脾胃的冲和之气，不能正常消化吸收，日积月累，变成痰饮，留滞在胃脘而形成的。

嘈杂既然是稠痰浊饮留滞在胃脘之中，所以调和胃气，消除痰饮，就是治疗嘈杂的首要方法。又因为黏腻油腥等物，不但容易酿成浊痰，也容易郁而化热，所以在治痰方中，有时还要加上一些清热泻火药，以保持胃的冲和之气。此外，还有一个重要问题，就是要健胃。因为胃本身是消化器官，如果人有一个健康的胃，对于饮食物能消化吸收，本来是不会形成痰饮的，既然形成了痰饮，就提示患者的胃并不太健康。尤其在病程太久，影响进食，或荤腥杂进的情况下，胃就更不能发挥正常的作用。因此，治疗嘈杂，除了消痰、清火外，健胃也是一个重要环节。即使经过治疗，嘈杂症状已经消失了之后，在一定时期内对于饮食也要清淡一些，使胃得以休息将养，以巩固疗效，防止复发。

下面就列举几个这方面的方剂，以备试用。

1. 生姜半夏汤（《金匮要略》）：半夏 60g，生姜汁 1 杯。用水 3 杯，煮半夏，至水剩 2 杯时，去半夏，入生姜汁，再煮至 1 杯半，离火使温，每 6 小时服一次，分 4 次服完。

本方就是小半夏汤，生姜改用生姜汁。这也是中医学治嘈杂的第一张方剂。生姜汁比生姜更能和胃，少服频服，以散胃中的痰浊。

2. 加味小陷胸汤（《证治大还》）：黄连 9g，半夏 6g，栝楼半个，枳实 3g，栀子 3g。水煎服。

本方能消痰、清热，又有枳实消痞，适用于痰火嘈杂兼觉痞胀的患者。

3. 加味三黄丸（《万病回春》）：苍术 60g，醋炒香附 60g，姜炒黄连 18g，酒炒黄芩 60g，童便炒黄柏 45g。研末打糊为丸，绿豆大，每服七八十丸，卧时清茶送下。

本方有苍术燥湿，三黄清热，适用于湿热痰火，嘈杂泛酸。

4. 三圣丸（《医统》）：白术 120g，炒黄连 50g，橘红 30g。共研细末，作丸服。

本方用黄连清热，橘红调气，白术促进胃的吸收功能，适用于嘈杂兼泛酸的患者。做丸常服，既能消除症状，又可巩固疗效。

把上列各方的药物综合起来分析一下，苍术、白术都是健胃药，芩、连、栀、柏都是清热药，橘红、栝楼、枳实、半夏、香附、姜汁都是调气祛痰药。掌握了这些药物，再根据病情，加以筛选配伍，痰多的多用理气祛痰药，热重的酌加清热泻火药。胃太弱或久病体弱的，配入健胃药。这样，对于治疗嘈杂，一般是没有困难的。

嘈杂除了上述属于痰火者外，还有一种名叫血嘈，它是血少嘈杂，和一般的嘈杂治法不同，要特别提出来讨论一下。

一般嘈杂，是不分昼夜的，而血嘈却是白天不嘈，每到半夜才嘈起来，往往把人嘈醒，常兼有心慌心跳。因为夜间属阴，所以血嘈实际是胃阴虚形成的嘈杂。"血少"也就是阴虚的意思，不要和西医学所说贫血，当成一回事。

阴虚是津液亏少又有内热的表现。胃病出现阴虚，往往是胃本身有炎症，病人感觉不舒服，经常服用消痰、泻下、消导等药，就会胃热未消，胃阴先亏，形成血嘈。因为胃里的痰浊，也是阴液所化，如果频频给予克伐药、消导药，专门除痰而不注意保护胃阴，消痰就成了变相的消烁胃阴，所以就造成了血嘈。另外，若患者曾患过别的伤阴的疾病，或是久病耗伤胃津（如长期呕吐），也能致成血嘈。

血少嘈杂和一般嘈杂，可以根据下列情况做出鉴别：

1. 必是胃阴受到耗伤而促成的，因此多出现于久患呕吐，或者屡用消食化痰药之后，或其他热性病伤及胃阴之后。

2. 所谓血少，实质是局部胃阴虚，夜间属阴，所以往往夜间嘈醒。

3. 吃猪血可以缓解。

血嘈既然是胃阴虚，所以治疗时就应当以补血养阴药为主。尤其是生地、熟地、白芍、麦冬等养阴药，本身就具有退内热的作用，治疗时更为常用之药。如果还需要加入清热、消痰、健胃药的话，如栀子、黄连、半夏、白术、茯苓等药，用量也要少于补血养阴药，因为这些药大都有苦寒伤津的缺点，和补血养阴药是相矛盾的。

现列举几个治血嘈的方剂如下，以便于临床选用。

1. 当归补血汤（《万病回春》）：治心血少而嘈，兼治怔忡惊悸。

当归、白芍、生地、熟地各 9g，人参 1.5g，白术、茯苓各 2.4g，甘草 0.9g，麦冬、栀子仁、陈皮各 2.4g，朱砂（研冲）0.6g，乌梅 1 个，炒粳米 100 粒。

本方就是八珍汤去川芎，加麦冬、乌梅、栀子、生地、陈皮、朱砂。要注意方中四物汤的用量大于四君子汤 3 倍有余，又加麦冬、乌梅、生地，说明本方是养血生津为主。不兼见心慌心跳的，朱砂可以不用。

2. 养血四物汤（《寿世保元》）：治血虚嘈杂，兼有火的。

当归9g，川芎4.5g，白芍（炒）6g，熟地（姜炒）12g，人参6g，白术4.5g，茯苓6g，半夏（姜炒）6g，黄连（姜炒）2g，栀子9g，甘草2.5g，生姜2片。水煎服。

整理者按：嘈杂是饮食无规律，伤损脾胃冲和之气，造成稠痰浊饮，留滞胃脘形成。其治当以调和胃气，消除痰饮为要；若兼火热病情，兼以清热泻火。还当注意善后胃气的调养。先生同时特别提示夜半而嘈之血嘈，病因属胃阴亏虚而致，治当补血养阴为主，视其病情，随证加减，确是开人思路。

谈泛酸治法

胃中痰水上泛而有酸味的，叫作泛酸。古人把酸水上冲咽喉，还没有来得及吐出，又复咽下，好像咽了一口米醋似的，叫作吞酸；酸水直从口中吐出的，叫作吐酸。其实吞酸吐酸，都是胃酸过多，所以这里把二者合称为泛酸。

《内经》曾讲："诸呕吐酸，皆属于火。"临床证明，来不及吐又复咽下，酸味刺心的，确实是属于火。朱丹溪认为肝属木，其味酸，称之为肝火燥盛。至于吐酸，也多属于火。但也有些患者大吐无声，连食吐出，并且面黄肌瘦，肢体倦懒，大便溏薄，则不是火而是寒。所以治疗泛酸，有适合于用寒凉药的，也有适合于用温热药的，应当根据不同的情况采取不同的方剂。

1. 左金丸（朱丹溪方）：治肝火燥盛，吞酸吐酸。黄连、吴茱萸（盐水泡）。

上药用量，用6∶1的比例配合起来，研成细末，水泛为丸，或以米粥调和作丸亦可。每服9g，热水送服。

泛酸多是慢性胃病的反应，服药暂时有效，也不等于痊愈，必须坚持服药到一定时期，才有治愈的希望。因此左金丸也以少量久服为最好。据作者经验，每次只服3g，每日服2~3次，连续服用，不可停顿，一般服至30~60g，就有显效。即使是较重的病人，一般也不会超过120g，疗效巩固可靠。此方最好丸服，不要煎服，丸服可以使药持续作用于胃肠，使胃肠壁黏膜早日恢复正常。若服煎剂，短期服用不能巩固疗效，长期服用，又给病人增加麻烦，而且药物的浪费太大，疗效亦差。

2. 茱连丸（《寿世保元》）：苍术、陈皮、半夏、茯苓、黄连、吴茱萸各30g，蒸饼作丸，绿豆大，每服30~50丸，白滚汤送下。

此方的作用和左金丸基本相同，只是比左金丸多了二陈汤和苍术，去痰湿的力量大些。又因黄连的比重，本方比左金丸少，所以适合于郁热不太重，或者有服左金丸，觉得胃中发凉的病人。

3. 吴茱萸丸（《寿世保元》）：苍术30g，吴茱萸15g，肉桂15g，陈皮15g，炒麦芽15g，炒神曲15g，为末，粥和为丸，梧桐子大。每服60丸，米汤水送下。

本方除用苍术燥湿外，又用吴茱萸、肉桂等热药，助火以暖胃；陈皮、麦芽、神曲，消食行气，所以适用于泛酸症之兼有饮食减少，大便稀溏，手脚发凉等胃气虚寒的病人。吴茱萸丸治疗胃寒泛酸，这只是一个启发性的例子，临床不一定拘守此方，只要在温热药中加些制酸药就有效。譬如理中汤加黄连就是。因为方中有干姜温胃，人参、白术、炙甘草补胃，黄连去湿热制酸。

4. 广济槟榔散（《外台秘要》）：槟榔16g，人参6g，茯苓8g，橘皮8g，荜茇6g。共捣为散。早晨空腹时用生姜和药3~4g，温水送下。

本方的作用和前方相同，只是槟榔泻痰水的力量和人参补胃气的力量，都比前方大。

除了上述各方外，还有一些制酸药的小方单方，可以选择配合使用：①煅瓦楞、煅牡蛎、乌贼骨，具有制酸的作用，可以单味服，也可以加入其他煎剂中服用。②生嚼核桃仁、花生仁，煮食萝卜片等，有助于缓解胃酸。

整理者按：先生认为泛酸病机多属肝胃火盛，但也有不属火而是寒的，故治疗泛酸，有用寒凉药的，也有用温热药的。先生介绍古今治疗泛酸的名方，尤其强调左金丸一定要服丸，确属经验之谈，亦颇合泛酸的病机。

谈胃脘痞硬的辨证治疗

正常人在饮食物已经消化之后，胃脘部触摸按压，一般说是柔软的。如果按之觉得发板发硬，病人或者有似闷似痛的感觉，这叫作胃脘痞硬。胃脘出现痞硬，不但其硬度有似硬、较硬的差别，就是摸到的形状也不一样，有的是弥漫性痞硬，没有明显的边缘，有的则边缘清楚，像一只磁盘嵌在那里一样，不但能摸到，甚至可以用手指沿边按下，好像可以掀起似的。胃脘痞硬，实质是胃壁或胃周围有炎症的反应。从中医角度来分类，有水饮、湿热、胃虚、胃寒之分，在慢性胃病中，以水饮和湿热占的比例为最大。现将胃脘部各种痞硬的特点和治法，介绍如下。

一、水饮结聚的痞硬

水饮致成的痞硬，实质是胃壁或兼胃周围水肿，多出现在慢性胃炎的患者，常舌质胖大，口干多饮，饮不解渴，并且小便量都比正常人为少，有的舌上能出现白砂苔——像一层白色砂粒满铺舌上那样的舌苔。

枳术汤（《金匮要略》方）：治水饮结聚的心下坚大如盘，边如旋盘。

枳实、白术各15g，水煎服。

本方散水消痞，药简效速，被称为健脾导滞的基本方。张元素将本方白术用量加倍于枳实，做成丸剂，名枳术丸，治疗胃虚有湿，食不消化，气壅痰聚，胃脘痞闷等症。李东垣又把枳术丸加味，制成枳实消痞丸，治胃脘痞闷胀饱，嗳气厌食，大便不调等症，功能开胃进食，是有效的名方。

枳实消痞丸：枳实、黄连各15g，白术、人参、半夏曲各9g，厚朴12g，干姜、炙甘草、白茯苓、麦芽各6g。

共研为细末，汤浸蒸饼和丸，梧桐子大，每服50~70丸，不拘时，白汤送下。

二、湿热结聚的痞硬

湿热痞硬，必舌苔黄厚，食欲不振，或兼呕吐，或兼肠鸣腹泻，治疗时以干姜配黄连为主药。半夏泻心汤就是以干姜、黄连为主药的治湿热痞硬的一张名方。

半夏泻心汤（《伤寒论》）：治心下痞硬及呕而肠鸣腹泻。

半夏10g，党参、黄芩、干姜各9g，炙甘草6g，黄连3g，大枣4枚，水煎服。

三、胃虚痞硬

这样的痞硬，有由久病胃虚出现的，有经过多次服泻下药或破气药、消导药所致成的。这是真虚假实证，它比上述两种痞硬按之更硬，或者按之则痛，服破气消导药，痞硬不但不消散，反而更会加重。应在相应的方药中，重加人参为主，才能使腹软痞消。

四、胃寒痞硬

这是胃阳虚衰，寒凝气滞所形成的痞硬，常伴有腹泻鸭溏，脉迟肢冷，舌淡苔滑等虚寒症状，治疗时忌用寒凉药，当重用干姜，以理中汤为最好。

理中汤：干姜9g，人参9g，炒白术9g，炙甘草6g。水煎服。

最后附带说明一个问题：上述治痞硬的方中，用白术的不少，有用以散水行湿的，有用以健补脾胃的。用以散水的，必须生用；用以健补脾胃的，则要炒用。

整理者按：先生将痞硬分为水饮、湿热、胃虚、胃寒四个证型施治，是符合临床实际的。枳实与白术的配伍，干姜与黄连的配伍，是治疗痞硬的两个重要的方药组合，值得重视。另外，先生又指出"胃虚痞硬"不容忽视，这是一种本虚标实的痞证，且多是医家误治犯虚虚之弊所致。

漫谈胀满的辨证治疗

胀满和痞硬不一样。痞硬在触诊时有板硬、紧张的感觉，只局限在胃脘部。而胀满则是撑胀不堪，轻的也可能只局限在胃部，而重的则能全腹膨胀，腹皮绷急。由肠胃本身不健康所出现的胀满，都是肠胃充气。肠胃之所以充气，则是胃内或肠腔内的食物没有完全消化好，而且向消化道下端的传送力减弱，甚至停止，使胃肠内积存过量的气体或液体而膨胀。

胃肠内的食物，为什么会消化不良？又为什么传送力减弱或停止？这有多种原因。有由于饮食物太多，超过胃肠正常的负担能力；有由于肠道内有陈旧的粪便等物留滞，挡住新进饮食物的去路，都能使肠胃内容物太多，并产生气体而形成膨胀。另外是胃肠自身有病，如肠热、肠寒或胃肠虚弱等，这使胃肠的蠕动功能麻痹或减弱，因而食物积存，出现胀满。总而言之，胀满的病理是虚实寒热都有，因而治疗的方法，也有温凉补泻的不同。

进食过多，致使消化不良而形成的胀满，必不断地嗳出伤食的气味，或兼呕吐和腹泻，这当用神曲、麦芽、山楂、莱菔子等消食药为主，或者再加点枳实、枳壳等行气药，消去积食，胀满就会消失。如果是大便秘结致使食物停留的胀满，就当以大黄、芒硝等通利大便药为主，再酌加枳实、枳壳、厚朴、木香等，使肠道通畅，随着粪便的排泄，饮食物下行，就可不胀。以上这两种胀满，都属于实证，是最容易治愈的。

由肠胃虚寒而出现的胀满，必大便溏薄，四肢不温，舌淡不渴，喜热怕凉。这是胃肠功能衰减所致成的腹胀，称为"寒胀"。当用热性药振奋胃肠机能，中医术语叫作"温中祛寒"。温中祛寒的特效药是干姜。以干姜为主，再配上一点炙甘草，叫作甘草干姜汤，主在用以振奋肠胃功能。甘草干姜汤再加入一味炮附子，就叫四逆汤；若加入人参、白术，就叫理中汤，都是治寒胀的常用方。也可以在这些方中加入少量的辛温行气药，如砂仁、草豆蔻、木香等，效果会更好。

热胀是肠胃有热。热胀夹湿的最多，常见大便酸臭，黏溏不爽，舌苔黄腻，小便黄浊。这样的胀满，必须清热、燥湿，再加行气药。黄连配枳实，就能起到这样的作用。下面介绍治湿热胀满的两个常用的有效方。

枳实导滞丸（东垣方）：治脾胃湿热，胸闷腹痛，胀满泄泻。

枳实15g，白术、黄芩、黄连各9g，泽泻6g，炒神曲15g，煨大黄30g，共研细末，为丸，如梧桐子大，每服9g，空心热水送服。

中满分消丸（东垣方）：治腹满热胀，二便不利。

厚朴30g，黄芩、半夏、黄连、枳壳各15g，泽泻9g，白术、猪苓、人参、炙甘草各3g，干姜、茯苓各6g，共研细末，蜜丸如梧桐子大，每服100丸，食前温开水送下。

热胀也有不兼湿的，大便不黏不溏，脉必洪大有力，口干喜凉，当重用石膏泻胃火。清代名医李延罡，曾治过一个福建人，名周志东。此人形体较瘦，却食量很大，忽然得了胀满病。一般医生都怀疑他饮食过量，给予槟榔、枳壳、山楂、麦芽、神曲、厚朴等消食行气药，越吃越重。后来经李延罡诊治，右手脉特别洪滑，知是胃火，改用石膏、黄连、栀子、木香、陈皮、酒蒸大黄等清热泻火药，只服了两剂，就完全好了。

除了前面讲的实胀、寒胀、热胀、湿热胀等以外，还有一种胀满是在胃肠功能极衰弱的情况下出现的，这叫虚胀。虚胀的腹部外形，也能像实证那样，膨脝胀大，兼之患者又都迫切要求宽胀，所以医生往往习惯用消食破气诸药，而不敢大温大补，以致越治越胀。怎样认识肠胃虚弱与胀满的关系呢？可以这样来体会：停食的胃胀，虽然属于过食的实证，但胃肠消化力很强的人，就比较少见。而虚胀的病人在病情严重时，哪怕只多吃了一口食物，也会胀满不堪，辗转不安，甚至想法吐出才好，因而常常形成畏食，只这一点，就要从胃肠机能衰弱上去考虑，而少去考虑消食、宽胀。

虚胀的病机既然是胃肠虚弱，治疗时就应当用温补药，而禁用消食宽胀药。因为消食宽胀药只有在胃肠消化功能还不算太虚弱的情况下，才能发挥消化饮食的作用，如果胃肠虚弱的程度已经很重，那只能先健补脾胃，不能奢想只靠一包神曲、麦芽就能把所进的食物消化掉。相反，在胃肠功能极为衰弱的情况下，这些药非但不能消食，而且还能消耗胃气。有这样一些例子，最能说明问题：有不少食后容易胀饱的人，初次给予一些消食行气药，效果很好。后来再胀再消导，效果就差些。如果把这些消食行气药再不断地继续下去，胀满反而会继续加重。这就是消导药能消耗胃气的证明。胃气被消耗了，对于消食反而更为不利，这在医学上叫作"虚虚"。

促成虚胀的原因有两种：一是疾病本身的发展，如久吐久泻，胃肠功能逐渐衰弱而形成的。但是这样的虚胀，一般地说，还不至于达到丝毫不能进食和腹胀难忍的程度。临床的虚胀重症，往往是因长期服用消食药或破气药，伤败了脾胃功能，改变了胃肠的冲和之气所致。

服药伤残胃气，能使脉象出现两个极端：一是极细极弱，虚不任按。这是久服神曲、麦芽等消食药，使胃气逐渐消耗到极严重的时候出现的。

这种脉象容易诊断。另一种脉象是弦大鼓指，即脉管又硬又粗。这是服了过量的破气宽胀药，如枳实、厚朴等，胃气受了破气药的冲击，发生了反作用。这种脉象，按之有力，容易给人造成假象。但是按之绷紧，一点柔和之气也没有，这叫"脉无胃气"，是诊断胃气受创的重要依据。

弦大鼓指，是真虚假实的脉象，如果没有丰富的临床经验，可能难于掌握，但是可以根据下列特点，得出正确的结论。①消食药、行气药丝毫不能解决问题；②病情进展缓慢，不是暴胀（腹暴胀大，多属于热）；③服宽胀药似乎略有轻松，但一会又和从前一样，甚或加重；④久不进食，而脉反弦大；⑤进一口食也胀满难忍；⑥胀减时，腹软无物。

弦大鼓指，毫不柔和，既然是脉无胃气，治疗时就当温补脾胃，或少佐养肝之品，绝对禁用行气消导药。下面"医案"部分关于腹胀病的两个病例就是上述情况的证明。

整理者按：先生据腹部胀满病情分实胀、热胀、湿热账、寒胀及虚胀诸型。其病理寒热虚实都有，治法有温凉补泻的不同。特别指出虚胀病机是肠胃虚弱，治当温补。追述病因，往往是长期服用消食药或破气药，伤残胃气所致。除见症外，脉象上出现两个极端：一是极细弱，虚不任按，这是久服消食药，胃气消耗严重。一是脉象反见弦大鼓指而无胃气，是因服过量破气宽胀药，胃气受其冲击，发生了反作用的结果。这是真虚假实的脉象，难于掌握。并提出六点参考依据。这是先生临床经验的结晶，尤其对当前临床胀满病辨证论治中的以常赅变、只消不补的陋习，极有针对性。

谈食欲改变的治法

食欲改变，包括食欲不振、食欲亢进和嗜好习性的改变。之所以叫作"改变"，是和正常情况、以往情况对比起来有所不同而言。因此，凡平素食量的大小和嗜欲的秉性差别，不作为病理标准。

主要谈谈食欲不振的治法。食欲不振，是什么东西也不想吃，吃什么也不香，常不觉饥饿，勉强吃些，也吃不多。这可能是胃肠本身的疾病，也可能是其他疾病影响到肠胃所出现的兼症（如发高热、痢疾等所致）。

如果是其他疾病引起的食欲不振，那就要治疗其主病（或适当地照顾一下肠胃），主病好了，食欲也就正常了。如果查不出其他原因，就应以增进食欲为主要治疗目标。

食欲不振的病理各不相同，有些医生，一听病人诉说食欲不振，就想到山楂、神曲、麦芽等消导药。其实治疗食欲不振，并不是那样简单，消导药只适合于伤食以后的食欲不振。现将各种增进食欲的治法、方药及其适应证，列举如下，以备选用。

一、消导

这是临床最常用的一种治疗方法。"消"，是消除；"导"，是疏导。就是把胃内过多的食物疏导开、消化掉的意思。本法适用于饮食过多，或饱食后不注意休息，反伏案工作，致使食停胃中，出现脘腹膨满胀饱，不断地嗳出腐败难闻的伤食气味，见到食物就感到厌烦等症状。可对症选药：伤于肉食者，用山楂；伤于面食或豆类食品者，用莱菔子煮服最好，神曲、谷芽、麦芽也很有效；伤于蛋类者，用陈皮煎服；伤酒者，用葛根或枳椇子煎服。总而言之，一物一治，可单味用，也可几味合起来用，如神曲、山楂、麦芽同用，几乎可治疗一切伤食病。此外，民间简方，常用所伤的食物，用火焙成炭，研末服用。譬如伤了米饭，就用米饭在炭火上焙焦；伤了面饭，就用馒头焙焦，研细以后，用温开水和服，或搅在稀粥里服下，对于伤食轻症，也很有效。

消导的主要目的是消去胃里的陈旧食物，而不是像健脾药那样加强胃的消化机能。因此，与健脾药对比来说，消导法是消极的治法，而健脾法才是积极的治法。譬如说脾胃消化力弱，最容易伤食，而停食之后，又必影响消化力，因此健脾有利于消食，消食又有利于健脾，所以有些伤食的人，需要在消导药中酌加一些健脾药。尤其是对经常伤食的病人，更要这样。清代名医尤在泾曾经有这样一段话：饮食物停滞在胃脘，虽然可以用消导药治疗，但是要使这些药物发挥消导作用，还必须依靠胃气运行药力。所以对经常吃消导药而仍伤食的人，我就在这些消食药方中，加入人参 9g，效果非常好。

凡用消食药开胃进食，一般是一剂见效，如果服二三剂后，食欲仍不增进，就应当考虑以下治疗方法。

二、健脾

饮食物进入胃中，全靠脾来运化，如果脾气虚弱，不能运化，就会见食物即饱，所以治疗食欲不振，有时要用健脾药。健脾主要是人参、白术、山药、白扁豆、莲子肉等。也可在这些健脾药中，加入少量的消导药，如神曲、麦芽等，更有利于健脾。常用的方剂有：

异功散（钱氏方）：治脾胃虚弱，饮食少思。

人参、白术、茯苓、炙甘草、陈皮各3g，加生姜、大枣，水煎服。

参苓白术散（局方）：治脾胃虚，饮食不进。

本方即异功散加山药、莲肉、白扁豆、苡米、桔梗、砂仁，研为散，米汤或枣汤送服，亦可煎服。

资生丸（缪仲淳方）：健脾、开胃、消食。

本方即参苓白术散再加山楂、神曲、黄连、白蔻仁、泽泻、藿香、炒麦芽、芡实。共研细末，炼蜜为丸，每丸重6g，每服1丸，淡姜汤送下。

三、补火

健脾虽然是增强消化的主要方法，但是临床证明，只健脾有时效果并不理想，若加入温补下焦的药物，才能起到健脾的作用。因此，增强脾胃消化力的办法，除了健脾之外，还有"补火"一法。补火，是指用热性药温补命门，"命门"是什么呢？从其性质来说，是下焦属火的器官，有温养脾胃的功能。所以当脾胃不振，又有下焦虚寒的症状，如大便溏泻、四肢常冷时，则采取温补命门火这一方法，对于增进食欲，能起重要作用。

《本事方》有这样一段记载：有人全不进食，曾服过不少补脾药，都不见效，后来授给二神丸（补骨脂、肉豆蔻两味补命门药组成），服后很快就好了。又记载有个黄鲁直老先生，尝把菟丝子用水淘干净，用酒浸了以后，晒干，每天抄取几茶匙，用酒送服。10天以后，食量比以前增进不少。

补骨脂、肉豆蔻均属下焦温热药。菟丝子味苦性平，虽然不热，但也是入下焦肝肾的强壮药。可见温补下焦，对于健补脾胃，也很重要。这在中医术语中叫做"补火以生土"。但是入命门的补火药，都有燥大便的作用，因此，凡大便秘结的病人，多不属于命火衰的类型，也不宜用补骨脂、肉豆蔻等药。

四、养肝

肝在五行中属木，木味酸，能克脾土，所以肝气太旺和肝火炽盛的人，会出现胸胁满闷，或胃中泛酸，影响进食。但是反过来，肝气不足，也会影响食欲，这叫木不疏土，当以养肝为治。消谷丸效果最好。

消谷丸方（《沈氏尊生》）：

麦芽90g，神曲180g，干姜（炮）、乌梅（炒）各120g。

上药研细末，炼蜜作丸，如梧桐子大，每服50丸，黄酒或米汤水送服，1日3次。不作丸，用水煎服，效果也一样。

整理者按：先生认为食欲不振证情不一，属他病影响者，治其主病则愈。若无他因，应以增进食欲为要。若属伤食者，当用消导以消胃中陈旧食物。若属脾气虚弱，当健脾消食。若属下焦命门火衰，治当温补命门之火，"补火以生土"。若属肝气不足，木不疏土，当以养肝为治。体现其治病立足脏腑整体观，深究病机，对证立法之旨。所述消导、健脾、补火、养肝四法，可谓要言不烦。

胃脘痛证治经验谈

胃脘痛的临床症状，颇为复杂，或痛在胃脘部位，或连及两胁；有的喜按，有的拒按；有感觉烧灼热痛者，有感觉拘急或胀痛者；痛在食前与痛在食后不同；常年作痛与季节发作各异。其因不外饮食不调，情志不遂，或过饥过劳。西医学认为，除少数查不出原因者归之于神经官能症者外，其余大多属于溃疡或炎症，或溃疡合并炎症。中医认为其病机多为因痰因瘀以致其痛的。故中医治疗胃痛，既有涤痰、消瘀、活血等治标的方法，也有促使炎症消散和溃疡面愈合的清热、祛寒、养胃等治本的方法。由于这些方法都是通过辨脉辨证而采用的，所以不论是溃疡、炎症或神经官能症，都能取得很好的疗效。下面将个人治胃脘痛的点滴经验，简述如下：

一、涤痰止痛法

涤痰、消瘀、活血等法虽然是治标，但在这些病理产物消除之后，不但能起到止痛的作用，而且也有利于炎症的消除和溃疡面的愈合。

凡胃痛表现有口干、口黏或呕出黏液等症状者，就是胃中痰浊。其痰往往胶着难消，我对于这样的痰，轻者用清热化痰法，仿丹溪海蛤丸方（海蛤壳、栝楼仁）加减。如效果不大，兼胸满气粗，大便秘结等症状者，则改用小胃丹（芫花、甘遂、大戟、大黄、黄柏）。此外，《金匮要略》中之栝楼薤白半夏汤、枳实薤白桂枝汤等，切勿看作是单纯治心绞痛的专方，用来治痰饮痹阻的胃痛，都有很好的效果，而且药性和平，有利无弊，临床应酌情选用。

二、消瘀止痛法

"瘀"，是胃肠道有瘀滞。据我的经验，凡中医诊断为胃肠道有瘀滞的病人，通过西医学检查，大多是十二指肠球部有溃疡存在。在对症用药之后，有的泻下白冻状物，烂肉状物，或黑色坚硬的粒状物，以及异常坚硬的粪块等。因此可知，这些瘀滞物，实际是炎症或溃疡渗出物的积存，以及因胃肠蠕动迟缓，使部分食物或残渣不能顺利下行，又与渗出液混合积久而成。

胃肠道瘀滞形成之后，不但疼痛加剧，而且由于胃肠蠕动迟缓，能使大便干结，而生便秘、嗳气、食少、腹痛等症。也常伴胃脘部怕风冷，畏冷食等。治疗这样的胃痛，可选用遇仙丹（黑丑、槟榔、三棱、莪术、大黄、木香、大皂荚）、大黄附子汤等有泻下作用的方剂。

如，1972 年曾治李某某，胃痛多年，经检查为十二指肠球部溃疡，服中西药数年无效。据述从前有手足多汗症，自患胃痛后，手足不再出汗而反发干，大便经常干涩不爽快。我据此推想，这是患者素有里湿。因仿遇仙丹方，去皂荚，用黑丑 6g，槟榔、三棱、莪术、大黄各 9g，水煎服。连服 2 剂，大便泻下白冻一大堆，腹中顿觉轻松。后酌加苡米、苍术等祛湿药调理，终至饮食正常，症状消失。

又如，1956 年我在威海时，一男性农民，年 40 余，脘腹痛多年。每痛时数日不大便，脉沉紧。出示以前服过的药方，大多是枳、朴、大黄等行气泻下药，其中大黄有用至 30g 者，但大便仍不通畅。给予大黄、附子、细辛各 9g，1 剂即大便畅下，粪中有黑色粒状物，大的如黄豆，数甚多，坚硬异常。自后腹觉舒适。

以上两方，都能消瘀止痛，一般是大便秘结，舌苔白腻，湿偏重的用遇仙丹。若大便秘结，脉象沉紧，肢冷舌淡，寒象明显的用大黄附子汤。用大黄附子汤要注意二点：一是必须其人不呕。因为呕则病机向上，不宜下法；二是细辛用量宜重，我常用至 6~9g。细辛与附子合用，使久已处于呆滞状态的肠管活动起来，大黄才能起到泻下的作用。

三、活血止痛法

瘀血作痛，大都是溃疡病的结果。因为溃疡面不断渗出的血能留滞而成死血，且常与渗出的津液混杂在一起。胃肠道的瘀血，不但妨碍溃疡面的愈合，而且一有冷热不调，或辛辣触动，就会疼痛发作，使溃疡缠绵难愈。

有瘀血的胃痛，多呈针刺样疼痛，舌上常有瘀点，脉多呈涩象，治疗以活血化瘀为主，失笑散是最常用的有效方。方中的五灵脂和蒲黄，既能活血，又能燥湿化痰，所以对于痰血混杂者最为对症。此外，还有用炒灵脂配入枯矾，共研细末，温酒调服者；有将灵脂配桃仁，研末醋糊为丸，酒醋任下者。配治不同，其理则一，临证可以选用。

四、解热止痛法

这种胃痛是临床最多见的。胃脘热痛的特点是：胃中灼热，舌赤脉数，时痛时止，痛重时不敢吃冷食、喝冷水，甚至额上自汗，或全身冷汗、手足发凉等。

治疗胃热疼痛，以栀子、黄连为主药，热极出现假寒症状时，须加辛热走窜药以为反佐。如《医彻》之仓促散（炒栀子、生姜汁）内用生姜汁即是。此外尚用生、枯白矾各等份研末，糊丸酒服者，用酒送服也是辛温走窜之意，与反佐的道理相同。总之，栀子、黄连都能解热，但栀子能导热下行，而黄连、白矾则守而不走，又兼能燥湿，宜于热而兼湿者。

治胃痛作热有几张名方，如：《统旨方》的清中汤，《张氏医通》的清中蠲痛汤，《沈氏尊生》的清热解郁汤。

明明是胃热疼痛，但病人却胃部怕凉风，不敢吃冷食、喝凉水，这就提示医生不能纯用寒凉药，只有在寒凉药中加入一点温热或走窜药，才能纠正热邪对寒凉药的格拒之性，从而发挥其解热的作用。如前面所讲的几个药剂，就有栀子配生姜、配川芎、配香附等，都含有这个道理。还要补充说明一下：我对于胃热疼痛不敢吃冷食、喝冷水的，一般是寒凉药配干姜；对于胃脘部怕凉风的，则配入白芷。治胃热疼痛，服药后不痛了，只算有效，不算痊愈。必须服至吃冷食、饮冷水也不再发作，才算痊愈。

郁热胃痛经选用上述诸方后，一般都能迅速止痛，但亦有少数痛止后不久又再次发作，再服前方效果不大的，这是郁热虽解，但胃中还有些秽浊郁滞未净，这时可用元明粉 3~4g，温水化服即愈。

胃热疼痛有痛而兼胀，连及两胁，脉象弦数的，当泻肝火，金铃子散效果最好。

此外还有温中止痛法，药用干姜、良姜、肉桂、吴茱萸、草豆蔻等，方如理中汤。建中养胃止痛法，建中的以当归建中汤为好，养胃的以叶氏养胃汤为佳。

整理者按：本文从涤痰、消瘀、活血、解热止痛诸法为主，旁涉温中、养胃止痛之法，简述了先生治疗胃痛的独到经验。可谓体会深刻，理明法备，值得深究。

谈腹泻疗法

腹泻的原因很多。中医治疗腹泻是根据腹泻的不同特点来辨证施治。明代李士材曾总结出治泻九法，现把这九法加以扩充，并附以简方和有启发性的医案，以供临床参考。

一、渗利法

本法适用于大便稀薄如水泻，小便短少，腹部发满，没有里急后重感，也没有脓血混杂。这样的腹泻，病灶一般在小肠。因为小肠不能泌别水分下出膀胱，使水液直趋大肠，才致成腹泻。治疗这样的腹泻，应当用利小便的药物，使水走前阴，大便才能不泻。这种方法叫作"渗利法"。

《苏沈良方》有这样一段记载：宋代文学家欧阳修，得了急性腹泻，请太医院里的国医治疗，丝毫没有效果。他的夫人对他说：市集上有人卖治腹泻的药，三文铜钱一帖，服过此药的人，都说效果很好，咱何不买一帖吃吃看。欧阳修说：咱们这些人的体质，和劳动人不一样，他们敢吃的药，我们却不可轻试。可是夫人瞒着他买来一帖，搅在国医处方的药剂中，给欧阳修服下。只服了这一剂，欧阳修的腹泻就完全好了。治好之后，他的太太才把详情对欧阳修讲了。欧阳修也着实佩服，便把卖药人叫来，答应用很高的代价请他传方。卖药人最初不肯传，经欧阳修百般动员，才说："这是车前子一味，碾成细末，每服两钱，搅在稀米粥里服下。"

车前子有利小便以达到止泻的作用，所以明朝赵学敏编写的《串雅》中，有一张方名叫分水神丹，即白术30g，车前子15g，水煎服，治疗水泻，非常有效。明末罗国纲的《罗氏会约医镜》提到治疗水泻的秘诀，是在药方中加入一味萆薢。萆薢也能渗利小便，和车前子的作用差不多。

二、升提法

本法适用于稀便中夹有气体，泻下泡沫，排便时连续有排气声响，脉搏可能见浮脉。这种现象，中医叫作飧泄。因为有气体，便把病因归属于风，治疗时必须用治风的药物，如防风、荆芥、麻黄、桂枝、葛根等。凡是风药，都能鼓舞胃气上升，胃气一升，就不会泄泻，气体也就消失了。

《邵氏闻见录》记载：夏英公得了腹泻症，太医院里的医生，认为是虚证，用补脾药治疗，始终不见效。有一个姓霍的老医生，问明了大便的性状，说这是肠中受风，开了一个有藁本的药方，服下后，腹泻就好了。

李延昰《脉诀汇辨》记载：闽中地区有个太学生张仲辉，终年喝酒，吃瓜果。一天，忽然得了腹泻症，从半夜到天明，泻了20多次。医生们先给以渗利小便的药，无效，又给予健脾药，泻的更加厉害。后来李延昰看了，六部脉都轻轻一按就能摸到，这是浮脉，认为浮脉是感受了风邪。《内经》早就指出："春伤于风，夏生飧泄。"非使患者出汗不可，给开了一张有麻黄、升麻、葛根、甘草、生姜等有发汗作用的药方。先前看过此

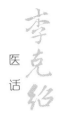

病的医生嗤笑说："这书呆子，好奇行险，麻黄是发汗重剂，连伤寒病都不敢轻易使用，这种腹泻症，却用麻黄，这岂不是用药杀人吗？"仲辉听了，也犹豫起来，不肯服李延昰的药。可是越停病越重，没有办法了，说道："服下此药，听命吧！"服后得汗，腹泻很快就好了。

据以上2例，可见飧泄是外受风邪引起的肠胃功能失调。外感风邪的症状，存在也好，或已不存在，只剩下脉浮也好，或脉象也看不出风邪，仅从大便看出是飧泄也好，用祛风药治疗，都能取得疗效。不过脉浮或风邪表证明显的，服风药应当发汗。没有风症表脉，只是大便溏薄夹有气体的，服风药是提升胃气，就不需要发汗了。

三、清凉法

清凉法是用于热泻的，热泻的特点是：大便的时候觉得肛门灼热，粪门弹响连声，粪色深黄，酸臭难闻，小便短赤。在这种情况下，只有苦寒泄热药才能起到泄热止泻的作用。李士材说：用清凉法治热泻，就像炎热的夏天刮起一阵凉风一样，使热气消散。这也是《内经》"热者清之"的治法。古方治热泻，用黄芩汤，即黄芩、白芍、甘草、大枣四味药，水煎服，效果很好。

《本草汇言》记载：有一个患腹泻的人，不论吃什么粥、饭、蔬菜，一入口，咽喉就有针刺的感觉，吞咽时，喉中觉得很辣，腹部满痛，大便时，肛门灼热，弹响连声，脉洪大而数。给予黄连9g，白芍6g，甘草2.5g，一剂药就好了。这一处方，实际就是黄芩汤把黄芩改成黄连，又去了大枣，原则未变，所以效果很好。《寿世保元》还载有一方：有个病人，每次进食后，就腹中鸣响，响完就泻，以致不敢进食。服了不少治泻的药方，都不见效。后来有人传方，将红柿核用湿纸包裹多层，放在炭火上煨熟吃下，吃三四个就好了。这也是治的热泻，而方更简单，效果也不弱于上面所讲的黄芩汤和黄连方。

四、疏利法

疏利法是用于肠道内有陈旧性未消化好、未排泄净的食物、瘀滞或粪块。这些陈旧的物质，留滞在肠道之中，就像行水的管道积存有泥石浊垢等沉淀物一样，它使水不能从管道内顺利流出，却又不断地使水向外溢出。所以治疗这样的腹泻，必须像疏通管道那样，除掉肠道里的废杂物，使大便按时排泄，按时停止。排除这些废杂物的办法，叫作"疏利法"。

《冷庐医话》记载：谢时素有腹泻病，已有 30 年之久，未能治愈。后来鄞县名医周公望，用礞石滚痰丸与服，服了 3 付，这多年的顽固疾病就痊愈了。滚痰丸是治顽痰的效方，用他来治愈的腹泻，也必然是肠道中有稠痰一样的黏浊物质，这样的病人大便时不但不爽快，泻出物中也可能带有这样的黏液。

肠中有像痰一样的黏浊物质所致成的腹泻，中医叫作痰泻。痰泻除了极顽固的须用滚痰丸一类较为峻猛的药物以外，其余病程较短，症状较轻，只是阵发肠鸣，大便夹痰夹水的，用二陈汤加味治疗，也很有效。

还有伤食致成的腹泻，也利用疏利法。这样的腹泻，常嗳出腐败难闻的伤食气味，腹中鸣响，连连放屁，泻出稀粪之中，常兼有未消化好的硬块。可用平胃散加神曲、麦芽等治疗，使积食消除，大便也就正常了。

腹泻症中有一种慢性久泻，时轻时重，也是肠道有瘀滞，但用一般的疏利药物治疗，总不见效。这是瘀积的时间太长了，就像我们用过的器具上有年久沉淀的积垢一样，初得时容易去掉，但时间久了，就洗不掉，刮不净，所以一般的常用药不易见效。即使暂时见效，但病根未去，过一段时间又会反复，甚至会按照最初得病的季节，按时复发，形成"休息痢"。在这样病情极为顽固的情况下，必须改用较为剧烈的药物，才能达到除恶务尽的目的。这些顽固的瘀滞，根据其不同的症状表现，可分为积热、痼冷两大类。简述如下。

泻下黄赤、黏浊，或如鱼肠、烂肉，腹胀、腹痛，脉数，舌赤，反不敢吃凉物，五心烦热，不喜油腻辛辣，口黏口臭等症，属于积热。积热兼湿的最多。

泻下如白冻，或谷食不化，不臭而腥，脉细肢冷，喜温恶寒，属于痼冷。

治积热、痼冷，现举两个代表方如下。

将军饮（《医鉴》）：治腹泻如痢疾，经久不愈，脓血稠黏，里急后重，日夜无度。并治休息痢，愈而复发，止而复作。

大黄（切片）30g，好黄酒两大盏，同浸半日，煎至一盏半，去大黄，

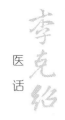

将酒分二次服下。

蜡匮巴豆丸：治多年凡吃生冷和肉类即泻者。

明朝大医学家李时珍在他编著的《本草纲目》中有这样一段记载：一个老年妇女，60多岁，患腹泻已经5年，无论吃肉食或者别的油脂性食物，或者生冷之物，吃下后就必腹泻。服过许多调理脾胃药、升提药、固涩药，不但不好，反而腹泻更重。她请李时珍看了看，脉搏沉滑。李时珍认为，这是脾胃功能损伤的时间太长，有冷性积聚凝结在肠道，因给予蜡匮巴豆丸50丸。服下以后，一连两天未大便，腹泻从此好了。以后李时珍又用此方治好了久泻的患者近百人之多。蜡匮巴豆丸，就是巴豆一味，用蜂蜡作皮，把药封起来。这样，巴豆达到胃中的时候，有蜡皮封裹，不刺激胃，直到肠中才完全化开，巴豆就能发挥良好的作用。

蜡匮巴豆丸有这样几种做法：《危氏得效方》治夏天水泻，用巴豆1粒，去壳，插在针上，在植物油灯上烧，存性，再把蜡化开，包在巴豆外面，冷却后就是1丸。如果是治小儿，要把丸做得更小。用巴豆1个，烧法同前，再用豆粒大一块黄蜡，在灯上烧化，滴入水中凉却，取出，同巴豆一起捣烂，做成黍米大的小丸，每服5~7丸，莲子或灯心煎汤送下。

五、甘缓法

有的腹泻，次数太多，可能每天数十次或至百次，而且一觉得要大便，就必须急忙奔向厕所，稍一晚了就跑不及。中医学认为，这是脾虚下陷，当用味道很甜的药治疗。因为甘味药能减缓泻下的程度，这叫"甘以缓之"。《罗氏会约医镜》的甘缓汤，就起到这样一种作用。

甘缓汤方：

人参、白术、茯苓、炙甘草各5g，升麻1.5g，陈皮2g，苡米（炒）、芡实（炒）各6g，木瓜、白蔻仁、砂仁各3g，红枣4枚，水煎服。

如嫌人参价贵，可改用山药12g代替。本方若加入肉豆蔻3克，木香（煨）1克，亦很好。

六、酸收法

腹泻的时间太久，虽然不是急不可待，却也频繁如厕，粪便量不多，也没有热痛酸臭等症状，这是久泻耗气，气虚不能固摄的缘故。治这样的腹泻，可在相应的处方中，加入石榴皮、乌梅、五味子等酸味药，才能起到止泻的效果。《罗氏会约医镜》的酸收丸，就是这样一张方剂。其方是：

人参、山药、炒白术、炙甘草各 90g，良姜 45g，诃子肉 60g，石榴皮（醋炒）60g，白石脂 60g，五味子 30g。

上药共研细末，用醋煮面糊做成丸剂，米汤送下。

又如《扶寿精方》治腹泻兼口渴，用乌梅一味，煎汤代茶常服。《肘后方》治腹泻症，在肠垢已经很少的情况下，仍频繁作泻，用乌梅肉 20 个，水 1 盏，煎 6 分，食前分 2 次服下。又如五味子一味，煎服治五更泻。

七、固涩法

固涩法和酸收法有些相似。二者的主要区别是：周身无力，频泻量少，正气耗散的，用酸收法，以酸味药为主药；肛门下坠，或兼脱肛，虚坐努责，是大肠已滑，用固涩法，以涩味药为主药。但涩是酸的变味，滑脱也必兼气虚，所以酸收和固涩可以借用。主要是没有大便也虚坐努责，并兼有脱肛的，当用固涩法；只是气虚，有大便即泻，努责并不突出的，用酸收法。酸收是收敛正气，固涩才是固涩大肠。无论酸收或固涩，都是在邪少虚多的情况下才可使用。也就是说，肛门不灼热，大便不酸臭，舌苔不厚腻，脉搏不弦数，才可使用。这样是防止治病留邪。

涩肠的常用药，有罂粟壳、赤石脂、枯矾、木贼、龙骨等。

《三因方》治大肠脱肛，焙木贼存性，研末，掺之，以手按之。也可加入龙骨末。

《经验方》治水泻不止，罂粟壳，去蒂膜，1 枚，乌梅、大枣各 10 枚，水一盏，煎七分，温服。

《太平圣惠方》治老人泄泻不止，用枯白矾 30g，诃子（煨）15g，共为末，每服 6g，米饮调服。

《寿世保元》治久泻，大便滑泻，用五倍子（炒）150g，研末，面糊为丸，每服 5 丸，米饮下，每日 3 次服。

八、健脾法

凡腹泻症，大便稀溏，又兼身体疲倦懒惰，食欲不佳，腹部发满，就是脾脏虚弱。脾的正常工作，是把饮食消化之后，又把营养物质运送到全身各部，这在医学术语上叫作脾主运化。如果脾虚脾弱，不能很好地吸收，致使水谷直趋大肠，就会出现腹泻。治疗方法，应当加强脾的功能，如人参、白术、莲子等药，促使其吸收，这叫作健脾法。健脾药中，最好也加入一些渗利小便的药物，如茯苓、车前子等。常用方如胃苓汤，平胃之中，就有健脾利湿的作用。

苍术、厚朴、陈皮、白术、茯苓各5g，泽泻、猪苓各3g，肉桂1.5g，水煎服。

九、温肾法

温肾法，是用温肾的药物把肾阳发动起来。肾阳也叫命门火，它对脾胃来说，正好和灶下加火一样，是脾胃热能的来源。因此，在脾阳大衰，并出现命火不足的情况下，温补肾阳的第一要着。

怎样才知道是命火不足呢？凡大便溏泻，饮食减少，全身倦懒，没有别的严重症状，是属于脾胃虚寒，如果再兼有四肢发凉，脉搏沉迟细弱，大便清稀像鸭粪一样，或者每天在天明之前五更的时候，按时腹泻，这就是肾阳不足，命门火衰。除此之外，凡脾虚寒的时间太久了，用温脾药治疗不效，也大都是肾阳虚衰，也必须改用温肾药。

温肾止泻的常用药，有补骨脂、骨碎补、附子、肉桂、益智仁等。又因所有的腹泻，差不多都与脾有关系，所以温肾止泻药中，也常加一些温脾健脾的药物。现举例说明如下：

《世医得效方》记载：凡腹胀忽泻，日夜不止，诸药不效，这是气脱，用益智仁60g，水煎服即止。益智仁温肾固脾，所以有这样的效果。

《本草纲目》记载：魏刺使的儿子，患腹泻很久了，请了不少医生治疗，都不见效。病情逐渐危重。李时珍看了，用骨碎补研成细末，另用猪腰子一个劈开，把药末加入其中，放在火里煨熟，令病人吃下，腹泻很快就好了。

四神丸（《证治准绳》）：治久泻腰酸，四肢发凉，不思饮食，或五更泄泻。

肉豆蔻（面裹煨）、五味子（炒）各60g，补骨脂（酒浸一宿炒）125g，吴茱萸（淡盐汤泡炒）30g。

以上共研细末，另用生姜（切碎）240g，红枣（清水煮烂，去皮核）100枚与药末同捣，和丸，梧桐子大，每服50~70丸，饭前米饮、开水或盐汤送下。本方中的肉豆蔻，就是用来温脾止泻。

以上这几个方子都治久泻、寒泻。凡寒泻日久，必伤肾阳，所以都用温肾药取得满意的效果。

上面提到四神丸能治五更泻，为什么泻在五更？五更泻为什么用四神丸也有治不好的？下面就谈谈这个问题。

五更泻是肾泻中的一种，因为是半夜以后，天未亮以前，必腹泻一二次或多次，其余的时间不泻，每天如此，丝毫不爽，所以叫五更泻。为什么泻在五更呢？正常人排便，一般是有一定的间隔时间，而且大都在起床之后，未起床之前很少有想大便的。中医学认为：肝主疏泄，疏泄就是疏通、发泄；肾主闭藏，闭藏就是关闭、收藏。排便是属于疏泄的，但又可以暂时不排，这是由于肾能闭藏的缘故。这样，肝肾协调，互相制约，疏泄和闭藏统一，大便就会正常。反之，如果肝气太强，疏泄太过，肾气太弱，不能闭藏，就会不分昼夜，大便频繁。另一方面，如果肾闭藏太过，肝不能疏泄，又会大便闭而不行。这都是病态。肝气生于子时（夜11点到次日凌晨1时），旺于寅时卯时（3~7时）。也就是说，人从睡眠中休息到半夜以后，全身的脏腑气血功能，都逐渐地重新恢复活动，这叫肝气萌动。脏腑活动，包括大肠，它积存了一天的粪便，也要开始传导、排泄等活动，但在肾阳充足，能闭藏固摄的情况下，可以从容不迫地等到起床以后，而在起床之前，不会有急于大便的要求。而肾阳虚的五更泻，却是半夜之间，或刚过半夜，肝气略微萌动，就急不可待，马上要腹泻。这就说明五更泻的关键，在于肾而不在于肝。所以四神丸以五味子、补骨脂、吴茱萸温肾为主，又因泄泻大都与脾有关，所以四神丸中也加入肉豆蔻温脾健脾。

治疗五更泻要注意一个问题，就是不要把所有起床以前腹泻的人，都认为是肾阳虚。因为天明前后，有许多情况都可以出现腹泻。譬如有酒积的人，常常在早晨还没有起床就想大便。但是他的大便溏黏，或夹杂粪块，午后却仍然是好粪。也没有手足发凉、脐下冷痛等肾阳虚的症状。用二陈汤加酒煮黄连、红曲，研末，再用陈酒曲打糊为丸，乌梅煎汤送服，即可逐渐治愈。

也有的白天还好，一到傍晚就肚腹膨胀，一夜不安，在天将明时，腹泻一次，泻后症状减轻，这也不是肾泻。因为大便不是鸭溏，也没有手足发凉，精神疲惫等肾阳虚的症状，而且在半夜之前肠胃就已经有不舒适的感觉。这是脾湿太盛，与肝肾没有关系，可用胃苓汤加木香、砂仁，或者理苓汤加木香。

如上所述，可见泻在五更也好，不在五更，任何时候都泻也好，只有在出现手足不温、大便溏泻、食少、怯寒、舌淡、脉迟等命门火衰症状时，才算肾泻。如果大便酸臭，腹满膨胀，舌苔黄腻，脉象弦数，这虽然泻在五更也不是肾泻，用温肾法治疗是不对证的。

此外，肾阳虚腹泻，一般都是久病体弱，或者是其他慢性腹泻的进一步发展。没有一个平素健壮的人，忽然在极短时间内出现肾泻的。这一点，也有助于临床诊断时做参考。因此，凡慢性久泻，只要出现一两个肾阳虚的症状，就要考虑在相应的方剂中，加入一些温补肾阳的药物，如骨碎补、益智仁。

还有一点须要说明，凡治五更泻，必须在临睡之前服药。若服在起床以后，距离腹泻时间太长，效果就差。

十、平肝法

中医讲"肝主筋膜之病"，"在变动为握"。"握"，就是痉挛的意思。因此，凡腹泻而兼有痉挛性腹痛的，应当采用平肝法。平肝止泻的代表方是痛泻要方。

痛泻要方（刘草窗方）：治痉挛性腹痛腹泻，痛一阵，泻一阵，脉弦。白芍，防风，白术，陈皮。水煎服。

白芍和防风能舒肝解痉挛；白术健脾，陈皮理气，有增强肠胃功能的意义。总之，本方的作用，可以归结为平肝扶脾。

平肝止泻法，不论是新病，或常年久病，也不论是不是泻在五更，只要有脉弦，或兼痉挛性腹痛，或其他能说明是肝气太盛的症状，就可以采用平肝法来止泻。下面是两个很有意义的例子。

《罗氏会约医镜》记载：罗国纲治了一个 20 多年的腹泻患者。患者的特点是：每年春天发作，夏天即不治自愈。发作时，每天寅、卯时（上午 3~7 时）一连泻十几次，其余时间差些，肝脉弦，脾脉弱。服了不少补脾止泻药无效。罗国纲看后，拟了一张平肝补脾汤，只吃了 1 剂病就好了，而且没有再发。处方是：

白术，茯苓，沙参，白豆蔻，炙甘草，白芍，当归，木瓜，肉桂。

这个腹泻的特点：脉弦是肝旺的脉象，春天是肝旺的季节，寅卯是肝旺的时间，又兼脾脉弱，所以是肝强脾弱。方用白术、茯苓、白豆蔻、炙甘草健脾，白芍、肉桂平肝，当归、木瓜、沙参养肝。肝气得养，刚性变柔，不去凌脾，腹泻自然就好了。

朱某某，男，青年职工，每在五更天未明时，必腹痛，痛而即泻，泻后痛暂减，一会又痛又泻。脉弦，舌淡红，苔薄黄。病程 4 个多月。服过不少四神丸、健脾药、固涩药，一概无效。我为其处痛泻要方：

白术 15g，白芍 15g，防风 9g，陈皮 9g，生姜两片，睡前服下。

服第 1 剂，腹泻推迟到次日 11 时，大便比以前稍干，泻时仍腹痛。又服第 2 剂，腹泻推迟到下午 5 时左右，腹泻量少，痛大减，大便已成形。后因吃西红柿过量，又泻在五更，又与前方加木瓜、吴茱萸，痊愈。

整理者按：腹泻病因很多，中医据腹泻特点辨证施治。先生在明代李士材总结治泻九法的基础上，并搜集前人治泻效方，结合自己临床体会，整理归纳为：渗利、升提、清凉、疏利、甘缓、酸收、固涩、健脾、温肾、平肝等十法，可谓汇集诸家，博采众长，颇合临床实用。

谈便秘疗法

"秘"，有"闭"的涵义。便秘，就是大便不畅快。通常认为只有粪块干硬难出，才算便秘，这是不对的。其实，只要排便时感觉困难，费力，不论粪块干硬与否，都叫便秘。便秘之重者，也叫大便不通。

古人对于便秘，有风秘、湿秘、气秘、寒秘、热秘之分，称为"五秘"。五秘都是以便秘为主症，再根据所出现的各种不同特点而分为风、湿、气、寒、热等。特点不同，说明病理有差别，治疗方法也就不同，现分述如下。

一、风秘

风秘是除了大便秘结以外，还表现为皮肤皲裂，筋脉拘挛，爪甲枯槁等。有的还会兼有阵发性寒热。大便常干燥坚涩，不易排出。风秘的原因，有人认为是肺脏受风。肺和大肠相表里，风从肺传入大肠，像风能吹干湿气一样，致使肠中津液干燥而形成便秘。也有人认为是病人肠中平素积有瘀热，热久伤津化燥，风从内生，致成便秘。这里且不管其病因如何，只谈谈为什么风秘能出现皮肤皲裂等症状。由于人身各处的津液，是互相周转输布的，肠道既然干燥，全身的皮肤、肌肉、筋膜，自然也就缺乏津液濡养，所以皮肤起皱，筋脉伸展不得力，爪甲也呈现枯槁的现象。至于出现寒热，大都是在夜间。这是因为，津虚血虚，都是阴虚，而夜间也属阴的缘故。

治风秘的主方是滋燥养荣汤。

滋燥养荣汤（《证治准绳》）：

生地黄、熟地黄、白芍、黄芩、秦艽各 5g，当归 6g，防风 3g，甘草 1.5g，水煎服。

整理者按：本方是治肤燥之方，若用以治肠燥便秘，须加大地黄、当归、白芍的用量。

一老年妇女，年约 5 旬，1971 年夏天，到山医二大队（当时大队在曲阜）求诊。患者掀起衣服，全身上下，丘疹密布，由于瘙痒，抓得一片黑痂。自述发病已 2 年，曾到济南各大医院皮肤科抽血化验，诊断为皮炎，但治疗毫无效果。患者每至夜间，必发一阵寒热，寒热过后，即发出一片丘疹。因此，旧疹未愈，新疹又生，辗转缠绵，始终不愈，烦躁失眠，极为痛苦。察其脉象，沉而稍数，舌红苔少，大便干燥，排便费力。我即诊断为血燥风秘。

患者问："为什么夜间必发寒热？"我答道："人体的阳气，白天活动的时候，大都集中在体表，夜间睡眠的时候，大都集中于体内，这叫作'卫气昼行于阳，夜行于阴'。大便既然燥结，已经是津枯血燥，经不起阳气的侵扰，所以在白天卫气行阳的时候，病人还不觉得怎样，而在夜间卫气行阴的时候，已虚的阴血，配不过不虚的阳气，就寒热发作。发作寒热，实际就是血热外出发疹的反应。所以本证的主诉是瘙痒、寒热，而致病的本质却是便秘。也就是由秘生风。治疗的方法，应当养血以治血燥，凉血以治血热，加入祛风药以治皮疹和寒热。"因此开了一张滋燥养荣汤，生熟地各用至 30g，归、芍各 15g，黄芩、芃、防各 9g，甘草 6g，水煎服。

患者服了 3 剂，大便通畅，寒热停止，身痒大减，丘疹渐消。嘱其回家，再服几剂，服至所有丘疹结痂脱落后，即可停药。

养血祛风除了滋燥养荣汤外，还有何首乌，也很有效。丹方："治肝肾风秘，至夜微发寒热者，用生何首乌两许，顿煎，服之神效。"上述患者，一年之后，前症又发，我改用此方与服，也有效果，但对比起来，不如滋燥养荣汤效果迅速。

二、气秘

气秘的特点是病人常常嗳气。其大便之所以不顺利，倒不一定由于大便干燥结硬，而是"气"不下降。"气"是什么呢？并不是指呼吸的空气，而是代表人体各个脏器生理活动的功能。人的排便，并不是大便会自己下行，而是小肠、大肠蠕动的结果。大、小肠的这种功能，就是"气"。"气"既然不下降，大便下行就不痛快，而且还会出现嗳气和兼有脘腹满闷的感觉。这就叫作"升降失常"。因此治疗气秘，必须以降气药为主，如苏子、枳壳、枳实、厚朴等。把这些降气药加入通便药中，就是治气秘的效方。如：

木香槟榔丸（《卫生宝鉴》）：治一切滞气，心腹胸胁痞满，二便涩滞。

木香、槟榔、枳壳、青皮、陈皮、蓬莪术、黄连各 30g，黄柏、香附、大黄各 90g，牵牛头末（腹满便秘用黑者，喘满膈塞用白者）120g。共研为细末，芒硝泡水和丸，如豌豆大，每服 30~70 丸，食远姜汤送下，以轻微腹泻为度。

又方，治大便干结，腹中胀闷，频频如厕，里急后重。

人参、当归、枳壳，水煎服。加入陈香橼尤效。

本方各药用量，可以灵活运用。其中枳壳，在便秘的情况下，最好是生用。因为生用力量最大。若兼有胸胁胀满时，可以炒用。

三、湿秘

湿秘也叫痰秘。它是湿热、痰饮等阻碍气机下降，以致大便不能顺利排出。湿热、顽痰胶结，又会出现胸胁痞塞满闷，或喘促、头汗出、头晕眼花等症状。痰湿在肠中，又会兼有肠鸣。

治疗湿秘，主要是苍术、黄连、黄芩、黄柏等清除湿热，或用半夏、茯苓、橘红、白芥子、姜汁、竹沥等搜逐痰饮，再加入一些顺气、降气药。如导痰汤煎送控涎丹或礞石滚痰丸。

导痰汤（济生方）：治痰涎壅盛，胸膈留饮，咳嗽恶心，发热背寒，饮食少思，中风痰盛，语涩眩晕等。

半夏 6g，南星、橘红、枳实、赤茯苓各 1.5g，炙甘草 1g，生姜 5 片。水煎服。

四、冷秘

便秘的同时，又兼有四肢发凉，喜温怕冷，舌质淡白，脉搏沉迟等阴寒症状的叫作冷秘。冷秘常见于老年人，须用温润通便药如巴戟天、肉苁蓉、当归、熟地等。

半硫丸是治冷秘的专方。

半硫丸（局方）：治疝癖冷气、冷秘、虚秘。

半夏 90g，硫黄（明净者）60g。共研极细，加生姜汁同熬，入干蒸饼末，搅和匀，入臼内捣数百下，作丸如梧桐子大，每服 15~30 丸，空腹用黄酒或米饮、生姜汤送下。

五、热秘

热秘和冷秘相反，兼见的一些症状，不是寒证，而是热证，如面赤、舌干、小便赤黄、喜凉恶热、脉搏沉数等。这样，在泻热通便药中加入一些润肠药就可以了。如：

四顺清凉饮（《证治准绳》）：当归、赤芍、大黄、甘草各 5g。水煎，入生蜜 1 茶匙，温服。

更衣丸：

飞朱砂 15g，芦荟（研）20g。滴入好酒少许，和为丸，每服 3~6 丸，好酒送服。

又方，芒硝 15g，热酒化开，澄去渣，加香油 3、4 茶匙，温服。

又方，鲜生地黄捣汁服。

又方，大黄、黄芩、炙甘草各 15g，水煎，入生地黄汁 2 茶盅，再煎 3 沸，分 2 次服。

除了上述五秘以外，还有久病体弱，大便干燥，努责不下，频频如厕，气虚下陷，里急后重的，叫作气虚秘。伤津失血，大便燥结，涩滞难出的，叫作血虚秘。血虚的，应当养血润肠，如当归、地黄、肉苁蓉、桃仁、杏仁、松子仁、柏子仁、麻仁、蜂蜜等。气虚的当加入补气药，如人参、黄芪等。这些主要在于临床时随机应变，灵活运用。

整理者按：先生认为便秘是排便困难费力，不论粪便干硬与否，都叫便秘。并据前人风秘、湿秘、气秘、寒秘、热秘之说，对其病理综合分析，参以古方，举之病案。教人方之治病有定，证之变化万千，当治随证变，方随法移。

谈大便下血疗法

大便下血能出现于许多疾病，如肠伤寒、血小板减少症、门静脉阻塞等。但这些病不属于胃肠病的范畴。另外，如菌痢、阿米巴痢疾以及痔疮等，虽然属于肠道疾患，但菌痢、阿米巴痢属于传染性疾病，痔疮属于痔漏专科，因此本篇只是有选择地介绍这方面几个下血的简方，而不作全面讨论。本篇重点讨论的，只是胃肠道炎症或溃疡所致的大便下血。

中医对于肠道的大便下血，有肠风、脏毒之分。凡血色清新，血量不多，成沫四溅，大便之前，鲜血先见的，叫作肠风；血色污浊黑暗，血出在大便之后，出血量较多，下血的时间又较长的，叫作脏毒。从前有人认为肠风是风邪入肠胃之中，脏毒是大肠积有病毒，这个说法还不容易被人理解。肠风和脏毒，实质是把肠道出血的性状和特点加以概括的一种术语。肠风是脾气下陷不能正常统运血行，以致大肠壁细小脉络充血，在用力大便时，小络破裂，不成流而四溅，所以大便未出，下血先见，或者大便与鲜血齐下。脏毒是大肠湿热瘀积，使肠壁细小血管破裂，逐渐腐蚀扩大，形成坎陷。坎陷最容易使渗出的血积存起来，量多色暗，在用力时，血在大便之后，骤然而下。

肠风既然是脾气下陷，所以治疗时当用升散上行的药物，防风、荆芥之类。而这些药物又多是治风的，因而把这样的下血定名为肠风。脏毒是大肠有湿热，应当清热燥湿，如黄连、黄芩、地榆等。而这些药物都是清热解毒药，所以就把这样的出血定名为脏毒。无论治风治毒，都应当在相应的方剂中酌加凉血止血药。下面是治肠风、脏毒的两张标准方。

治肠风方：

荆芥、生地黄各60g，甘草45g，共研细末，每服3g，食后温酒下。

治脏毒方：

槐花（炒）、侧柏叶（炒）、荆芥、枳壳各等份，共研细末，每服6g，食后米饮下。

以上两方，并非是治肠风脏毒的唯一有效方，也不是不可改变的。我们要求是，掌握升散、凉血、止血、清热、燥湿等方法，是肠风也好，是脏毒也好，不是肠风脏毒，或者无法分辨是肠风脏毒也好，只要根据下血的性状和特点，能确定治疗原则，能选方用药，就可以治疗常见的大便下血症。下面再介绍一些治大便下血的简效方，以备参考应用。

1.《余居士选方》：治肠风下血，白芷研末，每服6g，米饮送下。

2.《慎斋遗书》：肠风下血不止，白芷、乌梅，煎服。

3.《张氏医通》：大便下鲜血，像从竹筒喷出似的，用鲜小蓟捣取汁稍稍加温，服一大茶杯。

4.《张氏医通》：治肠风下血，刘寄奴15g，芽茶30g，墨灰9g，共为末，分3服，乌梅煎汤送下。

5.《张氏医通》：肠风下血，一味旱莲草，浓煎，葱白汤下。

6.《王缪百一方》：曾通判的儿子，大便带血半年，用柿干烧灰，米饮送服，一次即愈。《泊宅编》：外兄刘豫，病脏毒下血，已半月，自恐病重将死，后得一方（即上方），饮服6g，遂愈。

7.《食疗》：小儿秋痢，以粳米煮粥，加入柿干末，再煮两三沸，食之。

《临床心得选集》：张赞臣云，某年秋，余患赤白痢甚剧，诸药不效，病延40余日，每登厕，肛门突出，直肠下坠一二寸，乃用民间验方：柿11只，重12~15g，去蒂，锅内烘热，加白蜡一块，约3g，烊化，煎至荷包鸡蛋样，趁热食之，每日吃一二只，10天左右，痢止，肠脱亦收。

《折肱漫录》：乙酉岁六月，余避乱小船，奔走冒暑，处暑后患痢，余年老不敢服攻下药，用一般平稳方调治，凡7天，病愈。但痢虽愈而血未止，兼大便燥结为苦。又治了半月，无效。后来读《玉机微义》有"柿干，烧，米饮调服"一方，因觅此药服之，服不到30g，病即痊愈，可称神方。

8.《集简方》：血痢不止，贯仲酒煎服。

9.《百一选方》：肠风下血，用清热及补脾药不效者，单用山楂为末，艾叶汤调下，立愈。

10.《罗氏会约医镜》：便血不论新久，白矾2~3g，大人5g，研细，调入鸡子内，煎熟，切作细块，空腹白开水送下。

11.《种福堂方》：治大便下血，荸荠汁半盅，好酒半盅冲入，空心温服。

12.《本草通玄》：治血痢，平胃散15g，入川断4g，煎服必效。

整理者按：本篇重点讨论胃肠道炎症或溃疡致成的大便下血。对此中医有肠风、脏毒之分。先生认为肠风属脾气下陷，脏毒属湿热淤积，观点颇新，开人思路。同时先生还认为"无论治风治毒"，均应根据下血的性状和特点，确定治则，选方用药。要求掌握升散、凉血、止血、清热燥湿等方法。后列方12则均是先生认可的简捷效方。

谈胃肠病引起精神、神经症状的治法

由肠胃病所引起的精神失常和神经障碍，只是肠胃病全部症状中的一部分，但有的却很突出，常使其他肠胃症状显得极不重要，使患者和医生根本不去注意，这就常常抓不住病的本质，只对症处理，久治不愈。

肠胃病之所以能使精神、神经失常，是由于消化不良引起营养缺乏和代谢紊乱或其他现在尚不明了的原因所致。这在中医术语叫作"肠胃不和，则九窍不通"。肠胃不和为什么能出现精神、神经症状呢？这首先应

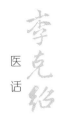

从肠胃的功能说起。肠胃主管吸收营养和排泄糟粕，营养物质通过肠胃到达耳、目、口、鼻，人的听觉、视觉、味觉、嗅觉就灵敏，就正常，这叫"清阳出上窍"。饮食物经过消化吸收以后所剩下的糟粕，又经过肠道的泌别与排泄，下出前后二阴，人的大小便就正常，这叫"浊阴出下窍"。如果肠胃有病不能充分吸收营养以增强上窍的机能，或者排泄障碍，糟粕不能彻底地及时地出下窍，这叫"清阳不升，浊阴不降"。这样，耳、目、口、鼻得不到正常营养，反受浊阴的蒙蔽，就可能发生幻听、幻视、幻觉等不正常现象。尤其是精神较为脆弱的人，或者有先天遗传因素的人，就更会这样。耳、目、口、鼻是七个窍，加前后二阴两个窍，共九个窍，所以叫作"肠胃不和，则九窍不通"。前几年出版的《沈绍九医话》中提到"九窍不和，皆属胃病"，也是这个道理。

肠胃病所导致的九窍不和，常见的症状是头晕、目眩、耳鸣，以及烦躁、失眠，甚至谵妄、发狂等，后者属于意识障碍，中医术语不属于清窍，而称为迷了心窍。

下面讲述几个肠胃病所引起的精神、神经失常症状的治法。

一、发狂案

名医张子和，路过古亳（河南省亳县），遇见一个妇女，喜笑不止，已有半年。请过好多医生治疗，总不见效。张子和诊视后，令人把约2两重的一块沧盐，在火上烧红，放冷后研成细末，另取河水一大碗煎盐，三五沸后，离火放温，分3次饮下。饮后用钗（古时妇女插在头上的有柄金属装饰品）向喉咙探吐，结果吐出热痰约5大盏。又给予大剂黄连解毒汤。几天以后，就不再喜笑了。

二、癫痫案（肠胃虚弱）

见"医案"癫痫（2）。

三、癫痫案（痰结胃脘）

见"医案"癫痫（3）。

四、烦躁失眠案

见"医案"失眠（2）。

整理者按：肠胃病引起精神、神经症状的问题，很少有人专论，先生认为是由"消化不良引起的营养缺乏和代谢紊乱，或其他尚不明了的原因所致"，详细阐述了其机制。中医认为"肠胃不和，则九窍不通"，清阳不升，浊阴不降，"耳、目、口、鼻得不到正常营养，反受浊阴蒙蔽，就可能发生幻听、幻视、幻觉等不正常现象"。临床"常见头晕、目眩、耳鸣以及烦躁、失眠、甚至谵妄、发狂等"。治疗列举医案四则，从热痰、痰结、肠胃虚弱等方面，以示辨证施治之法。将肠胃与精神的生理关系与病理联系揭示得清清楚楚。

谈肠胃病的预防及治疗中一些有关的问题

肠胃病对于人体的健康，关系极为重大，所以必须及时地细心地治疗。但仅仅是治疗，这是不够的，最重要的问题，是积极防治胃肠病。下面就谈谈这些问题。

一、肠胃病的预防

（一）规律饮食

进餐有时过早，有时过晚，可口的就吃得忒多，不可口的就吃得忒少，或任意吃冷食，吃零食，不按时，不定量，使胃肠的工作量紧一阵，松一阵，这就容易致成胃肠病。因此，有规律地进食，是防止胃肠病的首要问题。

（二）提倡素食，忌恣食肥甘

要保持胃肠的冲和之气，就得常吃些素食淡饭，适当辅佐一些肉类肥甘食品。《素问·脏气法时论》主张，以五谷（粳米、小豆、麦、大豆、黄黍）为养（即主食），以五果（桃、李、杏、栗、枣）为助，五畜（牛、羊、猪、狗、鸡）为益，五菜（葵、藿、薤、葱、韭）为充，就是这个意

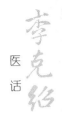

思。如果贪食肥甘，以酒为浆，就会使胃肠的冲和之气，变为湿热壅满，发生病变。所以提倡素食，对于防止胃肠病，也有助益。

（三）进行适当的体力锻炼

适当的体力劳动能加强人体所有器官（包括胃肠在内）的锻炼。譬如体力劳动者的食量总比脑力劳动者大，就是证明。古语说："饭后百步走，活到九十九。"这就是提示人们：适当的体力劳动，是防止一切疾病的诀窍。

（四）经常保持愉快的心情

过度的忧愁、悲伤、恐怖、紧张、愤怒都能导致胃肠病的发生。因此，预防和治疗胃肠病，都要经常心情愉快，保持乐观，避免患得患失，利欲熏心。正像《内经》所说："恬淡虚无，真气从之，精神内守，病安从来。"

（五）注意饮食卫生，防止病从口入

古人曾讲"鱼馁而肉败不食"，这是说，凡腐烂的食物，吃了容易中毒。又，医书记载，吃柿子不可喝烧酒，吃大葱不能蘸蜂蜜等，也有一定的参考价值。因此，选择食物，要注意新鲜、清洁、调和食品，要恰当、可口，防止发生副作用。

上面所讲的，是预防胃肠病的一般常识，下面再讲一讲在治疗过程中和治疗以后应当注意的一些问题。

二、治疗及愈后

（一）症状消失，不等于胃肠病彻底治愈

中医中药治疗胃肠病，历来是依据症状来辨证施治，如果方药运用得当，常可收到意想不到的效果。但是慢性胃肠病，多发展为器质性病变，症状虽然可以很快暂时消失，但创面还需逐渐地恢复，因此有的服药应当继续一段时间，以巩固疗效。

（二）用药要精炼

药物对证，便宜专攻，单方小方，既有效，又经济，应当大力提倡。因此，除了个别情况以外，应尽量避免开大方、贵方和杂乱无章的药方。疗效的大小，不在于方大药贵。而且大方贵药，病人限于经济，往往望而生畏，即使有些效果，也不能继续吃下去。

（三）要使病人树立坚强的信心

胃肠病，包括器质性的，大多数是能够治愈的。但有时要走一些弯路，也是不可避免的。因此，医务工作者，要多掌握一些资料，细心诊断与治疗，全心全意为病人负责。病家也要与医生合作，认真按医嘱行事，耐心治疗，不要轻易丧失信心，弃而不治。

（四）要中西医结合

中医诊断，有片面性，中药治疗，也有局限性。譬如有一些疾病，如巨结肠、肠畸形、肿瘤、憩室等，中医诊断有困难，因此，有时要借助于西医学，采用中西医结合的方法。

（五）排除其他疾病

临床常有这样一些病人，肠胃症状很突出，但实际是其他疾病的一个症状。例如主诉是厌食，而实际是肝炎或妊娠；主诉是呕吐，而实际是尿毒症等。因此，做必要的检查，排除疑似症，也是必要的。

整理者按：本文从注意体力锻炼、保持精神愉快等方面阐明了先生对胃肠病预防的整体观。他指出"有规律的进食，是防止胃肠病的首要问题"。同时要"素食淡饭，适当辅佐一些肉类肥甘"，以保持胃肠的冲和之气。并注意饮食卫生，以防病从口入。应采取中西医结合方法诊断，治疗中"要使病人树立坚强的信心"。经治疗症状消失，要注意巩固疗效与善后。用药方面，先生特别指出："用药要精炼。""药物对证，便宜专攻，单方小方，既有效，又经济，应大力提倡。"并曰："应尽量避免开大方、贵方和杂乱无章的药方……疗效的大小，不在大方贵药。"上述从预防、治疗各方面的论述，均是先生几十年临床治疗肠胃疾病的经验积累。语言虽然朴素，涵义却十分精深。

五对活血药剖析

临床用活血药，常桃仁与红花，三棱与莪术，乳香与没药，灵脂与蒲黄，水蛭与虻虫伍用，两两相配，其配伍规律是什么？临床适应证的特点有无不同？值得研究。桃仁味苦性润，红花味辛性散，二药合用，濡润行散，善于活血通络，适用于周身经络血液干枯，运行不畅者。乳香苦温，辛香走窜，没药苦平，散血消结，二药合用，善于消肿止痛，以血郁证见肿痛，或将成疮痈者，为其所长。莪术苦辛，破气中之血，三棱苦平，破血中之气，二药合用，气行血散，宜于血郁气滞成块，或兼有胀感者。灵脂气臊燥湿，兼治痰涎夹血成窠，蒲黄性滑利水，善能活血消瘀，二味合用，宜于水血混杂者。水蛭咸苦，虻虫味苦，二味合用，一飞一潜，血肉有情，能腐善蚀，宜于死血湮瘀，成癥成瘕者。

桃红、乳没、棱术，都是一苦一辛相伍，辛散苦降，相济成功。灵脂、蒲黄，虽不是苦辛合用，但灵脂气臊，臊以气胜，近于辛，也能散；蒲黄甘平性滑，滑亦能降。至于虻虫善飞，飞者近于散；水蛭善潜，潜者近于降，也都是散与降相济成功。

正由于这些活血药物配伍起来有濡润、消肿、宽胀、止痛、燥痰湿、破癥瘕的不同特长，故我临床采用活血药常是这样：心绞痛有胀闷感者，方中配入三棱、莪术；跌打外伤，配入桃仁、红花，乳香、没药亦可用；痈肿作痛，则专门配入乳香、没药；胃脘痛和产后腹痛，常配入灵脂和蒲黄；肝脾肿大，或其他癥瘕积块，多用三棱、莪术，不效者再选用其他虫类药。

总之，活血化瘀诸药，有其共性，但各药也有其特性。血结、血瘀的情况不一，从部位来说有浅表或较深的差别。此外，还有夹痰或不夹痰，结硬或结而未硬等等。因此，有的药之间可以互相代替，也有取其专长而绝不能代替者。下面几个单方，就属不能代替者。①《海上方》：唇干裂痛，桃仁同猪脂捣涂唇上。②《本事方》：有士人妻，舌忽胀满口，不能出声，一老叟教以蒲黄频渗，比晓乃愈。③《保生方》：上气喘急，蓬莪术15g，酒一盏半，煎服。（按：这是肺胀气喘，肺络瘀血，症见口唇紫绀者）。

整理者按：先生详细分析五对活血药性味功能，归纳其共性为辛散苦降，相济成功。说明了五对活血药之所以如此配对的机制所在，指出其配伍而有濡润、消肿、宽胀、止痛、燥湿痰、破癥瘕的不同特长。并结合上述分析，阐述了先生在心绞痛、跌打损伤、痈肿作痛、胃脘痛、肝脾肿大等疾病的运用经验。总之，活血化瘀诸药，有共性亦有特性，应据药性及证情辨别施用。

谈几味治呕药的运用

呕吐是胃肠病中最常见的一种症状，但不要一见到呕吐就用止呕药来处理，因为有些呕吐，是人体生来就具有的一种祛除病邪的本能。譬如我们有时饮食不注意，吃了一些霉烂或有毒的食物，或贪食过量，胃中胀饱不安，都会引起呕吐。这样的呕吐，能排除胃中的瘀积和毒素，对人体是一种保护性反应，是非常有益的。正因为如此，所以在某些情况下，还要人为地造成呕吐，这就是中医临床治病八法之一的吐法。

但是从另一方面讲，如果呕吐不能排除病邪，又不能自己制止，频频发作，以致妨碍进食，或者出现其他不适的病状，这就是病态，就必须给予治疗。

中医学中止呕的药物是很多的，这里介绍几种常用的，简单的。

一、生姜、半夏

这是治呕吐用的最广泛的两药。我国古代有名的内科专著《金匮要略》中有这样的记载："诸呕吐，谷不得下者，小半夏汤主之。"这里的"诸"，是一般情况下的意思，"谷不得下"，就是影响进食。呕吐既然影响进食，就不能听之任之，非治疗不可了。小半夏汤是半夏和生姜两味药所组成，这说明半夏和生姜是止呕的常用药。临床处方，也常常是见到呕吐就加入生姜、半夏。

半夏配生姜之所以能治呕吐，是因为二药能把胃的上冲之气降下来，把胃的痉挛之性缓解开，这叫作降逆和胃止呕。但是这两味药，都是温性药，最适用于胃中偏寒的呕吐，而临床见到的呕吐症，病机是多样的，并不一定都是胃中寒，因此要用生姜、半夏治疗"诸"呕吐，在配伍方面，还有其各不相同的用药"诸"法。

譬如《寿世保元》这部书上有一个治热吐的方子是：半夏（姜制）6g，干葛 6g，青竹茹 12g，甘草 2.5g。加入生姜、大枣水煎服。（剂量据临床经验所酌，改现代剂量，以下同）这个方子，实际是小半夏汤加入干葛、竹茹两味凉性药和大枣所组成，因为加了凉性药，也就适用于热性呕吐了。

半夏和生姜，如果配伍得法，固然可以治疗热性呕吐，但是热性呕吐还有更简便的小方效方，就是一味芦根。

二、芦根

芦根，是芦苇的地下横根，是治疗热吐的特效药，而且药源普遍，各地的下洼水潦之处都有。热吐的特点，除了小便赤黄、口黏口渴以外，还有一个突出的特征是手心脚心发热。即使在别的症状看不出是热的情况下，如果这个病人的手足心比较一般的正常人为热，这个热呕的诊断便基本是可靠的。

治疗呕吐，一般不用带油性的药品，像栝楼仁、桃仁、莱菔子、苏子等。在寒性呕吐中用了这些药，问题还不大，而在热性呕吐中，那就一定不要用。因为热吐需要清凉泻热，而油腻之品却壅气助热，所以属于禁忌之列。

芦根性寒味甘，能清肺胃之虚热，止呕吐而不燥。《金匮玉函经》有这样一段记载："治五噎、吐逆、心膈气滞烦闷，芦根五钱，煮汁饮。"呕吐兼见烦闷，呕吐之后又消除不了烦闷，这就是热吐。

热吐在暑热季节发生的比较多，有的热吐用中西止吐药都效果不大，但用芦根煎饮，却能很快就好了。它不但效果快，而且不花钱，又气味清淡，人人能服，真算是热呕的圣药。

三、苏叶、黄连

苏叶、黄连，主治湿热呕吐。什么样的呕吐叫湿热呕吐？顾名思义，"湿热"是又湿又热，患者必舌苔又黄又黏腻，或者呕出酸苦黏液。这样的呕吐，常见于有慢性胃炎的患者，治疗时可用二陈汤加入苏叶和黄连，二陈汤是半夏、橘红、茯苓、甘草四味药再加入生姜煎服。这是一个除痰的方剂，方中已经包括小半夏汤在内，可以治痰多的呕吐。但若用以治湿热呕吐，因为它燥湿清热的力量不大，也就达不到止呕的效果，因此方中还是要加入黄连、苏叶，因为黄连能清热，又能燥湿，苏叶能降气，又能止呕，所以效果更好。

苏叶、黄连加入二陈汤内，苏叶一般可用10~15g，黄连可用5~9g。但如果湿热仅限于胃上口，没有大量的酸苦之水，却呕哕频繁，又呕不出什么时，只用少量的苏叶、黄连，不加入其他药物，效果也很好。

邻人王某某，男，50多岁，农民。偶尔似觉感冒，但没有明显的寒热症状，却频频作呕，又呕不出什么，从早至午，几无休止，非常苦恼，求治于我。经诊察后，既不是寒吐，也不似单纯的热吐，舌苔微黄薄腻。即断为湿热呕吐，用黄连1.5g，苏叶1g，水煎服。

病人第2天来诉，此药服下之后，胸中觉得十分拘紧，像有人用手大力抓住一般，想有意地试作呕吐，也不能了。自后再未服其他药，呕吐也未再作。

苏叶黄连止呕方，来源于薛生白的《湿热条辨》，其方是"黄连三、五分，苏叶二、三分，煎服"，治湿热证"呕哕不止，昼夜不差"。"三五分""二三分"合1克左右，这样的小方，为什么能治呕哕不止这样的重病？说起来也真有趣，不要看他昼夜呕哕不止，其实这并不是什么重病，只不过是胃上口有点湿热，湿热刺激，才引起呕吐，而呕吐却排除不掉这样的湿热，所以才昼夜不止。用少量的黄连、苏叶，消除掉局部的湿热，不再刺激，也就不呕了。

苏叶、黄连有这样的止呕效果，所以有人治孕妇呕吐，也加入这两味药。但要知道，所有的止呕药都有针对性，苏叶、黄连同样也不能随便乱用。

四、伏龙肝

伏龙肝俗名灶心土，是农村中烧杂草的炉灶底下年久烧成的红褐色土块。不要看不起这样的干泥巴块，它本质沉重，性能下降，气香性温。暖脾温胃。在胃气太虚，水药不受，别药入口即吐的情况下，用伏龙肝却有立竿见影之效。

1957 年的一个夏天，我由家中返回诊所，一路上经过炎热太阳的暴晒，和强烈耀眼的阳光照射，乍一进所，觉得屋子甚暗。忽闻室内有呻吟声，定睛细看，才看出是本所某会计员。原来他患急性胃肠炎，剧吐剧泻一昼夜，已严重脱水。我看了以后说：我用点药看看。所内另一西医因其服药即吐，主张停用一切药物，让胃休息，听其自然恢复。我觉得西药不行，还有中药。大方不行，还有偏方。便到邻家，从土灶里掘取灶心土一块，有小鸡子大，放在碗内捣碎，冲入开水，搅了几下，等粗渣沉淀后，将带土黄色混水倾入另一碗中，趁温喝下。一大碗混黄水，病人一口气渴下，竟未再吐。病愈后，患者追述说："那药真香。"伏龙肝味香，正常人是体会不到的，这只有在胃气大虚的情况下，才能觉出味香，中医讲"香入脾"。这证明两点：一是脾胃气太虚，二是药极对证。

由于伏龙肝能镇吐，所以临床时对于一些艰于服药的人，怕服药引起呕吐，常常先用伏龙肝煎水，再用此水煎药，往往可以避免服药后引起呕吐。

综合以上所述，常用的止吐药可以分为四组：

①半夏、生姜：适用于胃中偏寒的呕吐。尤其是生姜一味，就是止呕的特效药，如《食医心鉴》记载：治呕吐不止，用生姜 60g，加醋，用银器煎，连渣服下。

②苏叶、黄连：适合于湿热呕吐。尤其是苏叶一味，就能治干哕。《千金方》载：卒哕（干哕）不止，香苏浓煮，服三升（三大杯）。

③芦根：治热吐。

④伏龙肝：治胃虚水药俱不能受之吐。

以上诸药，都是以治呕吐为目的。但是呕吐毕竟是现象，而不是疾病的本质。有些病，呕吐就是主症，呕止了，也就是病好了。但是还有一些病，光治呕吐是不行的，还要找一找所以导致呕吐的原发病。譬如肠梗阻、尿毒症、脑病等，这些病出现的呕吐，只是主病中的一个次要症状，主病好了，呕吐也就停止了。因此，临床见到呕吐，不能都以单纯止吐为目标，用药不效，还要考虑其他一些原因，或送入医院，以防止耽误病情。

整理者按：先生通过对"生姜半夏"治疗偏寒呕吐，"苏叶黄连"治疗湿热呕吐，"芦根"治热吐，"伏龙肝"治胃虚水药不进之呕吐等的论述，阐明呕吐当辨证分析，找出主病和主症，其治不能以单纯止呕为目的。若呕为主症，呕止则病愈，其治亦当据证施治。特别对芦根、黄连、苏叶、伏龙肝等止呕药的运用，均反映了先生独到的用药心得，极有临床价值。

整理者按：先生自学中医，无师而通，一生勤于临床，活人无数。及老，医术尤精，以善治疑难疾病闻名于世。且推崇经方，用药精少，大有仲景遗风。先生医案，内容丰富，数量较多，这里只精选部分，示人以法。所选26案，取最能启发辨证思路，尤其体现其临证特点。采取保留原案，加按分析的方法，使人读其案而知其然，原案与按语互参，以活跃思路，开拓视野。

慢 性 咽 炎

宋某，男，41岁，农民。1980年12月3日初诊，15年前因受凉而发热恶寒，咽喉肿胀，经治疗病情好转，但咽喉部有异物感，咯之不出，咽之不下，咽唾受阻。西医检查：喉部慢性充血，咽后壁淋巴滤泡增生，诊为慢性咽炎。曾多处求治，疗效不显。舌质稍红，苔薄白，脉细数稍弦。处方：麦冬12g，玄参、半夏各10g，白薇9g，桂枝、苏梗、甘草各3g。服5剂，咽部异物感大减。嘱原方继服

10剂。后来信说，病已痊愈。

整理者按：本患者慢性病久，痰气交结，故以麦冬配半夏，养阴而不滞腻，开结而不伤津，佐以少量苏梗，更能增强散结之功。由于咽喉慢性充血，故以白薇凉降入血分，配桂枝辛温以畅血行。尤其桂枝一味，有行血通阳之效。先生说，凡病久服凉药太多，致局部血行不畅者，为必用之药。由于药物配伍得当，15年沉疴，半月而愈。

慢性扁桃体炎

患儿，男，4岁，1985年7月8日就诊。患儿素有慢性扁桃体炎，每因气候变化而引起急性发作，始终不得根治。此次起病急骤，持续高热39.5℃不退，曾用抗生素、激素及中药治疗效果不明显，现查扁桃体Ⅱ度肿大，色红，体温38.5℃，舌质红少苔。处方：

麦冬9g，清半夏6g，元参12g，生甘草6g，桂枝3g，白薇6g，僵蚕3g，薄荷（后入）2g，青蒿9g。水煎服。

上方服1剂，体温下降，服完3剂，体温完全正常。继服本方6剂，扁桃体肿消如常，色不红。患儿自后感冒次数明显减少，且偶有感冒，扁桃体一直未引起炎症发作。

整理者按：扁桃体炎最易反复发作，缠绵难愈。尤其是扁桃体肿大，色泽淡红时，用苦寒之类药物效果较差。此方用青蒿、白薇清透虚热，以元参清浮游之火，再用半夏以散结，麦冬以养阴，诸药合用，使扁桃体炎得以痊愈。

慢性中耳炎

王某，中年女性。患中耳炎3年。曾服用不少西药消炎、中药清热解毒药物无效。自述每日晨起，枕巾被浸润一片，其特点是脓液清稀，不结痂，无臭味。予四君子汤加味。处方：

党参9g，茯苓9g，炒白术12g，白芷9g，炮姜6g。水煎服。上方用3剂，耳中已不流脓液。又嘱其继服3剂，痊愈。

整理者按：《内经》云："诸病水液，澄澈清冷，皆属于寒"。先生考

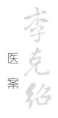

虑中耳炎虽系"炎"症，但其病时间较长，又服凉药过多，致使伤阳转寒。脓液清稀，即是证明。因与健脾之四君子汤加白芷、炮姜以通窍化湿散寒，故收效迅速。

阳虚血少头痛

姜某，中年男性。1966年初夏到省中医院门诊。

主诉：头目不适，似痛非痛，有如蒙覆，毫不清爽，已近1年。自带病历一厚本，像菊花、天麻、钩藤、黄芩、决明、荆芥、防风、羌活、独活等清热散风之品，几乎用遍，俱无效果。诊时见其舌红苔少，考虑是血虚头痛，给予四物汤加蔓荆子，3剂。患者复诊时自述服上方1剂后，曾感觉头目一阵清爽，但转瞬即逝，继服后2剂，竟连一瞬间的效果也没有了。仔细观察，发现时近仲夏，患者双手却较一般人为凉；再细察脉象，有细象。因予当归四逆汤原方3剂。3诊，诸症消失。为了巩固疗效，又给予3剂。

整理者按：本患者舌红少苔，脉细肢冷，属于当归四逆汤证，《伤寒论》中虽未明言本方能治疗头痛，但因病理机制相同，故能药到病除。四物汤加蔓荆子，也有养血与辛散作用，但为什么初服时只有瞬间之效，而续服则连瞬间之效都没有了呢？先生考虑四物虽能养血，连服滋腻性增加，蔓荆子之辛散，远不能胜过白芍熟地之滋腻，补血虽有余，通阳则不足，故改用当归四逆汤，取得满意疗效。

心 动 过 缓

李某，男，23岁，未婚，学生。

1980年12月24日初诊：一年前始觉胸闷不舒，背部沉重喜按压，饮食日减，心率减慢至每分钟55次，且伴有心悸不安。服补心丹、柏子养心丸等药，又增胸前区疼痛，时而牵及背部，惊悸憋气加重，夜间尤甚，心率减至每分钟45次。心电图检查：窦性心律不齐，心动过缓。服大量维生素C、维生素E及麻黄碱等药，仍未获效。舌淡苔白滑，脉沉迟小紧。处方：半夏、陈皮、茯苓、白术各6g，干姜10g，桂枝、炙甘草各3g。

复诊：服药 3 剂，食欲增加，胸痛消失，胸闷心悸减轻，心率每分钟 60 次，原方继服 4 剂，心率增至 70 次每分钟，诸症亦消失。

整理者按：本案胸阳不振，寒湿内生，湿阻胸阳，胸阳更受其遏。先生重用干姜，取其大辛大热，以宣通心阳，驱逐寒湿，又以苓桂术甘汤合二陈汤化饮温阳，则胸阳振，诸症除。

慢 性 肝 炎

呼某，男，28 岁，已婚，农民。

1980 年 10 月 21 日初诊：患者因情志不畅致右胁疼痛，脘腹胀闷，纳呆，肢困。肝功能反复损害已 5 年余，曾服多种保肝西药及疏肝中药，病情时轻时重。近月来，右胁疼痛增剧，时而左胁亦痛，饮食欠佳，厌油腻，哕逆嗳气，脘腹胀闷，食后尤甚，头晕脑涨，神疲乏力，体瘦面苍，舌质淡，苔薄白，脉沉弱。处方：

木瓜、三棱、莪术各 6g，生麦芽、生扁豆、刺蒺藜各 10g，生黄芪 12g，乌梅、甘草各 3g。5 剂。

复诊：药后胁痛大减，胃纳好转，仍头晕乏力，舌脉如前，原方继服 6 剂，诸症皆除。嗣后肝功能检查，恢复正常，迄今未发。

整理者按：先生认为，慢性肝炎要疏肝必先养肝，故以乌梅配以木瓜之酸滋补肝阴，且既能养肝，又能益胃；疏肝不用柴胡而用生麦芽，生麦芽有疏肝之效，而无劫阴之弊。治肝多先健脾，先生则不用白术健脾而用生扁豆和中健脾，这是因肝喜柔而不喜刚之故。用三棱、莪术理气中之血、血中之气，配黄芪则不伤气，更能增强前药的活血化瘀之功。因久病入络，故刺蒺藜与生麦芽合用，既善于疏肝，又搜剔血络之邪。此方乃先生所自创，对于迁延性肝炎气虚血瘀者，颇有疗效。

周期性顽固性呕吐

张某，男，50 岁，1986 年 9 月 14 日初诊。

[主诉] 半年多以来，每月下旬即发生剧烈呕吐。呕吐前几日，自觉疲倦，食欲不佳，睡眠不好。呕吐发作时先将食物吐尽，其后是涎沫，直

至呕出苦水，弯腰曲背，声震四邻，致使左右邻人聚观，皆有怜悯之意。持续1日左右，才逐渐缓解。但呕吐之后，饮食睡眠，反觉舒适，精神好转，体力增加。从第1次呕吐起，已发作6次。

[病史] 患者素体肥胖，体重曾达81公斤，于1984年查出糖尿病。曾到省某医院门诊，先后就诊4次，每次给予中药3剂（是何药物不详）。至第10剂，服后即吐，一连吐了9天，水药不进。遂于1986年3月13日住院输液，并注射止吐剂。呕吐虽经止住，但似乎更不舒服，出院后每月又出现呕吐1次。

[辨证] 体态一般，舌苔薄腻，脉象濡缓，按之不鼓，自觉腹背部略有发胀感。根据呕吐涎沫，考虑是肝气夹胃中寒浊上逆，给予吴茱萸汤原方。

处方：吴茱萸12g，红人参3g，生姜15g，大枣2枚。

二诊：9月17日。上方3剂后，胀满等自觉症状似有好转，但不明显。仍用前方，吴茱萸改用9g，又加入苏叶9g，黄连3g，陈皮6g。

三诊：10月3日。服用上方5剂后，月末（10月27日）仍如期呕吐，比以前未见明显减轻，因知此方无效。细查舌苔薄白似粉状，遂考虑用吴茱萸汤加入《苏沈良方》之遇仙丹，去木香、槟榔。方中三棱、莪术宽胀除积，且有黑丑以搜剔顽固之湿邪，少用大黄有利于降逆泻浊。

处方：黑丑6g，大黄6g，三棱6g，莪术3g，生姜3片，吴茱萸9g，党参9g。

1987年1月11日，患者前来道谢，自称上方服用5剂后，呕吐一直未复发。

整理者按：此患者之呕吐有两个特点：一是持续而严重的呕吐过后，周身反而轻松，睡眠良好，食欲增加；一是周期性发作，时间比较准确。脉象不鼓，这可能是屡经呕吐后，脾胃元气受损所致。舌上薄白粉状苔，说明消化道有湿浊结聚。先生认为，其病关键在于湿浊，湿浊蕴结渐多影响气机，才使呕吐。这样的呕吐，实际是人体的排异作用的反应，所以呕吐之后反觉轻松。但呕吐只能收效于一时，病邪未除，湿浊还会继续增生，直增生到足以再度引起气机失调时，呕吐就又发作。呕吐发作间隔1月左右，即反映了湿浊之邪由呕吐而将尽，再渐积而又生，直到再度引起呕吐需要这样一段时间。由于患者之痰湿顽固黏着，所以曾经多方治疗，用过不少止呕药，连温肝降浊之吴茱萸汤亦无显效，于是考虑到二丑，因为黑丑有辛烈之性，能消能磨，善于隐僻之处搜剔湿浊。《苏沈良方》之遇仙丹，善消积滞，方中就有黑丑，又与吴茱萸等合用，故有此效。

胃　痛

李某，中年男性。

患胃痛多年，经检查为十二指肠球部溃疡，曾服西药治疗效果不显。患者自述从前有手足多汗症，自患胃痛后，手足不再出汗反发干，大便经常干涩不爽快。据此推想，这是患者素有里湿。因仿遇仙丹方，去皂荚，用黑丑 6g，槟榔、三棱、莪术、大黄各 9g。水煎服。连服 2 剂，大便泻下白冻状物一大堆，腹中顿觉轻松。后酌加苡米、苍术等祛湿药调理，终至饮食正常，症状消失。

整理者按：遇仙丹适用于瘀积而湿偏重的胃痛，患者一般多具有大便秘结、舌苔白腻特征。本患者原曾有手足多汗症，自患胃痛后手足不再汗出反发干，大便亦经常干涩不爽快，是湿被瘀阻津难输布的证据。先生先以消瘀之药以化瘀止痛，继以祛湿药清除里湿，故能收效。

腹　胀

（1）吕某，女，年 4 旬余，患腹胀半年。曾服药治疗不效，且越治越胀。求诊时，患者骨瘦如柴，腹胀如鼓，腹皮浇薄、绷紧，扣之有鼓音。自述每进一口食，就胀满难忍，必欲吐尽才好，出示曾服用厚厚一叠中药处方，约五六十张，都是神曲、山楂、槟榔、麦芽、五谷虫、木香等消导药物。舌淡苔薄，舌体瘦瘪。给予圣术煎，处方：白术（微炒）30g，陈皮 3g，干姜（微炒）6g，上肉桂 3g。水煎服 2 剂。上方服用 2 剂，诸症大减。后未再服用其他药物，其病痊愈。

整理者按：本案之腹胀，实因过用克伐消导药物所促成，故以景岳圣术煎，重用白术之补，又少加干姜、肉桂鼓舞胃气，陈皮行滞气，以补为消，故获显效。

（2）患者刘某，中年男性，山东济南历城人。患者曾因生气，逐渐食欲不振，不能进食，尤其不能进硬食。略进稍硬食物，就似痛非痛，满闷发胀，嗳气不止。胃脘部按之能出现较浅的指印陷窝，小便略有不通畅的感觉。曾不断服用破气消胀类中药治疗达半年之久，无效。患者因而怀疑是胃癌，甚为忧虑。于1973年3月17日求诊。舌质淡，脉沉稍数而涩。给予温补脾胃，少加疏肝理气之品。处方：茯苓9g，炒白术9g，炙甘草3g，大枣2枚，川椒6g，吴茱萸6g，炮姜3g，刺蒺藜9g，木瓜9g，佛手9g，生麦芽6g。水煎服。上方共服12剂，基本痊愈。

整理者按：本症食欲不振，进食则胀闷，主病脾胃；但因生气而得，怒气伤肝，则病因在肝。故处方健脾和胃，兼以疏肝。配伍恰当，药量不大而收效迅速。

腹　痛

王某，男性，年40余，山东省威海市人。1956年求诊。

患者患脘腹痛多年，每痛时数日不大便，脉沉紧。出示以前曾服过的药方，大多是枳、朴、大黄等行气泻下药，其中大黄有用至30g者，但大便仍不通畅。诊毕给予大黄、附子、细辛各9g，1剂即大便畅下，粪中有黑色粒状物，大者如黄豆，数量甚多，坚硬异常。自后腹部舒适。

整理者按：此症大便秘结，脉象沉紧，肢冷舌淡，寒象明显，故用大黄附子汤。先生认为，用该方要注意两点：一是必须其人不呕。因为呕则气机向上，不宜用下法。二是细辛用量要重，先生常用6~9g。细辛与附子合用，祛其陈寒痼冷，使病久已处于呆滞状态的肠管活动起来，大黄才能起到推陈致新、泻下的作用。

腹　泻

杨某，男，50岁，山东兖州人。1982年初夏就诊。患者腹泻频繁，日数十次半年余。不敢食油腻、生冷之物，西医曾怀疑为肠癌，多方治疗无效。望其舌苔黄腻，问知大便泻而不爽。处方：生大黄30g，黄酒适量，以酒煎服。1剂后泻的次数减半，再剂即自觉痊愈。4剂后，任食生冷瓜果，亦不再泻。后隔数月，患者前来致谢，告曰：其子结婚喜庆之日，吃喜酒数杯，亦安然无恙。

整理者按：大黄，《本草》称："下瘀血、血闭、寒热，破癥瘕积聚，留饮宿食，荡涤肠胃，推陈致新，通利水谷，调中化食，安和五脏。"本症肠垢不尽则热泻不止，用大黄正是取其"推新"的作用，又以黄酒助其药力，达到泻止病愈之目的。此方又名将军饮，效宏价廉，值得推广。本证之辨，大便泻而不爽是其关键。提示病机为湿热郁积，非大黄通因通用不足以祛其湿热。

尿 崩 症

朱某，女，1岁半，济南人。1976年8月27日初诊。患儿多饮多尿多食已4月余，曾在省立二院诊断为尿崩症，治疗无效。患儿神色及舌脉均无异常，给予五苓散2剂。

复诊：8月31日。大便次数由服药前每日五六次减为每日2次，饮水量及小便量均稍有减少，但不明显，多食如前。因将前方加减。生白术18g，茯苓9g，肉桂3g，海蛤粉6g，炮附子1.5g。水煎服。

三诊：9月3日。上方共服3剂。家长云：自服中药之日起，夜间口渴较服药前减轻，白天仍如从前，近几天夜间口渴也觉重了。经追问，才得知患儿在近期注射过两支"长效尿崩停"。该药每支有7日的疗效，按日数计算，现正好是该针剂失效之时。从而可知，以上所服方药全属无效。又从其家长的补述中，知患儿不喜热饮，便改用白虎加人参汤，处方：

生石膏15g，甘草6g，知母6g，生地6g，沙参6g，花粉6g，粳米少许。水煎服。为了观察疗效，嘱令停用西药。

四诊：9月7日。其家长云，患儿以前常常出汗，服方后汗出减少，其他症状无变化。因忆起《金匮要略》中栝楼瞿麦丸方，遂处方如下：苡米12g，山药12g，花粉9g，炮附子2.5g，茯苓6g，瞿麦3g。水煎服。

9月17日，其家长来看胃病，并告知其女服上方3剂后，诸症消失；为巩固疗效，又自服了2剂，现已痊愈。

整理者按：此患儿服五苓散无效，而服栝楼瞿麦丸有效，盖因五苓散是健脾散水，而栝楼瞿麦丸是温肾化饮，故服五苓散是多饮暖水，促使汗出而愈；而服栝楼瞿麦丸则以"腹中温为知"。

严重肾功能损害

张某，女，59岁，1977年因上腹部胀痛、偏右侧痛重求诊。自述尿血已10余天，在院外治疗注射青霉素后，血尿消失，但仍感上腹部胀痛，全身乏力。查血压95/75mmHg，贫血面容，心肺（－），肝未触及，脾大平脐，质韧，有压痛。怀疑为肾癌及多囊肾，转外科。外科检查：为全程血尿，左腹包块微活动，怀疑为肾肿瘤。超声左上包块区检查：进出包块间区11cm，内无波及反射，增益"10"后，吸液平段7cm。尿浓缩未找到瘤细胞，谷丙转氨酶、硫酸锌浊度均正常。尿常规检查：蛋白微量，白细胞少许。6月25日静脉肾盂造影：右肾轮廓整齐，大小正常。左肾轮廓明显增大，未显影。脊柱椎体增大侧弯。7月11日膀胱镜检查：置管顺利，残余尿20ml，尿混，膀胱内稍充血，两侧输尿管口可见，未见明显溃血。左输尿管插管15cm，稍有阻挡，进入25cm，膀胱未见新生物。7月12日，尿常规未见异常。血红蛋白12.3g，白细胞6300。7月13日，心电图检查：慢性冠状动脉供血不足。7月15日，扫描：右肾血管段正常，分泌角55°，分泌时间5分钟，峰值不锐，感观平顶峰，引流较缓慢，排泄角40.5°，排完时间8.5分钟，15分钟无下降。意见：左肾功能重度损害，右肾功能中度损害。曾服过西药呋喃坦丁及中药数剂无效。患者于3月2日由人介绍来诊治。患者面色无华，精神疲惫，舌淡，脉大而弱，处方：

生白术24g，茯苓12g，炮附子9g，生白芍9g，菟丝子30g，巴戟天12g，肉桂4.5g，陈皮4.5g，生姜2片。水煎服。

二诊：上方服3剂，症状显著好转。上方生白术改为30g，茯苓改为15g。

上方服完5剂，患者又服5剂。1978年3月，托介绍人追访，云患者已赴东北，自觉症状消失，未再反复。

整理者按：本症肾功能严重损害，是属临床危难重症，一般预后较差。先生用真武汤加菟丝子、巴戟天、肉桂，以救衰微之肾阳。本方共服10余剂，即取得明显效果，足以证明本方立法与用药之贴切。

癫　痫

（1）患儿，男，10岁，兖州汽车运输公司马某之子。1971年春求诊。

其父代述：患儿两年来，经常跌倒抽风，重时每日发作数次。两医诊为癫痫，曾服苯妥英钠、三溴片等西药无效；也曾服过中药治疗，亦无明显效果。望其身体发育一般，察脉观舌，亦无异常发现。因问最初发病有无明显诱因，其父说：1969年夏天，天气很热，此儿上坡割草，在炽烈的太阳照射下晕倒了，以后就经常发作，越发作越频繁。据其病因，认为病属暑厥，处方如下：党参12g，麦冬12g，五味子4.5g，夏枯草15g，清半夏9g，蜈蚣1条，僵蚕6g，全蝎4.5g，甘草3g。水煎服。

数月后，马某领其儿来复诊。自述上方服了10余剂，抽风未再发作。建议可以停药，但嘱其不要在炎热的阳光下玩耍，以防引起复发。后访数年，病情一直稳定，未再发作。

整理者按：本例是典型的"审因求治"，先生认为，此病是中暑所致，应该称暑厥。当以治暑为本，兼祛痰散结止痉以治标，因以生脉散加味。生脉散乃治暑热伤气之名方，以此方加减，则清暑、保元、祛痰、止痉，熔为一炉，所以有效。但本方并非一切痫病的万能良方。

（2）尚小宝，女，7岁。沂源某工厂工人之女。1975年6月中旬，由其父领来学院求诊。

其父代述：患儿2岁时，因感冒发高热，难以安静致癫痫发作。每日发作3~5次，从未间断。长期服西药盐酸氯丙嗪，每日3片，亦未停止发作。当时考虑，既是由高热引起，恐是脑中余热未清，遂将《金匮要略》中的风引汤原方与服。并嘱其服后复查，以观察疗效。

复诊：7月25日。前方连服5剂，无效，反见夜间盗汗，即在白天也比从前容易出汗。观其面色㿠白，脉细而兼弦，比初诊时虚象较为明显。其家长追述云："此女二三岁时，曾患过严重腹泻，日夜无度。当时服药无效，后经针刺治愈。"根据上述，结合目前虚象，另拟一方，健补脾阳，佐以镇静。

处方：党参15g，炒白术9g，茯苓9g，炮附子3g，炙甘草6g，僵蚕3g，全蝎1.5g，远志肉3g，柏子仁9g，生龙骨12g，生牡蛎12g，清半夏6g，肉桂1.5g，石菖蒲18g。

同年 11 月 25 日 3 诊：上方共服 25 剂，盐酸氯丙嗪已由 3 片改为每日只服 1 片。患儿面色红润，盗汗已止，精神远较以前活泼。癫痫虽仍有时发作，但已极轻，只几秒钟即已过去，陌生人一般不易看出。其家长并云：此女孩过去烦躁易怒，现已大为改变，并已入学，担任班长云云。诊其脉已缓和，舌诊无异常，上方去僵蚕、全蝎、半夏，肉桂改用 3g，加入熟地 9g，嘱其续服，巩固疗效。

整理者按：此与小儿慢惊风应属同类。小儿慢惊风，多因久痢、久疟，或痘后、疹后，或风寒饮食积滞过用攻伐太甚，或病后失于调理，皆可致之，而以吐泻得者最多。此女就患过严重腹泻，脾气已伤，故先生以健补脾阳收功。最后处方倍用肉桂并加入熟地，是参考了治慢惊之加味理中地黄汤而制定的。

（3）王某，女性，年约 5 旬，住济南市白马山。患者经常跌倒抽搐，昏不知人，重时每月发作数次，经西医诊断为癫痫，多方治疗无效，来学院求治。望其舌上，一层白砂样干厚苔。触诊胃部，痞硬微痛。问诊知其食欲不佳，口干欲饮，此系水饮结于中脘。但患者迫切要求治疗痫风，并不以胃病为重。因仿桂枝去桂加茯苓白术汤意，因本症不发热，去桂枝、姜、枣，加入枳实消痞，僵蚕、蜈蚣、全蝎以搜络、祛痰、镇痉。处方：

茯苓 9g，白术 9g，白芍 9g，炙甘草 9g，枳实 9g，僵蚕 9g，蜈蚣 1 条，全蝎 6g。水煎服。

患者于 1 年后又来学院找先生诊病，自称上方连服数剂后，癫痫未再发作，当时胃痛也好了。现今胃病又发，只要求治疗胃病，因与健脾理气化痰方而归。

整理者按：先生认为，癫痫虽然是脑病，但是脑部的这一兴奋灶，必须通过刺激才能引起发作。而引起刺激的因素，是多种多样的。本患者心下有宿痰水饮，可能就是其癫痫发作的触媒。先生治疗本病，在行水散饮的基础上，酌加搜络、祛痰、镇痉的药物，使多年之癫痫痊愈，是很值得进一步研究的。

失 眠 症

（1）徐某，中年女性，工人，济南市人。1990年2月13日就诊。患者1周前做人流手术，身体较弱，睡眠欠佳，不烦躁，近2日竟发展至昼夜不能入睡。服用安定片亦无效。舌质淡胖大，边缘有齿印，脉弱而无力。处方：珍珠母45g，龙骨18g，柏子仁9g，熟地24g，黄连1.5g，茯苓12g，炙甘草6g，薄荷（后入）3g，酸枣仁9g。水煎服。

上方服完1剂后，即能入睡，共服3剂睡眠如常。

整理者按：此方实本自许胤宗之珍珠母丸，去人参、当归、犀角、沉香，加黄连、炙甘草、薄荷，因药房缺龙齿，故改用龙骨。先生认为人卧则血归于肝，肝虚不能藏魂，故以珍珠母入肝为君，龙齿有安魂镇静作用。酸枣仁、柏子仁亦皆养肝益血之品。肾为肝之母，故用熟地滋肾以养肝。加少许黄连薄荷者，因此病虽属肝虚之证，但不眠之症，最易引起心火，虽暂不烦躁，亦加少许黄连，以防心火内生，也符合珍珠母丸使血充而不热之方义。由于本方用大队补肝之品，为使补而不壅，故又用少许薄荷以疏肝。

（2）李某，女性，年约6旬，山东大学干部家属。1970年春失眠症复发，屡治不愈，日渐严重，竟至不眠，每日只得服用安眠药物才能勉强略睡片刻。先生应邀往诊。按其脉涩而不流利，舌苔黄厚黏腻，显系内蕴湿热。因问其胃脘满闷，并云大便日久未行，腹部并无胀痛。这就是"胃不和则卧不安"，要使安眠，先要和胃。处方半夏泻心汤原方加枳实。傍晚服下，当晚就酣睡了一整夜，烦躁满闷等症状，都大见好转。又接连服了几剂，终至食欲恢复，大便畅行。

整理者按：《灵枢·邪客》篇云："厥气客于五脏六腑"，致使"卫气独卫其外，行于阳不得入于阴……故目不瞑。"治之之法，是"补其不足，泻其有余，调其虚实，以通其道，而去其邪"。先生认为，本症心下有湿热壅遏，就是"厥气"内客，尽管半夏泻心汤在《伤寒论》中并未提到有安眠的作用，但是苦辛开泄，消散湿热，就能达到"决渎壅盛，经络大通，阴阳得和"的目的，因而取得"阴阳以通，其卧立至"的效果。

发作性嗜睡病

孟某，女，42 岁，会计。患者两个多月以来，每晚于 7 时左右出现嗜睡症状，不能自制，沉睡 1 小时左右即醒，醒后一切如常。每次嗜睡，皆是和衣坐位。亦曾服过治嗜睡的单验方，都未取效。于 1984 年 3 月 5 日就诊。

察其形体略胖，健康肤色，舌淡红瘦瘪，脉沉实稍数。询知有大便干燥史，几个月前曾有一段时间感到胸闷，余无异常。处方：

生地 9g，熟地 12g，当归 9g，升麻 9g，枳实 9g，炒杏仁 6g，陈皮 9g，甘草 6g，白蔻仁 6g，生姜 3 片。水煎服。

进 1 剂后，当晚仅在 7 时半稍有困意，但能自制。药进至第 4 剂，困倦延至晚 9 时左右。察其舌质如前，脉滑数，前方去白蔻，加白芍 9g，细辛 1g，服法如前。

1984 年 3 月 15 日诊：服 3 剂后，嗜睡、困倦等症状均已消失。患者述以往大便不行，系无便意。胸部仍时有满闷感。前方加理肺降气药：生地 9g，熟地 12g，炒杏仁 9g，当归 9g，炙甘草 6g，升麻 3g，枳壳 6g，紫菀 9g，生姜 2 片。共服 4 剂，病愈。

整理者按：先生认为，本案患者嗜睡，1 小时后即醒而正常，这与卫气的循环有关，是卫气运行失常的临床表现。午后 7 时，正是酉戌之交，日夕之时。《灵枢·顺气一日分为四时》篇："日入为秋"，"夕则人气始衰。"《素问·生气通天论》："日西而阳气已虚，气门乃闭，是故暮而收拒。"这都说明：酉戌之交出现突然性嗜睡，是卫气由行阳将要转入行阴的外在反应。正常人气行道路滑利，卫气的升降出入可以控制，并不出现以上反应。而本案患者，阴虚血燥，大便常秘，清气当升者不升，达到嗜睡时即不可抗拒；浊者当降而不降，卫气行阴之路也不畅，因此倏间又醒。

先生针对此病的病理认为：倏睡又醒，又恰在酉戌之交，酉戌是阳气已虚之时，此时不能自主坚持清醒，说明卫气趁此时已有下陷之势，故方中用升麻以助其升；又因肾阴虚，肝血燥，卫气行阴之道涩，才倏而又醒，故从滋阴养血，并升降阴阳着手，拟就本方。本方的基础是通幽汤。方中有升麻升清以防止卫气按时而下陷，又加入枳壳之降以"通其道"，使当降者按时而降。总之，是以药物之升降，助卫气恢复其行阴行阳之常。养阴润燥，是调其脏腑以通其道，并使之有伸缩的余地；加白蔻仁，宽胸散结以利升降；加杏仁、紫菀、苏梗等调肺气，因肺主诸气，肺气一调，既可改善便秘以利于降浊，亦有助于卫气的运行，患者服第1剂后，使嗜睡状态从晚7时推移至晚9时，由不可抗拒的嗜睡，转变为只是身体急惰，乃是阴阳之路初通未畅之故。本案是以升降阴阳法治疗睡眠失常。

痰　厥

高某，女，19岁，工人。患者于两月前发高热，经西药治疗高热已退，但见咳嗽、气喘、胸闷、憋气等症，夜间尤重。憋闷重时，发作性晕倒，意识不清，但无抽搐症状。曾经神经内科多次做各项检查，均未发现异常。经人介绍求诊。

初诊：1986年。患者右侧上下肢发作性不定时麻木，甚或不能活动。睡眠不深，口干，右侧头痛，近两月来发作性晕倒六七次。舌苔黄腻，脉弦迟有力。此乃热盛灼津，液结为痰，痰迷清窍，阻塞经络。处方：明天麻、茯苓、黄芩各6g，南星、橘红、半夏、白芥子各9g，防风、羌活、甘草各3g，竹沥膏（冲）30g。水煎服。

二诊：3月18日。上方3剂后，头痛，口干、麻木等症明显减轻，舌质红，苔薄腻，脉弦大稍数。处方：明天麻、黄芩、白芥子、橘红、甘草各6g，生地15g，玄参12g，竹沥膏（冲）、桑枝各30g，白芍9g，生姜2片。水煎服。

三诊：3月27日。上方3剂，未晕倒，肢体麻木消失，仍时见前额及右侧头部疼痛，午后及夜间痛频，右鼻也有阻塞感。舌红、苔薄黄，左脉濡、尺弱，右脉弦细。处方：柴胡、黄芩各6g，青蒿、鹅不食草、夏枯草、桑椹子、麦冬各9g，全蝎、僵蚕、蜈蚣、蔓荆子、甘草各3g。水煎服。

四诊：4月4日。上方3剂，头痛及右鼻孔阻塞感明显减轻，为巩固疗效，处方如下：麦冬、鹅不食草、生地各9g，生石膏15g，桑白皮、山栀子、黄芩、甘草各6g，薄荷3g。水煎服。

上方3剂，诸症消失，一切恢复正常。

整理者按：本案发于高热之后，显然是热炽灼津，液结为痰。痰壅胸肺，就胸闷咳喘；喘憋重时，清阳不升，神识不清而晕倒。津液已结为痰，失其濡润之性故口干；有时阻碍真气的运行而上下肢麻木。睡眠不深，右头痛，发作性晕倒，都可归之于前述痰病的范围。脉象与舌苔，亦皆属实热之象。初诊先生拟治痰通剂二陈汤加味，加入南星清经络之痰，黄芩、竹沥清热润燥，少加羌、防，是因脉象弦迟有力，肝胆之气不舒，羌、防有升发散郁之性，与二陈相配伍，升中有降，降中求升。二诊时脉仍弦，但由迟转数。黄腻苔转薄之后，显出舌质正红，是肝郁之象已见缓解，而阴虚之象突出，故去半夏南星之燥，加生地、玄参、白芍以养阴，仍用通血脉祛风止晕之天麻，再加清热祛风通络之桑枝，以治头痛臂麻。三诊时麻木消失，故去桑枝，但头痛仍未彻底消除，且午后夜间较频，考虑到痰火入络，故以柴胡、青蒿、黄芩、夏枯草散肝火之结，以桑椹养肝肾之阴，全蝎、僵蚕搜络祛痰。右鼻孔有阻塞感，须兼清肺窍，故又加麦冬、鹅不食草以养阴通肺窍。四诊时诸症消失，仍用前方加减则是为了巩固疗效。

肩关节周围炎

王某，中年男性，1984 年就诊。自述左肩胛喜暖怕凉，活动受限已半年余。睡时必须用被严密盖好，否则自觉有凉风外袭。西医诊断为肩关节周围炎，曾多方治疗未见好转。望其舌苔薄白，抚摸患部肌肉较无病处明显发凉。先生以近效术附汤去炙甘草，处方：生白术 30g，炮附子 15g，生姜 3 片，大枣 2 枚。水煎服。3 剂后疼痛减轻，继服 10 余剂，痊愈。

整理者按：肩关节周围炎属于中医肩凝范畴，乃由于局部受寒，气血凝结所致。附子与白术合用，有走皮内、暖肌肉、逐寒湿、镇疼痛的效果。《伤寒论》中少阴病，身体痛、骨节痛等用附子汤，就是因为附子汤中是术附并用的。先生的经验是，白术要生用，要重用，至少每剂 30g，并可渐加至 60g、90g。附子一般用 15g。据先生历年试用，本方在一般情况下，3~5 剂即可有效，重者需服至三四十剂。尤其对于常服羌、独、辛、防、川乌、草乌等方效果不大，或者随愈随发的患者，改用本方更为理想。

腿　痛

一患者，主诉腿痛，并不甚剧烈，只是酸痛不适，不红不肿，无特殊体征，亦无明显致病原因。察其脉象，细濡稍数。因按湿热辨证治疗。处方：苍术6g，黄柏5g，防己6g，威灵仙3g。水煎服。

上方服完3剂，患者又来复诊。自述服第1剂后，全身骤然自觉发热，不久热退，腿就不痛了，第2、3剂时未再有此种现象。今来求方善后，以期巩固疗效。

整理者按：以极简单的方药，极轻的剂量，而取得极明显的疗效，是本病治疗的特点。尤其是服药1剂后全身发热，更是本病药症相符的明证。《医家秘奥》载："如用补中汤，脐以下无汗，加黄柏三分。"刘完素云："凡肾水膀胱不足，诸痿厥，脚膝无力，黄芪汤中加用（指黄柏），使两足膝中气力涌出，痿软便去了。"李东垣补中益气汤加减法云："脚痿软，行步乏力，或痛，乃肝肾伏热，少加黄柏五分，空心服；不已，更加汉防己五分。"先生认为，本病患者之所以自觉发热，当是阳气久为湿热所遏，兹因邪去而阳气暴通之故。据此来体会"脐以下无汗加黄柏""使两足膝中气力涌出"，就更能心领神会了。药贵对症，活法从心，先生本方药简效宏。喜开大方重药者，难有此体会。

皮　疹

一老年妇女，年约5旬，1971年夏天，到山医2大队（当时在曲阜）求诊。患者掀起衣服，全身上下丘疹密布；由于瘙痒，抓得一片黑痂。自述发病已2年，曾到山医附院皮肤科检查，诊为皮疹。曾用西药治疗无效。现患者每到夜间，必发一阵寒热，寒热过后，即发出一片丘疹。因此，旧疹未愈，新疹又生，辗转缠绵，始终不愈；烦躁失眠，大便干燥，排便费力，望其舌红苔少，切其脉沉而稍数，辨证属血燥风秘，治以滋燥养荣汤。处方：

生地30g，熟地30g，当归5g，白芍15g，黄芩9g，秦艽9g，防风9g，甘草9g。水煎服。

患者服了3剂，大便通畅，寒热停止，身痒大减，丘疹渐消。嘱其继服几剂，服至丘疹结痂脱落后停药。

整理者按：本症的特点是夜间必发寒热。先生认为，人体阳气，白天活动的时候，大部集中在体表，夜间睡眠的时候，大都集中在体内，这叫作"卫气日行于阳，夜行于阴"。大便既然燥结，已经是津枯血燥，在白天卫气行阳的时候，患者还不觉得怎样，而在夜间卫气行阴的时候，已虚的阴血配不过不虚的阳气，就寒热发作。发作寒热，实际就是血热外出发疹的反应。所以本症的主诉是瘙痒、寒热，而病的本质却是血虚便秘。治疗的方法，应当养血以治血燥，凉血以治血热，加入祛风药以治皮疹和寒热，因而处以加大剂量的滋燥养荣汤。

无 名 低 热

张某，男，50岁，山东省精神病院会计。1973年初夏，发低热，西医检查不出病因病灶，每日静脉点注生理盐水、激素等，治疗两月余毫无效果。邀会诊。患者二便正常，只是微觉头痛，脉象稍显弦。因与小柴胡汤原方，其中柴胡用量为24g，共服2剂，患者自觉全身舒适，低热全退，过了3天，患者已正常上班。

整理者按：《伤寒论》云："伤寒、中风，有柴胡证，但见一症便是，不必悉具。"先生说，注家往往把这个"一症"局限于"往来寒热""胸胁苦满""默默不欲饮食""心烦喜呕"这几个症状上，并称之为四大主症。临床上除了见到这四大主症以外，很少想到用小柴胡汤的。先生认为：《伤寒论》中还有一条更为重要却更容易被人忽视的条文是："伤寒脉弦细，头痛发热者，属少阳。"先生对本条的解释是，外感发热总离不开三阳，头痛、发热是三阳病共有的症状，属太阳就当脉浮，属阳明就当脉大，如果脉不浮不大而弦细弦劲，排除了太阳和阳明，就理所当然地属少阳了。少阳的弦细，不一定是弦细弦劲，先生的经验是：只要够不上太阳之浮、阳明之大，而又指下端直有力，就为弦细。至于柴胡，刘完素称："散肌热，去早晨潮热、往来寒热、胆瘅、妇人产前产后诸热。"足可见其可以广泛地应用于多种原因的发热。

半 身 麻 木

梁某，女，32 岁，济南市西郊农民。1990 年 6 月初诊。患者自去年春节前，晨起穿衣，觉冷一阵，左半身麻木，自后每日多次阵发性麻木，发作前常心烦，头胀，无故欲哭，食欲不振，胸闷。舌苔白腻，脉沉弱涩。本证属痰郁气滞。拟方：

白蔻 9g，苍术 9g，川芎 6g，香附 6g，半夏 9g，苏梗 9g，橘红 9g，茯苓 9g，枳实 6g，干姜 6g。水煎服。

二诊：6 月 10 日。上方服用 4 剂，头已不胀，半身麻木犯了 4 次，较前减轻；欲哭心烦、食差同前，燥痰宜润，处方：川贝（单包，捣细，分 3 次冲服）9g，桔梗 6g，沙参 9g，青竹茹 9g，广郁金 6g，连翘 6g，苏梗 3g，当归 3g，炙甘草 6g，生姜 2 片。水煎服。

三诊：6 月 15 日。上方服用 5 剂，麻木、悲哭均好转，初步见痰，胸闷纳少仍如前。处方：桂枝 9g，炙草 3g，麻黄 3g，细辛 3g，炮附子 6g，广郁金 6g，苍术 6g，枳实 6g，生白术 9g，川芎 6g，生姜 3 片。水煎服。

四诊：6 月 19 日。上方服用 4 剂，胸闷、欲哭、麻木等症均消失，惟稍觉眉棱骨痛，偶尔略有心烦、纳少、疲劳，常自汗出。处方：生白术 9g，炒苡米 9g，炙甘草 6g，乌梅肉 6g，半夏 9g，炮附子 6g，广郁金 6g，川芎 3g，白芷 6g，五味子 3g。水煎服。

整理者按：怪症多痰。本案围绕治痰，处方或温散或润，开郁散结，疏畅气机，使痰去而病除。

　　整理者按：先生文学功底深厚，思维非常活跃，故极善读书。分析问题，丝丝入扣；揭示问题，一针见血。尤其先生读古人医案的一些心得笔记，时常作为读书之例或临证之验，讲给学生听，其精采之处，每每令人叫绝，豁然开朗。这部分内容亦体现了先生的治学方法与临床经验，对于学医者尤为珍贵。所以我们精选部分（39案）先生阅读医案之随笔，稍作整理，而叙录之。

头痛即吐清水案

　　谭侍御，但头痛即吐清水，不拘冬夏，吃姜即止，已三年矣，薛作中气虚寒，用六君加归、芪、木香、炮姜而瘥。（《名医类案·卷二内伤门》）

　　整理者按：《张氏医通》及《寿世保元》均载此方及主治，实来源于薛氏。先生认为："吐清水"，"吃姜即止"，分明是水饮为患，这与《金匮要略·呕吐哕下利》篇之"干呕、吐逆、吐涎沫，半夏干姜散主之"的病理与药物，都基本相同。"但头痛即吐清水"，实质是凡吐清水，头即必痛。"清水"，是"水液清冷，皆属于寒"，与吴茱萸汤证吐涎沫之稀而黏者不同，故不用吴茱萸而用干姜。其所以吐清水，是脾胃虚寒，不能运化；所以头痛，是脾胃之阳本虚，又加寒饮中阻，致使清阳不升所致。故用六君健运中焦，加木香使六君补而不滞，加黄芪则益气升阳。用当归者，凡痛则络脉必闭塞不通，当归辛温活血，有通络之功故也。

总之，胃寒吐清水是主要的，随之而来的头痛，则是兼症。故用二陈、炮姜以温中蠲饮，参术以健脾补中。只有黄芪以益气升阳，当归以活血通络，才是兼治头痛。方义来自半夏干姜散，但较半夏干姜散更胜一筹。

衄止清荣和卫案

万密斋治胡应龙，五月患热病，治半月未愈，脉弦数。鼻衄三四日一作，左胁痛不能侧卧。先以炒山栀一个，妇人发同烧存性，吹入鼻中而衄止，再以当归龙荟丸方作汤一剂，而胁痛即止。再诊其脉，弦而浮数。曰：当以汗解。盖卫气不与荣气谐和者也，当用桂枝汤以治其阳，今营气不共卫气谐和，则当用黄连解毒汤合白虎汤以治其阴，使营卫和则得汗而愈也。乃以二汤合煎饮之。先告之曰：当战汗，勿惊也。连进二剂，果汗而愈也。（《续名医类案·热病门》）

整理者按：先生认为，鼻衄胁痛而脉见弦数，其衄在肝无疑。先吹药鼻中以治标，再服当归龙荟丸以治本。既而衄止胁不痛，脉仍弦而浮数，浮是表邪未解，弦是肝阳仍亢，则知衄亦只是暂止。最后指出此乃"荣气不共卫气谐和"，用黄连解毒汤合白虎汤，专于清里解毒，终至荣热消除，里和之后表邪亦由战汗而解。但先生认为此脉症既浮数，不如用三黄石膏汤，此方系黄连解毒汤合石膏，但其中又有麻黄与豆豉，透表之力大，这样，可能不作战汗便自然而解。

虚火上炎口舌生疮案

江氏姊五十余，因子病伤寒，二十余日，焦劳过甚。及子愈而已病作，寒热、头痛、面赤，满口舌发疱，目不交睫者数夜。一老医谓少阳阳明热证，与小柴胡汤合竹叶石膏汤。脉之，豁大无伦，乃力断为劳伤虚火上浮戴阳假热之症，若误药立见危殆。乃与熟地一两，肉桂一钱，一剂即熟睡，比觉口舌之疱尽消，遂霍然矣。当是时余初临症，由今思之，则但与清养汤为至当也。后六旬外复患虚证，误服黄芪煮枣单方，月余忽遍身浮肿，动即气急，服熟地数斤乃愈。（《续名医类案·内伤门》）

整理者按：先生认为，只据脉象豁大无伦这一点，就可以肯定是下虚之证。本案是焦劳过甚则心火起，年已五旬，阴气不能上济心火，故口舌发疱。这呈假火之象。大量熟地佐以少量肉桂，沉潜之性足以引火归元，故一剂即能熟睡。至云"由今思之，但与清养汤至当"，这似乎有悔乎当初临证之鲁莽，但在脉已豁大无伦的情况下，只清养其上，而不引火归原，恐不会一剂就达到安然熟睡的境地。须知此方全效在一两熟地与一钱肉桂上，其中二钱麦冬、三钱当归之清养，并不起多大作用，至少是退不了寒热。

先生认为，患者六旬后复患虚证，可见老年人应注意怡养性情，少作操劳。应知"百忧感其心，万事劳其形，有动乎中，必扰其精"，在人年四十以后，阴气自半的时候，更要注意。

气虚挟湿麻木案

东垣治一妇麻木，六脉中俱得弦洪缓相合，按之无力。弦在其上，是风热下陷入阴中，阳道不行。其症闭目则浑身麻木，昼减夜甚，觉而目开，则麻木渐退，久则止。惧而不睡。身体重，时有痰嗽，觉胸中常是有痰而不利，时烦躁，气短促而喘。肌肤充盛，饮食大小便如常，惟畏麻木不敢合眼为最苦。观其色脉形病，相应而不逆。经曰，阳病瞑目而动轻，阴病闭目而静重。又云，诸病皆属于目。《灵枢》曰：开目则阳道行，阳气遍布周身；闭目则阳道闭而不行，如昼夜之分，知其阳衰而阴旺也。且麻木为风，皆以为然，细校之，则有区别耳。久坐而起，亦有麻木，喻如绳缚之人，释之觉麻作，良久自己。以此验之，非有风邪，乃气不行也。不须治风，当补肺中之气，则麻木自去矣。如经脉中阴火乘其阳分，火动于中而麻木，当兼去其阴火则愈矣。时痰嗽者，秋凉在外，湿在上而作也。宜以温剂实其皮毛。身重脉缓者，湿气伏匿而作也。时见躁作，当升阳助气益血，微泻阴火，去湿，通行经脉，调其阴阳则已，非脏腑之本有邪也。遂以补气升阳和中汤主之。黄芪五钱，人参三钱，炙甘草四钱，陈皮二钱，当归二钱，生甘草一钱，佛耳草四钱，白芍三钱，草豆蔻一钱半，黄柏酒洗一钱，白术二钱，苍术钱半，白茯苓一钱，泽泻一钱，升麻一钱，柴胡一钱。上咬咀，每服三钱，水二大盏，煎至一盏，去渣，稍热服。早饭后午饭前服之，至八帖而愈。（《名医类案·麻木门》）。

整理者按：先生认为，短气、喘促、痰嗽、体胖、脉缓、身重，时或烦躁，明是痰湿阻滞，肺气不畅。闭目周身麻木，开目则止，证明卫阳能稍向外趋则势缓，一闭于内则势重。麻属气虚，木则由于湿痰。脉按之无力，是用补中益气汤的根据；脉有洪象，所谓阴火而加黄柏。先生以为本方去当归、白芍，加半夏当更好。

肝火血燥吞酸嗳腐案

阳山之内，素善怒，胸膈不利，吐痰甚多，吞酸嗳腐，饮食少思，手足发热，十余年矣。所服非芩连枳实，即槟苏厚朴。左关弦洪，右关弦数。此属肝火血燥，木乘土位。朝用六味丸以滋肝木，夕用六君加当归、芍药调补脾土，不月而愈。（《续名医类案·中气亏损心腹作痛门》）

整理者按：先生认为，本案脉象弦洪、弦数，素又善怒，乃肝郁化火。脾受肝制，运化失常，故吞酸嗳腐，饮食少思。芩连枳实，只能治标，且苦寒化燥，更劫肝阴。故吞酸嗳腐吐痰等症状暂时缓解，但肝阴不足，肝火无制，病虽暂愈，亦必复发。兹用六味滋肾以养肝，六君加归芍，理脾兼以润燥，乃治本之方。但治本不同于治标，可以速效，必须多服常服，乃克有济。先生认为薛氏此案，固有独见，但若改用一贯煎加减，加入沙参、川楝子等，效果当更好。

肝阴虚不纳食案

萧山何某，夏月不爽，自谓受暑，食西瓜一枚，又服凉药数帖，后无所苦。惟胃不开，每日强饮薄粥一二盅，甚无味，尚行动自如。小便淡黄，大便干，多日不解，胸腹无胀闷，面色如常，舌光红而无苔，酷似胃阴不足，但不喜汤饮。脉浮中皆无，按之至骨，萦萦如蛛丝。医者欲进凉药。曰：此证固非邪火，亦非胃阴不足，乃元阳大亏之证。幸小便淡黄，大便坚固，肾气坚为有根，再服凉药必死。遂用附子理中汤去术加当归、桂枝以养营，数剂毫无效验。又去桂枝加肉桂、吴萸、黄芪，连服十余剂，依然如故。又进前药十余剂，仍复如前。细思其小便通，大便干，则肾元未绝，何以胃总不开？令停服药四五日，亦只如是。乃屏去热药，重用鹿角胶，佐以枸杞、当归、参芪、苁蓉、广陈等湿润养阳，十剂，肺脉稍和，饮食略加。又十剂胃始开，便始通。其人反软弱不能起坐。又养半月始能下床。(《续名医类案·暑门》)

整理者按：先生认为，夏月食西瓜，本不足以致病，此应排除。至于服凉药，则夏月伏阴在内却容易伤阳。"小便淡黄，胸腹无胀闷，面色如常"，都是正常健康状态。"大便干，多日不解"，乃纳少之故。"不喜汤饮"，说明内无邪热、痰水等疾患，也都无诊断价值。在这种情况下的食而无味，只能从舌红无苔中找答案。舌红无苔，有属胃阴虚者，药宜甘凉，有属肝阴虚者，药宜酸温。本证不喜汤饮，又脉细如丝，自应从肝阴不足来考虑，以酸温为治。以酸温养肝，也符合夏月受暑之治。因为受暑汗多，体液必耗，子盗母气，肝阴易虚。夏月伏阴在内，又服凉药，肝胃两伤，故而食欲不开。先生认为本证应仿《沈氏尊生》消谷丸之意，以乌梅补肝体，木瓜养肝和胃，干姜、人参以鼓舞胃气，少加麦芽以遂肝的条达之性，应当有效。本案用药，几经周折，俱搔不着痒。尤其脉细如丝，不是脉微欲绝，说成"元阳亏"，更是错误。最后处方，用温润之药，有养肝之功。但未加乌梅麦芽，便不足以疏肝之用，仍嫌美中不足。服温养药后，其人反软弱不能坐起，更显示出肝为"罢极之本的特点"。本证乃是真虚假实之证。

疝症腹痛案

鲍二官六七岁时，忽腹痛发热，夜则痛热尤甚。或谓风寒，发散不效。又谓生冷，消导之不效。诊之，面洁白，微有青气，按其虚里，则筑筑然跳动。问其痛，云在少腹，验其下，则两睾丸无有。曰：此疝痛也。

与生地、甘杞、沙参、麦冬、川楝、米仁，二剂痊愈。凡疝症虽有寒湿痰气之殊，余所愈多以此方，捷如桴鼓。盖症虽不一，而病属厥阴则一也。要之，肝木为病，大抵燥火多而寒湿绝少也。余铖儿十岁时，忽蹲地以拳拄其腹，宛转不能语，察其面青，知疝发也，以杞子一两，川楝一枚，煎服下咽立愈。(《续名医类案·疝门》)

整理者按：先生认为，疝痛发作，多起于刹那间，两例腹痛均有"忽"字，须注意。疝痛多是筋急痉挛，即使睾丸嵌顿，亦是属于筋病所致。凡筋皆喜柔润，"柔则养筋"故也。燥则痉挛，亦水不涵木之意。沙参，徐灵胎谓色白体轻，为肺家气分中理血药，疏通而不燥，润泽而不滞，故葛洪云："沙参主卒得诸疝，小腹及阴中相引，痛如绞，自汗出欲死，细末，酒调服寸匕立瘥。"张路玉亦云："小便不通，小腹与睾丸肿胀，一味沙参，大剂煎服。"本案沙参与生地、川楝合用，疏肝润燥之力更强，故效如桴鼓。

气血两虚腹胀案

陆养愚治吴体原妇，患腹胀，每于鸡鸣时发，至午即宽。

或与调气，治之不效。后于半夜即发，至两日渐于薄暮即发矣。夜不能卧，饮食亦减，肌体日瘦，脉之，沉微而迟。若论证，日宽夜急，血不足也，当养血；论脉，沉弱而迟，气不足也，当补气。乃以补中益气汤倍当归加豆仁、木香，数剂而愈。(《续名医类案·肿胀门》)

整理者按：先生认为，本案腹胀见饮食减少，脉沉微而迟，乃脾胃阳虚之征。从子至午，是阳气由内达外的升运之时，鸡鸣阳气初升，已亏之里阳因升而更加不足，故腹胀发于此时。自午至子，升已而降，阳气尚能维持现状，故胀宽。即此可以看出中气之不足，法当补中益气。乃不与升提补益之品，却与调气之药，调气之药大概是指木香、陈皮等香燥之品，此类药助升无益，燥血伤阴则可能。阴液伤了，所以胀就提前于夜半，两日后再服药再伤阴，胀提前于薄暮。这时气虚之胀变成兼见阴虚之胀。补中益气汤补脾胃中气，又倍当归以养阴血，故数剂而愈。

先生指出：此证诊断的关键，在脉象与发胀的时间上，原发只是气虚之胀，以后又继发血虚之胀，则是误药造成的。

伏暑泄泻案

易思兰治石城王福谦之妃，癸酉六月受孕，偶患泄泻，医用淡渗之药止之。自后每月泻三五日，有作脾泻者，用参苓白术散之类，二三服亦止。然每月必泻五七次。至次年三月生产后，患泄泻半月，日夜八九次，诸药不效，惊慌无措，召易诊之，两寸尺俱和平，惟两关洪大有力，曰：是暑病也。以黄连香薷饮治之，一剂减半，再剂痊愈，惟肝脉未退，又以通元二八丹调理半月后平复。（《续名医类案·感暑门》）

注：通元二八丹，方见《沈氏尊生书》，治久积。药用黄连八两，芍药、当归、生地、乌梅各五钱，用雄猪肚一个，八药末于内，线缝，铺韭叶二斤于锅内，蒸一日，以药熟为度，取出捣丸，如梧桐子大，每服七十丸，空腹时姜汤送下，或泻一二次，以粥补之。

整理者按：脉洪大属热。先生认为洪大见两关，是热邪乘肝乘脾。肝疏泄失常，脾运化失职，故致泄泻。病又得之于夏月盛暑之时，洪大正是暑病之脉，本病又曾用过健脾淡渗之剂不效，所以才归结为"此暑病也"。病因即明，处方自易。由于暑必挟湿，故方用黄连苦寒清湿热以坚大肠。香薷辛窜，引暑邪外出。又有厚朴行气以除湿，扁豆和中以化湿。故能达到"一剂减半，再剂痊愈"之效。先生认为，此案更有启发的是：能从年余的久病之中，诊断出是暑病，这点确实不易。其间的一系列的辨治思路，应当深入探讨。

过用参附便结里实案

张璐治谢某，七月间病疟，因服苓知石膏辈，稍间。数日后，因小便精大泄，遂脑痛如破，恶寒振振欲擗地。医用八味六君子，三倍参附而寒不除。继用大建中，每服人参三钱，熟附二钱，其寒益甚。至正月诊之，脉仅三至，弦小而两寸皆伏，但举指忽觉流利。其症虽身袭重裘，大畏隙风如箭，而不喜近火，或时重时轻，口鼻气息全冷，胸中时觉上冲，小腹坚满块垒如石，大便坚硬，欲了不了，小便短数，时白时黄，阳道虽痿而缓纵不收。气色憔悴而不晦暗。此证本属阳虚，因用参附过多，壮火不能化阴，遂郁伏土中，反致真阴耗竭。论证不清，法当升发其阳。先与火郁汤六服，继进升阳散火，补中益气，肢体微汗，口鼻气温，脉五至。后服六味丸、生脉散、异功散调理而愈。（《续名医类案·恶寒门》）

整理者按：先生认为，本案前后是两个病。先是在病疟气血大伤的情况下服苓知石膏辈，使阳更虚不能固摄，遂阳虚下陷而精亦大泄。脑为髓海，精泄髓海空虚，故脑痛如破。其恶寒振振欲擗地，亦阳陷脑空之故，这是第一个病。这时正宜补肾与升阳合用，如何梦瑶治遗精所说："升阳最妙，肾气独沉者宜升，脾气下溜者宜升，不止一途也。"乃医者只知温补，未予升阳，参附过用，不能升运以发挥作用，反郁伏土中而形成壮火。壮火耗阴，这又造成第二种病：大便坚硬，小便短数，小腹坚满，块垒如石。而且阳更不升，遂使身袭重裘，大畏隙风。但病的本质，仍属实而非虚，故仍有不喜近火，阳道缓纵，气色憔悴而不晦暗，脉虽三至而举手流利等里实证可据。此时治疗，仍当升发其阳，散其郁火，故服升阳散火、补中等剂。阳升则肢体得微汗，口鼻气转温，脉由三至恢复至五至。但其里实便结，则非单纯升阳散火所能治。由于这是阳伏阴伤所致，故升阳之后，只可养阴以通便，不可用苦寒以攻下，大剂六味丸，生脉散，就是养阴通便之方。

肝郁伤脾寒热便血案

顾霖苍妇，寒热如疟，便血不已，左胁有块，攻逆作楚，神昏气愦。诊之，两脉弦数兼涩。弦则为风，数则为热，涩则气结，此肝脾之气，悒郁不宣，胸中阳气郁而成火，故神明不精。肝之应为风，肝气动则风从之，故表现寒热也。人生左半，肝肾主之，左气逆故左胁攻楚有块也。肝为藏血之地，肝伤则血不守，而风热益胜，为亡血之由也。用生首乌一两，滋燥而兼搜风，黄连一钱，治火兼以解郁，柴胡且以疏其表，黄芩、知母以清其里，枳实、厚朴以和其中。一剂脉起神清，再剂便行热解而安。（《续名医类案·郁症门》）

整理者按：先生认为，脉象弦数乃肝郁化火之脉，兼涩则血亦受伤。肝应在左，主两胁，两胁属半表半里，故往来寒热。肝气逆则上逆攻冲，方中重用生首乌，养血兼搜风，再加柴芩枳实等，以舒肝气而清热开结。故得一剂知三剂已之效。病不难知，方则可法。

肝经血燥火旺乘脾案

项秋子尊堂，年五十，患泄泻，日常数行，凡饮食稍热即欲泻，后食渐减，治数年无效，已听之。偶昏暮于空房见黑影，疑外孙也，抚之无有，因大恐失跌，遂作寒热，左胁如锥刺，彻夜不眠，口苦眩晕。或疑邪祟，或疑瘀滞，幸未服药。诊之，脉弦数。与川连、楝肉、米仁、沙参、麦冬、生地、栀子、楼仁，才下咽，胁痛如失，再剂则累年之泻亦愈矣。或问故，此肝经血燥火旺乘脾之证。经曰：肝虚则目䀮䀮无所见，其见黑影者，乃眩晕时作，又因恐而失跌也。原夫向之泄泻屡治罔验者，盖时师见证治证，所用必香砂芩术诸燥剂也。火生于木，祸发必克① 此阴符② 之秘旨也，医者能扩而充之，则世无难治之病矣。（《续名医类案·泄泻》）

整理者按：本案因胁痛脉弦数，以一贯煎加味治肝竟得泻亦随之而愈的意外效果，遂推论肝泻之治。盖水亏则肝燥，燥则火生，故致泄泻脉弦数。滋水以涵养肝木，木性柔顺不克脾土，则泻愈。先生认为此案颇启人思路，推而论之，傅青主有阴虚泄泻治法，薛立斋常用六味地黄丸治泻，与本案有殊途同归之妙。

肾不纳气虚喘案

黄履素曰：予家有疱丁王姓，生平多欲，年四十，患脚痛，往针。予谓此足三阴虚，针无益也。数年后患痰喘，胸中痛，昼夜不眠，予谓此肾虚气不归元，峻补其下，则气自降。适名医陈药坡来诊，其持论与予略同。奈病者服陈药嫌其作闷，别寻粗工治，大服降气宽中之剂，服后宽，宽后复发，病者尚以渐宽为效，信服之以至于死，良可叹也。凡此等病，服药初必作闷，久则自宽，破气消导之药，服之觉宽，久则愈闷，以至不救，病者不可不知。（《续名医类案·喘门》）

整理者按：先生认为，气不归元，峻补其下，应以六味八味为主。此等药性滞腻，但若用大量顿服，则药直趋下焦，甚至致成大便滑泻，则可不出现满闷之症，此即张景岳所谓"少服则资壅，多服则宣通"的道理。

---

① 疑脱"土"字。

② 《阴符经》，道家之书。

至于中焦脾虚，必须少剂量服用，因脾虚之极，则不但不能运化水谷，亦不能运化药物，从少量开始，以渐加量，就可避免服药后满闷之患。先生指出：三阴虚之脚痛，宜地黄丸加骨碎补。

肝肾两虚寒热似疟案

沈氏妇，夏月发寒热，医以为疟也。时月事适下，遂淋漓不断，又以为热入血室，用药数帖，寒热益厉，月事益下，色紫黑，或如败酱，医且云服此药，势当更甚，乃得微愈也。乃疑其说，请吕（东庄）诊之。委顿不能坐起，脉细数甚，按之欲绝。问其寒热，则必起未申而终于子亥。曰，郁火虚证耳。检前药，则小柴胡汤。彼意以治寒热往来，兼治热入血室也，又加香薷一大握，则又疑暑毒作疟也。乃笑曰，所谓热入血室乃经水方至遇热而不行，故用清凉而解之。今下且不止，少腹疼痛，与此症何与？而进黄芩等药乎？即知灼热入血室矣，当加逐瘀通经之味，香薷一握又何者？乃用肉桂二钱，白术四钱，炮姜二钱，当归、白芍各三钱，人参三钱，陈皮、甘草各四分，一服而痛止经断，寒热不至，五服而能起。惟足心时作痛，此去血过多肝肾伤也，投都气饮子加玉桂、牛膝各一钱而痊愈。使卒进寒凉，重坠下逼，天僵地折，生气不内，水泉冰溃，不七日而死矣。乃云更甚方愈。夫谁欺哉？庸罔之巧于卸脱而悍于诛伐，如是夫！（《续名医类案·郁症门》）

整理者按：先生认为，细数欲绝之脉，午后子前之寒热，与小柴胡汤证有天渊之别。血属有形，摄之者气，故方以参术扶正为主。血虽阴类，运之者其阳和，故又加姜桂温经。归芍和血养血，少佐陈皮甘草，使补而不滞，温而不暴，故收效迅速。午后子前之寒热，与足心时时作痛，俱是辨证关键，值得细心领会。

肝脾燥热本虚标实案

陆养愚治沈立川内人，胸膈不舒，咽嗌不利，中脘少腹常痛，大便溏，经水淋漓，腰膝无力，倦怠头眩，得食少可，食后则异常不快，半年间，顺气、清热、开郁、化痰、消食之药，服将百剂。脉之，左手沉数而细，右手沉弦而微，此肝脾燥热忿郁积久而致，前属有余，今属不足，宜用补剂。沈曰，前用人参五分，且有开气之药，极痞满，恐补不能投。曰参少而兼开闷气，所以痞满也。乃用八物汤人参一钱，服之大胀，乃加参二钱，胀即减，加至三钱，竟不胀矣。又合六味丸空心服之，调理两月而痊。（《续名医类案·郁症门》）

整理者按：先生认为，左脉沉数，为肝火内郁之象，右脉沉弦，是脾气不舒之脉。但兼细兼微，则正虚为主。盖未服顺气、清热、开郁、化痰、消食药之前，尚属有余，服此等药之后，则显然不足。但此所谓有余不足，亦只是相对而言。试看未药之前，已腰膝无力便溏，食后异常不快，已有脾虚不运之兆；而服药之后，脉象细微之中仍见沉数、沉弦等郁结不舒之象，可知前之实，是实中有虚；后之虚，是虚中有实。正因实中有虚，所以在顺气、开郁、化痰、消食等药中应量加人参以行药势才好。乃只见其实而不顾其虚，于是顺气开郁只是走泄真气，化痰消食只是克伐胃气，因而只能虚上加虚，致脉现细微。郁者犹未得畅，故脉仍沉数、沉弦。

本病之痞满，不能单纯看成滞积有余，应当看成正欲运化而不能，才造成痞满。因此以人参为主自是对症。但用人参一钱而大胀，此胀应看作好事，是虚极欲运而不能。加大参量，反痞减胀消，则脾气充实运化有权了。正气得运，脏器恢复活力，正气流行则火散结消，可知沉数、沉弦等脉亦必自然恢复正常。用六味者，是滋水以养肝，且以敛降上炎之虚火。

肝郁化火凌肺克脾案

张路玉治江礼科次媳，春初患发热头痛腹痛，咳逆无痰，十指皆紫黑而痛。或用发表顺气药不效。诊之，脉来弦数而细，左大于右。曰，此怀抱不舒，肝火郁于脾土而发热，热蒸于肺故咳，因肺本燥故无痰。脾受木克故腹痛。阳气不得发越故头痛。四肢为诸阳之本，阳气不行气凝血滞，故十指疼紫。其脉弦者肝也，数者火也，细者火郁血分也。遂以加味逍遥散加桂枝于土中达木，三剂而诸症霍然，十指不痛紫矣。（《续名医类案·郁症门》）

整理者按：先生认为，傅青主男科有方，逍遥散加栀子、半夏、白芥子，治肝火郁结，手足作痛，病理与此相同。但本案对于脉象，症状更为详备，分析更为透彻。细心体会，本案怀抱不舒是病因；肝火郁结是病理；脉弦细而数，十指紫黑而痛，是主脉主症；火郁发之，是治疗总则；逍遥散是主方。此症最易与一般外感病相混。只要抓住脉弦、手足痛这两点，便可与外感相鉴别。寒热咳嗽等症，则不必悉俱。

湿热内扰案

一人年逾三十，质弱而色苍。初觉右耳时或冷气呵呵，如箭出，越两月余，左耳气出如右。早则声哑，胸前有块攒热，饭后声哑稍开，攒热暂息。少间，攒热复尔。或嗽恶酸水，小便频赤，大便溏泄，虽熟睡亦嗽而寤，哕恶两三声，胸腹作胀，头脑昏痛不堪，时或热发浑身疼痛。天明，前症少息，惟攒热弗休。且近来午后，背甚觉寒，两腿麻冷。用参二钱半，茯苓、麦冬、白术各一钱，黄连、甘草、枳实各五分，贝母、归身各一钱，白芍八分，前服。寻愈。（《名医类案·虚损门》）

整理者按：先生认为，本证乍看去，似极复杂，极奇特。但细加考虑，不难看出，是湿热扰于胸中所致。胸腹作胀、嗽恶酸水、胸前攒热，就是湿热内扰的有力证明。以此为主症，则小便赤涩，大便溏泻，是湿热溜入下窍；两耳出气、时或音哑、头脑昏痛，是湿热郁阻，上窍不利；浑身疼痛，背甚觉寒，两腿麻冷，乃胸阳受遏，不能上行外达。其所以能有时稍为缓解，乃与人动作食息，及天阳之盛衰有关。四君加枳实、黄连，为对症之方，辅以麦冬、贝母、当归、白芍，无大意义，但能使化湿而不燥，消痰而养阴，也说得过去。

肾虚水泛发热吐痰案

薛立斋治沈察，年二十六，所秉虚弱，兼之劳心；癸巳春，发热吐痰，甲午冬为甚。其热时起于小腹，吐痰无定时。或谓脾经湿痰郁火，用芩连枳实二陈。或专主心火，用三黄丸之类。至乙未冬，其热多起足心，亦无定时，吐痰不绝。或遍身如芒刺。或又以为阴火生痰，用四物二陈知柏之类俱无验。丙申夏热痰甚，盗汗作渴。曰：此乃肾经虚损，火不归经，当壮水之主，以镇阳光，其脉尺洪大，余却虚浮。遂用补中益气及六味地黄而愈。后不守禁，其脉复作，谓火令可忧，当慎调摄，会试且缓。但彼忽略，至戊戌夏殁于京。（《续名医类案·虚损门》）

整理者按：先生认为，本案的全部主症是吐痰，吐痰竟吐无定时，吐之不尽，吐已连年，说明痰涎上涌有不尽不止之势。未提喘咳，也不是呕痰。尤其用过二陈、芩、连、知、柏、三黄等药俱不效，更证明这是肾气不固。盖肾为水脏，中藏相火，居于下焦，性主蛰藏。肾气不固，不但可以龙火飞腾，火不归元，亦能水气泛滥，水饮上凌。所以治这样的吐痰，当以培肾为本。薛喜用六味治痰，人多非之，其实治肺治脾而痰仍不消者，均应治肾以培其本。正如张锡纯所说："痰之标在胃，痰之源在于肾。"又说："（冲脉）上隶阳明，下连少阴。为其下连少阴也，故肾中气化不摄，则冲气易于上干；为其上隶阳明也，冲气上干，胃气亦多上逆，不能息息下行以运化水饮，此又痰所由来也。"他在自创的理痰汤中重用芡实"以收敛冲气，更以收敛肾气而厚其闭藏之力。"这一见解，又对肾气不摄而生痰的道理，讲得很明白。经先生临床试验，大多数用此方有效，但有个别人暂时有效而不能根治，而这样的病人，恰好是吐无定时，吐之不尽，病程已久，痰量甚多，简直有上涌之势，咯吐全不费力者。在这种情况下，只有大量六味，其中最主要的是重用熟地，才能起到固摄肾气的作用。此中颇具奥理，读者不可因痰性湿腻，遂怀疑熟地性亦滞腻而不敢用，如陈修园治痰，专主刚燥药，是知其一而不知其二也。

先生又指出，痰涎上涌，痰量甚多，吐之不尽，这是肾气不摄，是不同于痰在肺胃的特点之一，学者必须细心体会。此外，热起小腹，盗汗作渴，尺脉洪大，均有助于认识肾气不摄，阴火生痰这一病理机制。本案之效，全是六味地黄丸之功，至于补中益气汤，则如王士雄批注所云："虚浮之脉，火不归经之证，岂补中益气之可试乎？虽与六味同用，亦非治法。"

阴虚不能敛阳脉似实热案

胡春芳年近六旬，抱病九月余，寒热攻补杂进，症随药变。虚虚实实之间，几莫能辨。诊之，六脉洪大有力，似非阳虚也，乃时当暑月，汗出恶风，痰嗽鼻塞，饮食如故，却精神实疲。此阴不能敛阳，以致阳浮阴散，清浊不分，邪火消谷，生痰不生血也。但为养阴，则阳有所依。投以六味加盐水煮橘红、麦冬、五味子，三剂而愈。（《续名医类案·虚损门》）

整理者按：此案很值得研究。先生认为，洪大有力之脉，一般来说，是属于实热。乃据"精神实疲"这一点诊断为阴亏不能敛阳，以致阳浮阴散而成邪火。邪火虽能消谷，使饮食如故，但谷食化痰而不生血，故脉现洪大有力之象。方以六味滋肾阴，加盐煮橘红引之使下，补而不壅。麦冬清镇，五味酸敛，亦取保肺生脉金水相生之意。周慎斋云："凡身热自汗，俱属血分虚；若脉浮大无力，作阴虚治之必不效，惟脉浮大有力者，六味加人参。"（《慎斋遗书·卷二》）这就是说：凡杂病（此病已九月余，自当从杂病论治）身热自汗，有属血虚者，若脉浮大无力，应补气以生血，当归补血汤、补中益气汤之类。若作阴虚治之，必不效。惟脉浮大有力者，乃血虚不能敛阳之假象，是真正阴虚之脉，六味加人参汤为对症之方。慎斋这段话，恰好可为本案的注解。

劳役过度寒热似疟案

高鼓峰治程氏子，每日至辰时大寒，午时大热，热即厥，两目直视，不能出声，颏脱，涎水从口角涌出，日流数升。至丑时始汗解。饮食不进，昏冒欲绝。诊之，皆诛伐太过所致也。投以补脾胃之药不即效，延他医用柴胡、南星、半夏等，势转剧。复延诊，值医者在座，询之曰：此何证也，而用前药？曰：子不识乎，此肝疟也。肝疟令人色苍苍然太息，其状若死。高笑曰：据子述经言，当得用通脉四逆汤矣，何用前药？某诚不识此为何病，但知虚耳。请先救人，然后治病何如？曰：子用何药？曰：大剂参附庶可挽回。彼力争参附不便。乃漫应曰：谨奉教。始洋洋色喜而别。是夜用人参一两，黄芪二两，炮姜三钱。比晓熟地桂附并进。次日辰时病不复发矣。此缘劳役过度，寒热往来，医认为疟。且时当秋令，一味发散寒凉，重虚其虚，展转相因，肝脾大败，非峻补气血，何由得生？夫病由人生，人将死矣，而乃妄牵经义，强合病情，及至处方，又玩成法，自误误人，至死不觉，悲夫！（《续名医类案·寒热门》）

整理者按：先生认为，此案未述脉象，但"诊之，皆诛伐太过"，则知是不足之脉，久用寒凉克伐所致成。过于克伐，中气必伤，中气不能正常主持荣卫的循行，故出现先恶寒后发热等似疟的症状。这已成坏病，和《伤寒论》第153条"太阳病，医发汗，遂发热恶寒"的正气被伤是一样的。方用参芪炮姜，实即温中保元之意。热势辰寒、午热、丑退，只寅、卯两时正常，乃少阳生机之时。除此，则辰至午，阳欲行阳而力不及，则先恶寒；至午阳已外达，正气虚而不摄，则热甚；以后阴气渐复，子后一阳又生，故至丑而汗解。此中机制，值得研究。

脉伏而厥战汗似疝案

魏玉璜治表侄凌二官，年二十余，丙子患热证初愈，医即与干姜、巴戟诸气分温补药，久之益觉憔瘦，状若癫狂，当食而怒，则啮齿折箸，不可遏抑。所服丸药，则人参养荣也。沈绵年许，其母问予，予曰：此余症未清，遽投温补所致。与甘露饮方，令服十余剂遂痊。甲申复患热病，呕恶不眠，至七日，拟用白虎汤，以先日服犀角地黄汤而吐，疑为寒，不敢服。延一卢姓医至，诊其脉伏，按其腹痛，谓此疝症，非外感也。脉已全无，危险甚矣。姑与回阳，脉复乃佳。所用胡芦巴、吴茱萸、肉桂、干姜、木香、小茴香、丁香、青皮、橘核等，约重三两余，令急煎服，盖是日夜半当战汗，故脉伏而厥痛，彼不审以为寒证也，乃用此方。黄昏服下，即躁扰烦渴，扬手掷足，谵语无伦，汗竟不出。盖阴液为燥热所劫，不能蒸发矣。侵晨再至急诊。脉已出且洪数，而目大眦及年寿间，皆迸出血珠，鼻煤唇焦，舌渐黑，小便全无。令以鲜地黄四两，捣汁一茶杯，与之饮下，即熟睡片时，醒仍躁扰。再与白虎汤，加鲜生地二两煎服，热渐退神渐清，次日渐进粥，二白睛赤如鸠目，继而口鼻大发疮疡。改与大剂甘露饮，二十余日，始便黑粪甚多，犹时时烦扰，服前方五十余日，忽大汗自顶至足，汗极鼻，自是全瘳。（《续名医类案·热病》）

整理者按：先生认为，本患者在丙子第一次热病之余，骤与温补，热病本易伤阴，温补更加助阳，以致"阴不胜其阳"，才出现"状若癫狂""啮齿折箸"等狂证。经用甘露饮养阴以制阳，虽获痊愈，但已形成阳盛阴亏之体，有复发的潜在因素。至甲申虽已相隔八年，仍能因患热病而阴虚内热。其呕恶不眠，理应考虑是阳明燥热不降而上冲，与八年前的似狂证均与阳明燥火有关。只因服犀角地黄汤而吐，便疑为寒，亦太不足据。卢医因其脉伏而痛，便谓疝证，与以吴茱萸等辛热劫阴之剂，亦太草率。在突然脉伏而厥的情况下，诊断是确有困难的，但应知阳证忽然变阴，百中无一。本病突然之间，脉伏而厥，阳忽变阴，本不可能，自当从战汗考虑。卢医竟不察病史，只据突然之厥，便大剂回阳，阴液更为燥热所劫，真成危证矣。所幸侵晨脉出，厥逆已回，只是津亏血燥，故重剂凉血滋阴，使阴能配阳，始黑粪得下，全身自汗而愈。

先生指出，学习本案，对于战汗在夜半，侵晨脉转洪数，这样时间性的脉症变化，应予注意，颇有启发。

劳伤脾肺水泛汗出案

杨乘治朱氏子，年二十外，劳倦发热，上半身自汗如雨，三昼夜不止，一切敛汗方法无效。脉之，浮细沉洪，软弱无力，面白无神，舌胖而濡且白滑，意此必肺气大虚而腠理不固也，以黄芪汤加五味、附子各二钱，自子至卯，连进三剂，其汗如故。思之良久，乃用蜜炙黄芪二两，人参五钱，白术一两，蜜炙升麻、柴胡、陈皮各一钱。上半身有汗，下半身无汗，明是阳气不能内敛。归身、炙草、炒黑干姜各二钱，白芍、五味、附子各三钱，大枣五枚，一剂而敛。此病本以劳力伤其脾肺，中藏之阳，陷而不升（指脾），卫外之阳，虚而不固（指肺），以致阴气不肯下降，乘虚外溢，故特用升麻以升提下陷之气，用黑姜以收固卫外之阳，使在外而为阴之卫，在内而为阳之守。后用清金滋水等剂而愈。(《续名医类案·汗门》)

整理者按：先生认为，此乃脾肺气虚兼水饮上泛之证。汤名"黄芪"者甚多，此当是《济生方》中治"阴阳偏虚，发厥自汗或盗汗不止"之黄芪汤。本案服黄芪汤加五味、附子不效，改用补中益气汤加味，一剂即效的道理，关键在于方中重用白术至一两，且加黑姜之故。因为劳伤至于发热，又面白无神，这就必须补中益气；在舌质淡苔白滑这样中阳不足情况下的自汗不止，就需要温中健脾以化湿。脉浮取细而沉取洪，也是肺气虚于表，水湿壅于里的脉象。细想此证若不是汗出不止，必致水饮内停或上凌。本证和《伤寒论》"太阳病发汗，汗出不解，其人仍发热，心下悸"的真武汤，和"汗出不渴者"的茯苓甘草汤证等，有不同处，也有相同处。除了"发热"与真武汤证同，"汗出"与茯苓甘草汤证同之外，还有小便不利一症，三者都必然相同。正因为三者异中有同，所以以治水为目的，真武汤是扶肾阳以镇水，茯苓甘草汤是壮心阳以散水，而本证则是在补中益气汤的基础上，健脾以化湿，温中以退热。要健脾化湿，故重用白术；要温中以退热，故加黑姜。白术能化湿止汗，《内经》之泽泻术方，就是其例；黑姜能退热，古人也有阐述。如《药品化义》谓"炮姜退虚热"就是。尤其《长沙药解》谓其有"燥湿、温中行郁、降浊、下冲逆"等作用，更与本案病理相合。本方之所以取效，案中说是由于"阳升而阴降"，所谓"阳升"，就是肺阳固于表，脾阳守正中。所谓"阴降"，即指脾肺阳旺之后，能通调水道，巩固堤防，使水液不上泛而下趋的意思。但本方也有可商之处，除魏之琇批注所云"柴胡升麻竟无所谓"之外，先生认为还应当去当归加茯苓。

附　济生黄芪汤原方：治喜怒惊恐，房室虚劳，致阴阳偏虚，发厥自汗，或盗汗不止。

黄芪一两五钱，茯苓、熟地（或作生地）、肉桂、天冬、麻黄根、龙骨各一两，五味子、小麦、防风、当归、甘草各五钱。每服四钱，加生姜五片，清水煎，不拘时服。发厥自汗，加熟附子，发热自汗加石膏。未效，或多吃面食则安。

湿热精滑案

东垣治一人，年三十余，病脚膝痿弱，脐以下尻臀皆冷，阴汗臊臭，精滑不固，群医治以茸热之药罔效。李脉之，沉数有力。曰，此因醇酒膏粱，滋火于内，逼阴于外，复投热药，反泻其阴而补其阳，真所谓实实虚虚也。以滋肾丸：黄柏、知母酒洗各一两，肉桂五分，丸梧桐子大，汤下百丸。大苦寒之剂，制之以急，寒因热用，引入下焦，适其病所，以泻命门相火。再服而愈。（《名医类案·遗精门》）

整理者按：先生认为，精滑不固，尻臀皆冷，医者往往简单责之肾阳虚，故补阳药杂投。殊不知，阴汗臊臭，脉数有力，明是湿热下溜肝肾之分野，湿热阻遏，阳郁不伸，则尻臀皆冷，脚膝痿弱。湿热扰及精室则精滑不固。黄柏一味，最为主要，湿热伤阴，故用知母。少加肉桂，是因知柏守而不走，加辛热之肉桂以开之，更有利于湿热之行散。先生还认为，设不用滋肾丸，改用清肝渗湿汤，当亦有效。

心肾久虚小便不畅案

冯楚瞻治王氏女，年十三，小便不通甚危。初，二三岁时，乳母恐其尿床，切戒之，由是寤寐刻刻在心。数年来，日中七八次，夜中七八次，习以为常，渐有淋状，近来益甚。或以导赤利水之剂投之，初服稍应，久则增剧，点滴不通。脉之，六部洪数，久按无神。知为过于矜持，勉强忍小便，心肾久虚，又服利水之剂，真阴益槁，脏涸津枯，气何以化？以八味汤加五味、麦冬，取秋降白露生之意也。每剂纳熟地二两，连进两服。使重浊以滋之，为小便张本。再以其渣探吐之，吐则气伸，上窍既开，下气自通，数服而愈。一月后症复发，其家照前方令服，亦令探吐，不惟不效，反胀闷难堪。张曰：前者气伤未甚，故以滋腴之药济之足矣，今当盛夏，气伤已甚，虽有滋水良药，若无中气运行，岂能济乎？今六脉洪大而空，中枯已极，二剂滋润，断不可少，然必继以助中气之药，则中焦气得升降，前药始能运行。令连服八味汤二剂，果胀闷益甚。乃以人参一两，附子二钱，浓煎温服。自胸次以至小腹漉漉有声，小便行数次而愈。（《续名医类案·小便秘门》）

整理者按：先生认为，此症小便不通的形成，应作两步看，最初是由于矜持，矜持是精神紧张，只是心理作用。数年以后，渐有淋状，则已由心理变成病理，这是第二步。进入病理的过程，也应分为两步，第一步脉象似洪数但久按无神，这表示心肾已有所伤，不过尚未至甚。进一步六脉洪大而空，则是中枯已极。但这二者的共同病理基础是心气过于矜持而生内热，又久服利水之剂而伤肾阳，所以治疗时都应先用滋阴之药培其根本，以为小便打基础（即所谓"张本"）。阴津既足，再以法利之。但更要注意的是，久经服利小便之药而小便反不利，此次再要利之，就要反其道而行之。盖此之小便不利，责其气不能升故也。欲降先升，所以才用探吐之法。但再次发病脉象洪大而空之时，中气已大亏损，探吐亦虚证所忌，所以又改用参附大补中气。中气足则升降自如，方能胸次得宽，小便得利。诸症痊愈。

血枯血滞崩漏案

蒋仲芳治毛氏妇，经来淋漓不已，已经三月，凉血之药，服至五六十剂罔效，而口干唇燥愈甚，脉来微涩。询其大便必泻，果然。即以四君子汤加熟附炮姜熟地血余，二剂而止。盖寒客于中，火浮于上，脾虚不摄血，故淋漓不已也。（《续名医类案·崩漏门》）

整理者按：先生认为，此案用"寒客于中，火浮于上，脾虚不能摄血"作为病理说明，揆其用意是"寒客于中"，是为方中炮姜附子立案；"火浮于上"，是指口唇干燥而言；"脾虚不能摄血"，则是为经水淋漓解说。其"脾虚"一词，也是为"大便必泻"和方中用四君作张本。其实，这样的解释乃是不深透的套语，并不恰当。患者"脉来微涩"，乃血少、血枯、血滞之象，这说明患者有未尽的干枯之血留滞不去。瘀血不去则使血不归经，才使经水淋漓。所以此病的经水淋漓，未必是由于脾虚不能摄血。其口唇干燥，也只能说是血燥津枯。就像《金匮·惊悸吐衄下血》篇所说"病人胸满唇痿，舌青，口燥，但欲漱水不欲咽……为有瘀血"和《妇人杂病》篇所说"妇人年五十所，病下利（或作下血）数十日不止，腹满，手掌烦热，唇干口燥"一样，都是血结不能上荣，而不是火浮于上。至于方中用炮姜附子，是否就是为了"寒客于中"？大便泄泻是否就是脾虚？先生认为这些都未抓住要害，很值得重新研究。通过一系列症状与用药来分析，先生认为本证的病理主要是肾燥，至于说脾虚，也可能兼有，但绝不是主要的。由于肾燥液枯（肾主液），败血不得濡润而干枯，留着不去，致使新血不能归经而淋漓不断。肾为胃关，肾燥失合，不能司闭藏之职就大便泄泻，正如周慎斋所说："凡泄属脾宜燥，脾恶湿；属肾宜润，肾恶燥也。"也正因为肾燥也能致泻，所以张景岳之胃关煎治泻，方中就有熟地。再就本方治经水淋漓来说，也像《局方》黑神散能消子宫瘀血一样，熟地与炮姜同用。盖用熟地归芍能濡润干枯之血，再加炮姜于诸阴柔药中，既可起到温润祛瘀的作用，在经水淋漓的情况下，亦可温经而止血。总之，先生认为，本方之效，就效在熟地以养阴，炮姜以止血，血余以化瘀。至于四君，则用亦无妨，不用亦可。若不用本方而改用《局方》黑神散，当亦可取得同样的效果。

肝脾两伤崩漏不止案

魏玉横曰：刘氏媪，年七十四，病血行如壮年月事，久之，淋漓不断。两月余，耳鸣心跳，头晕目眩，恶食罕眠，奄奄就毙。医者不一，有与归脾补中者，六味四物者，十全八珍者，诸治未为无见。然服归脾补中则上膈胀而面肿，似不宜于补气；服六味四物，则少腹胀而足肿，似不宜于补血；服八珍十全则中脘胀而气急，似气血兼补又不宜。延诊，先告以不宜用补，以症皆缘补而增也。脉之，沉小而涩，两关尤甚，且无神。曰此肝脾两伤之候也。与熟地二两，以一两炒炭，杞子一两，白芍炒、枣仁炒各五钱，酒连三分，四剂而淋漓止。去连，四剂而肿胀消，诸症亦愈。（《续名医类案·崩漏门》）

整理者按：先生认为，本案大崩漏之后，脉涩小而两关无神，此乃大虚之候。左关涩小是肝不藏血，右关涩小是脾不统血，此时补之唯恐不及，但虚到脉涩小的地步，阴津血液已是将绝未绝，辛温升提走窜之药，如升、柴、木香、川芎、丹皮之类，应一概禁绝。归脾、补中、六味、四物、十全、八珍诸方之所以不效，就是犯有这些药禁的缘故。最后方用熟地、杞子等养肝肾，及用是药炒炭止血，白芍、枣仁养心脾，少加黄连以清浮游之火。诸药皆能静以守位，遂收全功。所谓"异乎人之补"，关键就在这里。

肝郁腰痛案

李学虬曰：先安人因女亡，忽患腰痛，转侧坚苦，至不能张口授食。投以鹿角胶不愈，以湿痰疗之亦不效。遍走使延仲淳。曰：此非肾虚也，如肾虚不能至今日矣。用白芍药、制香附各三钱，橘红、白芷、肉桂各二钱，炙草一钱，乳香、没药各七分半，灯心同研细，临服下之。一剂腰脱然，觉遍身痛，仲淳曰愈矣。再煎渣服，立起。予骇问其故。仲淳曰：此在《素问》"木郁则达之"，顾诸君不识耳。（《续名医类案·腰痛门》引《医学广笔记》）

整理者按：先生认为，肾虚腰痛，其来也渐，痛是酸痛。肝郁所致腰痛（也包括全身肢节皆痛），其来也骤，其痛是拘急不舒，活动即痛。本患者是"忽患腰痛，转侧坚苦"，且在亡女之后，自是肝郁所致。诊断为肾虚腰痛，这是学识不到的缘故。方以香附疏肝，肉桂平肝，且有橘芷乳没等芳香散郁、苦辛行血之品，以为佐使，故获痊愈。

阳虚血少腰痛案

刘宏辟曰：一女病腰痛，医以杜仲、补骨脂等治之不效。诊其脉，浮细缓涩，知为风寒入于血脉耳，与当归四逆汤，剂尽痛瘥。同年周六谦患腰痛，牵及两胯，每酉戌亥三时则发，余时则否。脉沉而涩，予以此汤少加附子，二剂而愈。次日前医来，深诋此方之谬，复进杜仲等药，腰痛如故。怪而问之曰，或又服他药耶？已以实对。令其再服四逆汤一贴愈。（《续名医类·腰痛门》）

整理者按：先生认为，当归四逆汤能益血通阳，对于阳虚血少而见肢冷脉细者最为相宜。前症脉浮中兼细，浮则为风，细则血少，兼缓兼涩，也是血少而不流利之象，故与此方有效。后案脉沉而涩，亦血少之象，但沉则阳气亦虚，故加入附子。痛牵两胯，为邪散足少阳之络。每于酉戌亥三时即发者，乃阳气由行阳初入行阴的邪正相持之象。过此时痛止，是正气已虚，邪正混为一家，反相安无事。用杜仲等药，痛反增剧，是只补不散且辛燥伤血之故。

痰湿腰痛案

裴兆期治一人腰痛，用杜仲、山萸、当归、续断之类，久而弥甚，就质于裴。裴细审之，其人饮食减少，时发恶心呕吐，乃胃中湿痰之候也。且其病卧重而行轻，每卧欲起则腰胯垂坠不能转侧，必将身徐徐摆动，始克强起而行。迨行久反渐觉舒和。此盖湿痰乘气静而陷入腰胯之间，故作痛。乘气动而流散于腰胯之外，故渐舒和，若肾虚则卧而逸，痛必当轻，行而劳，痛必当重。何以如是之反耶？初与小胃丹十五粒，连下宿水四五行，继以二陈汤去甘草加苍术、泽泻、砂仁，三剂痛顿减。随与苍术为君

之大补脾丸，服未旬余，痛即如失。(《续名医类案·腰痛门》)

整理者按：先生认为，凡痛，因活动而由剧转轻者，必宜于散而不宜于补，本病就是这样。从恶心呕吐，知是痰湿为患，故以泻痰湿取效。病理既明就治有准则，方药则不必拘守成方，可以灵活运用。

痰厥似痫案

杨乘六治翁姓病痫症。每日至子时，必僵仆，手足劲硬，两目直视，不能出声，其状若死，必至午后方苏。苏则言动依然，饮食如故，别无他病。如是者三年，略无虚日，遍治不瘥。视其色晦滞，目眼呆瞪，面若失神，上下眼胞黑晕，舌红如无皮。脉则右关虚大而滑，右寸若有散意。曰，此非痫症也，乃痰厥也，必因惊而得。盖心为君主，惊则心气散，君火受伤，致脾土不生，中州亏损，不能摄水，因而生痰。夫痰随气升降者也，天地之气升于子而降于午，人身亦然。当子时一阳生，其气上升，痰亦与之升，逢虚则入，迷于包络之中故不省人事，僵仆若死也。至午时一阴生，其气下降，痰亦随之同降，包络得清虚而天君泰然，百体从令矣。询之，数年前果受惊几死，今因惊致损，因损致痰。然镇惊治痰无益也，惟有补其火，养其包络，俾其气不散，则痰不能侵扰而为害，且君火渐旺，则能生土以摄水，其痰不消而自消矣。养荣汤去远志、枣仁、五味、白芍，一剂，是晚即不发。五日连服十剂，皆贴然安卧。至晚，留方而别。(《续名医类案·痫门》)

按：养荣汤见于《准绳》者一，无远志、枣仁五味。见于《沈氏尊生》者二，一方亦无上三药，一方无五味、枣仁。此云"去远志、枣仁、五味、白芍"，当是指人参养荣汤（但此方有姜、枣无枣仁）。

整理者按：先生认为，本案气色晦滞，口眼呆瞪，面若失神，眼胞黑晕，舌红无皮，全是久病气血两虚之候。右寸有散意，肺已失清肃治节之用；右关虚滑，脾亦无散精输布之能。饮食只化浊化痰，脾肺不能运化驾驭，以致浊气随人气之升而升，则病作；随人气之降而降，则病止。这就是本病病理与按时发作的正确解释。但痰之所以能升能降，一是尚未嵌于一处，一是尚未坚结黏着。古人治痰，有专于攻劫以治痰之标者，有扶正培本以治痰之本者，也有养正与化痰并用标本兼顾者。又因痰有浓稠、清稀、嵌顿、游走、性质、部位之不同，故治法亦相当复杂。本案用养荣汤自是健运脾肺，脾肺气既健，痰浊气即不能随人气之升而上干神明，故病自愈。设不了解此一着，则子午之间的轻重循环当另有说明，不能依此便对任何疾病作这样的解释。

肾水枯竭客热犯胃惊恐案

施沛然治吕孝廉沈仆，患惊悸三月，闻响则甚，遇夜则恐，恐甚则上屋逾垣，旋食旋饥，日啖饭无算。或谓心偏失神，用补心汤益甚。脉之，右关洪数无伦，两尺浮大，按之极濡。病得之酒且内，肾水枯竭，客热犯胃。经云：肾主恐。又曰：胃热亦令人恐。又曰：消谷则令人饥。又曰：足阳明病，闻木音则惕然而惊，甚则逾垣上屋。此病在胃与肾脾，心属火，是脾之母，补心则胃益实，火盛则水益涸，故药之而病反甚也。但病本在肾，而标在胃也。先治其标，用泻黄散，后治其本用肾气丸，一病而寒热并用，补泻兼施，第服泻黄散三日，当不饥矣；服肾气丸十日，当不恐矣。已而果然。（《续名医类案·惊悸门》）

整理者按：先生认为，惊属心而恐属肾，惊必有所触，故闻声即重；恐由内怯，故入夜则甚。惊属火邪，悸则多兼痰饮，故治则应祛痰而泻火；恐为精虚，又应壮水以强志。本病右关洪数，能食善饥，乃脾胃有热，方用泻黄散，除泻中州邪热外，亦寓有实则泻其子之意。两尺浮大而濡，是精气大虚，用肾气丸则是治本官自病。之所以得效，不过如此而已。至于病因，云是"得之酒且内"，但酒后房事，《内经》有热厥之变。至于《养生方》所云："精藏于玉房，交接太数则失精，失精者令人怅怅，心常惊悸。"这样的惊悸，仍当补心，定志丸中有人参，用之恰好，决非泻黄散所能治。此人逾垣上屋，能食善饥，乃胃中宿有痰火，不过因酒加重。惟入夜恐甚，仅仅用酒后入房来解释还不够，想必是房事又受惊所致。

过服参附致壅案

易思兰治瑞昌王妃泄泻，屡用脾胃门消耗诸药，四五年不能止。一医用补中益气汤加人参三钱，服一月不泄。忽一日胸膈胀满，腹响如雷，大泻若倾，昏不知人，口气手足俱冷，浑身冷汗如雨。用人参五钱，煎汤灌苏，如是者三。病者服久，自觉口中寒逆，医者以为汗出过多，元气虚弱，于前汤内加人参三钱，枣仁、大附子、薄桂各一钱，昏厥尤甚，肌肤如冰，夏暑亦不知热。二年计服人参廿五斤，桂附各二斤，枣仁七十斤。至己巳冬，饭食入口即时泻出，腹中即饥，饥即食，食即泻，日十数次，身不知寒，目畏灯。初诊之，六脉全无，久按来疾去缓，有力如石。闻其声尚雄壮。此乃大郁火证也。以黄连四钱，入平胃散与之。盖此病火势甚烈，不可偏用苦寒，故以平胃之温，为脾胃之引。饮下少倾，熟睡二时，不索食，不泄泻。饮五日方知药味甘苦。既用通元二八丹与汤药间服。一月，饮食调和，其病遂愈。(《续名医类案·泄泻门》)

整理者按：先生认为，此案先用补而得愈；后用补反剧，则如何用补颇值得研究。盖善用补者，必补而不壅。本患者，在屡用脾门消耗药之后，泄泻四五年不止，则脾虚下陷可知。用补中益气汤，自为对证。但久泻用补，补不宜骤，量不宜大，本病补中益气汤加入人参至三钱，且服至一月之久，在久泻不能运化食物的情况下，如何运此大补之药，自有问题。大量补剂，不加行气之品，初时似愈，实则愈补愈壅，其胸膈胀满，实质即壅已达到极点。忽而腹响如雷，大泻若倾，此乃物极必反，壅极而泻，此即机体之排他自救作用。手足俱冷，冷汗如雨，亦不过一时阴阳不相顺接之故，非绝症也。医不识此，反与大量参附，其壅愈甚，其泻愈迫，竟至六脉全无。此虽全似大虚大寒，然而久按脉动有力，声音尚宏，则羸状之中大实存焉，故用平胃以疏其壅，用黄连者，以其"身不知寒"，"目畏灯光"，气有余便是火故也。

注：通元二八丹，《沈氏尊生》方，药为：黄连八两，芍药、当归、生地黄、乌梅各五钱，用雄猪肚一个，入药末于内，绵缝，铺韭菜叶二斤于锅内，蒸一日以药熟为度，取出捣丸，如梧子大，每服七十丸，空腹姜汤下。或泻一二次，以粥补之。